Krankheit und Sterben

DAS ALTE TESTAMENT IM DIALOG

an outline of an old testament dialogue

Band / Vol. 6

Herausgegeben von / edited by
Michael Fieger & Sigrid Hodel-Hoenes

PETER LANG
Bern · Berlin · Bruxelles · Frankfurt am Main · New York · Oxford · Wien

Michael Fieger & Marcel Weder (Hrsg.)

Krankheit und Sterben

Ein interprofessioneller Dialog

PETER LANG
Bern · Berlin · Bruxelles · Frankfurt am Main · New York · Oxford · Wien

Bibliographic information published by die Deutsche Nationalbibliothek
Die Deutsche Nationalbibliothek lists this publication in the Deutsche Nationalbibliografie; detailed bibliographic data is available on the Internet at ‹http://dnb.d-nb.de›.

British Library Cataloguing-in-Publication Data: A catalogue record for this book is available from The British Library, Great Britain

Library of Congress Cataloging-in-Publication Data

Umschlagabbildung:
Kupferstich von Paul Fürst: Doctor Schnabel von Rom (Pestarzt), 1656.

Umschlaggestaltung: Thomas Jaberg, Peter Lang AG

ISSN 1662-1689
ISBN 978-3-0343-1105-2 pb. ISBN 978-3-0351-0449-3 eBook

Hochfeldstrasse 32, CH-3012 Bern, Switzerland
info@peterlang.com, www.peterlang.com

Printed in Switzerland

Inhaltsverzeichnis

Vorwort

Aller fachspezifischen Systematik zum Trotz wird in dieser Publikation ein interprofessioneller Dialog gewagt.

Das Thema „Krankheit und Sterben“ mit allen seinen Implikationen bewegt unsere Zeit. Das im Mittelpunkt des Interesses stehende Thema wird aus mehreren spannenden Blickwinkeln näher betrachtet. Die Behandlung des Themas in der Zusammenschau soll im Sinne eines offenen Diskurses geschehen.

Die Publikation richtet sich nicht nur an eine theologisch interessierte Leserschaft, sondern auch an Mediziner, Pflegepersonal, Psychologen und an alle, die sich mit dem Thema auseinandersetzen. Die Einteilung in drei Sektoren (Medizin und Pflege, Religion und Theologie sowie Philologie, Musikwissenschaft und Philosophie) soll mehr zum Disziplinen überschreitenden Gespräch einladen als Fachgrenzen abstecken.

Für diesen Sammelband konnten erfreulicherweise zahlreiche renommierte Autorinnen und Autoren gewonnen werden. Durch ihren Beitrag wird ein interprofessioneller Dialog möglich. Die Herausgeber des Bandes sind ihnen zu großem Dank verpflichtet.

Ohne die tatkräftige Unterstützung von Herrn Bischof Dr. theol. habil. Vitus Huonder (Chur), Bischof Markus Büchel (St. Gallen), Domdekan Walter Niederberger (Chur), Esther Herzog (Zürich), Martin Schulze (Chur), Christine Truog (Chur), Ruth Schneider (Walenstadt), Elisabeth und Karl Mätzler (Sargans) und Markus Weder von der Kirchgemeinde Gais (AR) wäre diese Publikation, die in der Reihe das Alte Testament im Dialog (ATID) erscheint, nicht zustande gekommen. Ihnen allen sei herzlich gedankt. Besonderer Dank gilt

Herrn Marcel Weder für die druckreife Erstellung des Layouts und Frau Sara Negro vom Peter Lang Verlag für das Lektorat.

Die Herausgeber

Der Ponyhof und der Sternenhimmel über uns

Erlebnisse und Gespräche auf dem Sterbensweg

URSULA GERMANN-MÜLLER

Ein nächtlicher Spaziergang unter dem Sternenhimmel

„Früher haben Menschen geglaubt, die Sterne seien offene Fensterchen zum Himmel." – „Das glaube ich noch immer." – Ich ahnte bei diesem kurzen Gespräch nicht, dass der Gesprächspartner in wenig Tagen nicht mehr am Leben sein wird. Das Bild von den Sternfenstern ist mir geblieben. Das Universum dunkel, unermesslich, unfassbar; verstreut helle Durchblicke. Eine Vorstellung, die nicht wissenschaftliche Erkenntnisse spiegelt, sondern etwas Innerseelisches, den leisen Wunsch nach Sinn und Zusammenhang. Oder sind solche Phantasien Boten aus einem Land ohne Leid und Schmerz?

Die Kraft der inneren Bilder – Phantasien der Freude kurz vor dem Tod

Im Pro-juventute-Verlag ist vor 20 Jahren ein Bilderbuch erschienen mit dem Titel „Die Fahrt ins Pferdeparadies". Die farbenfrohen und harmonisch strukturierten Zeichnungen sowie die Texte stammen von Iris, die mit vier Jahren an Leukämie erkrankte und während den folgenden fünf Jahren mit der Hoffnung auf Genesung und dann mit dem Wissen um den baldigen Tod lebte. Die Zeichnungen und die Diktate für das Buch, das Iris für ihre Familie und ihre Freundinnen machte, sind wenige Wochen vor Iris' Tod entstanden, in ganz kurzer Zeit, wobei sie während dem Diktieren allein im Zimmer sein wollte. Es soll ein richtiges Buch werden.

Im Nachwort schreibt die Mutter ihre persönlichen Erfahrungen auf. Wie es war nach jahrelangem Ringen mit allen Mitteln die niederschmetternde Diagnose zu bekommen und den Kampf aufzugeben. „Es gibt keine Worte, mit denen man unseren Zustand beschreiben kann." Die Familie beschloss die nächste Zeit auf dem Ponyhof zu verbringen. „Es tat Iris und uns sehr gut, so nahe beisammen zu sein. „Iris ritt jeden Tag und war sehr glücklich." Bei der Psychologin zeichnete sie. Auf der letzten Zeichnung von der fröhlichen Kindergruppe, die mit einem Schiff ins Pferdeparadies reist, umrahmt ein Regenbogen die Kinder und den Hasen Stupsi, der auch mitgekommen ist, und darüber steht: Die Geschichte ist aus! – datiert 12 Tage vor Iris' Tod. Die Psychologin ist überzeugt, dass Iris um ihr Ende weiss. Iris will aber nicht darüber sprechen; sie drückt das aus mit einer typischen Bewegung: mit dem Daumen fährt sie über die Lippen und schaut ins Leere. Nach den Ferien muss die Familie vom Ponyhof Abschied nehmen und nach Hause zurückkehren. Eigentlich hätte die Welt stille stehen müssen, aber der Alltag geht weiter. Diese Parallelität zermürbt die Mutter. Sie beschreibt ihre Wut, aber auch, wie sie kurz vor dem Tod miteinander reden, weinen und beten, „dass der Opa von Iris, der zwei Jahre vorher gestorben war und den sie sehr gern hatte, sie abholen werde." Am Schluss kommen noch schlimme Schmerzen. „Für mich war das Mitansehen, welche Schmerzen Iris hatte, zu viel. Ich konnte nicht mehr. Eine wahnsinnige Wut stieg in mir auf. Ich hätte in meiner Hilflosigkeit das ganze Haus in Trümmer schlagen können." „Als der

Arzt kam, konnte ich wieder bei Iris sein". „Kurz nach 10 Uhr holte Iris noch zum letzten Mal Luft. Sie hatte es geschafft." Sie wurde im ungewaschenen Reitkleid und ihren Reitstiefeln in den Sarg gelegt. Bei der Mutter löste das Gefühl, Iris sei jetzt wieder ganz Iris, so etwas wie Freude aus.

Bilder haben eine grosse Kraft und Wirkung. Imaginationen prägen unser Denken und Fühlen ebenso stark wie die Wahrnehmungen mit den Sinnen. Iris konnte mit ihren kraftvollen Zeichnungen die Familie, die Freunde und sich selber trösten und sie hat, wie sie es sich wünschte, ein Buch hinterlassen.

Das Fünf-Phasen-Modell der Sterbeforscherin Elisabeth Kübler-Ross

Die berühmte Schweizer Ärztin, die in Arizona in den USA als Psychiaterin und Sterbebegleiterin die Nahtoderfahrungen von einigen Hundert sterbenden Menschen miterlebt und aufgezeichnet hat, unterscheidet fünf Sterbephasen.[1] Trotz eines allgemeinen Musters stirbt jeder Mensch auf seine eigene individuelle Weise; der Sterbeprozess kann sich über Jahre oder nur wenige Minuten erstrecken. Das Grundgefühl in allen Phasen ist Angst. Besonders deutlich ist die Angst vor dem Kontrollverlust und dem Aussetzen der körperlichen und der geistigen Fähigkeiten. Nach Kübler-Ross schwingt aber in allen Phasen auch Hoffnung mit, die Hoffnung auf ein Wunder.

Die erste Phase ist das Nicht-wahr-haben-wollen als Reaktion auf die Diagnose der tödlichen Erkrankung.

Die zweite Phase ist gekennzeichnet durch Zorn, Groll, Wut, Neid. Oft richten sich die Aggressionen gegen diejenigen,

1 Vgl. E. Kübler-Ross, *Interviews mit Sterbenden*, München 2001.

die weiterleben dürfen, also die Angehörigen, die Pflegenden, die Ärzte.

Die dritte Phase nennt Kübler-Ross „Verhandlungsphase“. Es werden Therapien in Anspruch genommen, Versprechen und Gelübde abgelegt. Der Kranke bittet Gott, das Schicksal, um Aufschub.

Die vierte Phase ist die Phase der Depression. Eine hoffnungslose innere Leere und Sinnlosigkeitsgefühle breiten sich aus wie ein Nebel.

Die fünfte Phase kommt für die Angehörigen oft überraschend. Eine innere Zustimmung wird spürbar. Der Betroffene willigt ein in sein Schicksal und sein Sterben. Er ist erschöpft, schläft viel und zieht sich in seine innere Welt zurück. Zu häufige Besuche und lange Gespräche werden ihm zu viel. Trotzdem nimmt der Sterbende seine Umgebung oft mit feiner Sensibilität wahr und registriert kleinste Veränderungen im Verhalten der Bezugspersonen. Kübler-Ross betont, dass es wichtig sei einfühlsam auf die Ausdrucksbewegungen des Sterbenden einzugehen und nicht die eigenen Vorstellungen vom „schönen Sterben“ in den Vordergrund zu stellen.

2004 ist Elisabeth Kübler-Ross gestorben. Sie war lange bettlägerig und hatte keinen einfachen Tod. Die zweitletzte Strophe des bekannten Liedes „Der Mond ist aufgegangen“ von Matthias Claudius lautet: „Wollst endlich sonder Grämen aus dieser Welt uns nehmen durch einen sanften Tod; und wenn du uns genommen, lass uns in Himmel kommen, du unser Herr und unser Gott.“ Der Wunsch nach einem sanften Tod und einer umfassenden Harmonie danach kann dem Leben eine besinnliche Färbung geben, eine Tendenz, das Schlichte zu wählen und Fünfe grad sein zu lassen. Trotzdem gewähren Wissen, Vorbereitung und ein sinnvolles Leben keine Sicherheit für ein sanftes Sterben. Das letzte Wort ist Ergebung, inneres Einverständnis mit Fügungen, die unserem Wirken entzogen sind. Ob die inneren Bilder, die aus Stunden erlebter Geborgenheit und aus erzählten Überlieferungen stammen, uns helfen, auch die allerletzten Erlebnisse einzuordnen, wissen wir nicht, aber wir können es annehmen. Elisabeth Kübler-Ross und andere Nahtodforscher wie der holländische Kardiologe Pim van Lommel berichten von Patienten, die nach einem Herzstillstand eher enttäuscht wieder aufwachten und von einem hellen Licht am Ende des Tunnels erzählten, von Musik, von schönen Landschaften, von tiefem Frieden und Glück.

Individuelle Erlebnisse und Erkenntnisse

Die Frage, ob die beschriebenen Nahtoderlebnisse sich generalisieren lassen, ist kaum zu beantworten; jedes Leben und jedes Sterben ist individuell, das betont Hubert Knoblauch im Band zur Ausstellung „Last Minute" im Stapferhaus Lenzburg.[2]

Zu dieser Einsicht kommt auch der bekannte Strafrechtsprofessor Peter Noll, der „Diktate über Sterben und Tod" hinterlassen hat.[3] Die Diktate sind in den letzten neun Monaten seines Lebens nach einer unerwarteten Krebsdiagnose entstanden. Er schreibt: „In meinen Diktaten habe ich zu viel gesagt und zu viel verschwiegen. Ich wollte meinem Sterben und Tod einen Sinn geben, der auch für andere in der gleichen Situation Sinn sein kann. Das ist mir nicht gelungen. Immerhin könnte ich wenigstens diese Wohnung in Laax einem Todgeweihten empfehlen: das Licht der Sonne streift jetzt gerade noch die Wipfel der Tannen jenseits des Seeleins. Dies und der dunkle Hang nach Falera machen etwas bewusst, was kaum in Worten auszudrücken ist, es ist etwas, was man gerne immer wieder und auch zum letztenmal, selbst im Bewusstsein dieses

2 Stapferhaus Lenzburg (Hg.), *Last minute. Ein Buch zu Sterben und Tod*, Baden 1999.

3 P. Noll, *Diktate über Sterben & Tod.* Mit Totenrede von Max Frisch, Zürich 1984.

letzten Males, vor sich sehen möchte. Im Augenblick habe ich, wenn ich nach draussen schaue, ein ganz genaues Gefühl, dass die Erde sich wälzt, von der Sonne weg gegen die Sterne. Am Morgen entsteht dieses Gefühl nicht. Es ist ein Abendgefühl."[4] Es ist eigenartig, wie ein sehr persönliches Erlebnis, das genau mitgeteilt wird, einen andern Menschen anspricht und ihn mitempfinden lässt. Der Zuhörende oder Lesende stösst dabei auf unermessliche Weiten und Tiefen, aber auch auf Ressourcen, auf Quellen, die im richtigen Augenblick Wasser spenden.

Die Frage nach Gott, nach dem Sinn des Lebens und des Todes

Peter Noll ist enttäuscht darüber, wie einseitig grosse Psychologen und Psychotherapeuten mit der Gottesfrage umgehen. Er wirft ihnen vor, dass sie nicht sehen, wie der Gedanke an Gott den einzelnen frei und stark machen kann, auch wenn die ganze übrige Gesellschaft gegen ihn ist. Beten löst keine technisch-wissenschaftlichen Probleme, aber es bewirkt etwas. „Würde Beten allgemein und überall als zweckfreies, vertieftes Nachdenken verstanden, würde es allerdings die Welt verbessern."[5] Neben der Frage nach Gott stellt Noll die Frage nach dem Sinn des Lebens und die Frage nach dem Tod. Welche Weisheit soll das Denken an den Tod vermitteln? Noll gibt drei Antworten:

1. Die Zeit wird wertvoller, viel wertvoller als Geld. Du wirst zahllosen Möglichkeiten des Lebens gegenüber selektiver sein und umgekehrt das Wichtige nicht auf später verschieben.

4 Ibid., S. 237 f.
5 Ibid., S. 80.

2. In vielem spüren wir uns freier, vieles wird leichter, manches intensiver. Das Meer beispielsweise zum letzten Mal sehen ist fast so wunderbar, wie es zum ersten Mal sehen.

3. Das Verhältnis zu den Mitmenschen wird anders. Mehr diejenigen lieben, die dich lieben, weniger dich jenen widmen, die dich nicht lieben.

„Man lässt sich nicht mehr einspannen, vermarkten, verterminieren, bis der Terminkalender voll ist." „Dadurch wirst du isolierter."[6]

Der Weg der Krankheit ist vorgezeichnet. Noll schreibt: „das Leiden stählt nicht, sondern macht wehleidig."[7] Er möchte nicht mehr alle Leute, die ihn besuchen wollen, sehen. Die allerletzte Zeit, die seine Tochter Rebekka beschreibt, ist ein „Auf und Ab, ohne Zusammenhang, ohne Linie, ohne Fluss." Das Sterben kann vom Intellekt nicht mehr verarbeitet werden. Nach einer Nacht aufbäumender Verzweiflung tritt eine grosse Ruhe ein, Ergebenheit, die Würde ausstrahlt. Warum lässt Gott den Menschen so leiden? Die Frage bleibt.

Luzide und kompromisslose Gedanken, sprachliche Kürze und Prägnanz – das Vermächtnis

Die sich über neun Monate erstreckenden Diktate über Sterben und Tod lassen zum Teil die fünf Phasen nach Kübler-Ross, vor allem die beiden letzten, erkennen. Es kommt aber etwas Wesentliches dazu. Trotz seiner Krankheit und dem voraussehbaren Tod arbeitet Noll an seinem Werk über das Schweizerische Strafrecht weiter. Gedanken über Recht und Empörung über

6 Ibid., S.84.
7 Ibid., S.179.

Ungerechtigkeit sind in grosser Klarheit auch in den Diktaten formuliert.

Die Forderung nach Gesetzen, die gerecht, zweckmässig und für den Bürger verständlich sind, zieht sich wie ein roter Faden durch sein akademisches Leben. Immer ist es wieder „die Macht, die das Recht bestimmt. Damit habe ich mich nie abfinden können.“[8] „Muss es denn immer so bleiben, dass die Reichen reicher und die Armen ärmer werden ?“[9]

„Hätte ich noch wenigstens zwei Jahre Zeit, so würde ich sie der ausführlicheren Darstellung und Begründung des folgenden Gedankenganges widmen: Was wir überall sehen und mit Händen greifen, ist die Ungerechtigkeit. Darüber ein ideales Gebilde der Gerechtigkeit freischwebend aufzuhängen ist sinnlos (...) Auszugehen ist vielmehr von der Ungerechtigkeit (...) Lassen wir uns von den Wörtern nicht täuschen: Ungerechtigkeit ist das Ursprüngliche, Gerechtigkeit das Ergebnis von Kritik und Reflexion. Gerechtigkeit müsste also heissen: Unungerechtigkeit.“[10]

Wer aber Ungerechtigkeiten abschaffen will, muss die Machtmechanismen kennen, die die Ungerechtigkeit herbeigeführt haben, und ihnen Gegenmechanismen entgegenstellen.

Noll hat selber erfahren, wie sich Gerichte selten mit solchen Fragen befassen. Eines der wichtigsten, aber unausgesprochenen Prinzipien der Rechtsprechung ist das Erledigungsprinzip. Immer wieder werden Gründe gesucht, auf Argumente der Parteien oder gar auf den ganzen Fall nicht eintreten zu müssen. Wer dabei schlecht wegkommt, sind die schon Benachteiligten, die Aussenseiter, die Schwachen.

Es gibt auch andere Beispiele, wo Menschen in grosser Klarheit und Prägnanz kurz vor ihrem Tode nochmals zusammenfassend formulieren, was ihnen in ihrer beruflichen Tätigkeit das Wichtigste und Zentrale war. Berührende letzte Reden

8 Ibid., S.204.
9 Ibid., S.205.
10 Ibid., S.231.

und Auftritte, die ein Lebenswerk akzentuieren, werden von den Anwesenden als Vermächtnis verstanden. So habe ich es beim letzten Vortrag des früheren Liechtensteinischen Regierungschefs Gérard Batliner erlebt. Nochmals legte er in grosser Klarheit seine Auffassung von einer gerechten und weitsichtigen Verfassung dar, kurz darauf ist er verstorben. Seine Gattin wusste, dass diese Rede sein Vermächtnis war.

Bei Noll, der mitten im aktiven Leben von seiner Krankheit überrascht wurde, ist eher das Bedauern spürbar, dass er sein Werk nicht mehr vollenden kann. Hoffnung und Zuversicht, dass andere Menschen das angefangene Werk weiterführen, wird wohl eher von den Hinterbliebenen und den Nachfolgern als vom Sterbenden ausgesprochen. Wenn am Schluss des Lebensweges der Sterbensweg kommt und die Kräfte nachlassen, wendet sich der Blick nach Innen und das Erleben wird fragmentarisch. Sicher kann alles auch ganz anders sein. Dass bedeutsame oder versöhnliche letzte Worte gesprochen werden, entspricht wohl einem Wunsch, wenn wir an den eigenen Tod oder den von Angehörigen denken.

Eine anspruchsvolle Wegstrecke für die Angehörigen und Gedanken im Nachhinein

Klara Obermüller erzählt im ersten und zweiten Kapitel ihres Buches „Weder Tag noch Stunden – Nachdenken über Sterben und Tod“, wie sie als Gattin das Sterben des Schriftstellers Matthias Diggelmann erlebt hat.[11] „Die Krankheit traf uns buchstäblich über Nacht. Mein Mann war 52 und, wie wir meinten gesund.“ Auf den Tag genau ein Jahr vor seinem Tod schreibt

11 K. Obermüller, *Weder Tag noch Stunde – Nachdenken über Sterben und Tod*, Freiburg i.Br. 2009.

Diggelmann in sein Tagebuch: „Schenk, Lebender, deinen Teil dem Tod, so schenkst du dir Leben. Schenk Liebe dem armseligen Tod, der in den frostigen Nächten des vorweihnachtlichen Novembers nichts mehr sucht als Obdach, Wärme und Liebe. Gib ihm, was er dir als Leben gegeben hat, zurück. Du schenkst es nicht mir, du schenkst es dir. Du wirst erkennen: Nicht Tod pocht an dein Fenster, sondern verwandeltes Leben."[12] In den letzten Wochen seines Lebens war es, als habe er seine eigenen Worte vergessen. Er war voller Pläne für Bücher, die er schreiben wollte, für Reisen, die wir gemeinsam unternehmen sollten. Er wünschte sich neue Kleider und Dinge, die die Wohnung verschönten. Wenn man ihm bei einigen Wünschen sagte, das sei nicht mehr möglich, wurde er böse oder traurig. Wir waren immer offen zueinander gewesen. Elisabeth Kübler-Ross schreibt, dass es im Sterbeprozess eines jeden Menschen eine Phase totaler Verdrängung gibt. Das zu wissen, war wichtig, aber schwierig für die Beziehung. Und es war die Angst da, dass diese Phase einmal zu Ende war. Die Frage kam an einem lichten Morgen inmitten bereits verwirrter Tage: „Du, meinst du, ich bin sehr krank? Meinst du, ich muss sterben?" Das behutsame, aber ehrliche Gespräch zum richtigen Zeitpunkt nimmt beiden eine Last ab. Die Beziehung erhält neue Qualitäten. „Die verbalen Kontakte hörten allmählich auf (...) In diesen Stunden hat jedes von uns für sich ganz allein entdeckt, dass es noch etwas jenseits der Sprache gibt, dass man einen sterbenden Menschen erreichen kann, indem man ihm die Hand hält oder ihm mit einem feuchten Tuch die ausgetrockneten Lippen betupft." Um das Sterbebett war eine Stimmung wie Advent. So hörten wir die letzte Frage des Sterbenden: „Wenn ich sterbe, kommt ihr dann mit?" Unser Ja hat er mit hinübergenommen. „Der Tod, obwohl so nah, hatte seinen Schrecken verloren."

12 Ibid., S. 42.

Eigentümlich nah sind sich in solchen Augenblicken Menschen mit verschiedenen Weltanschauungen. Kurz vor ihrem frühen Tod soll die heilige Therese von Lisieux (1873–1897) gesagt haben: „Ich glaube nicht mehr an das ewige Leben, alles ist verschwunden, es bleibt nur noch die Liebe."[13]

Am nächsten Morgen ist Klara Obermüller an der Stille erwacht. Ihr Mann hatte aufgehört zu atmen. „Er lag neben mir – wie in all den Jahren, die wir zusammen gelebt hatten."

Elisabeth Kübler-Ross zitiert in ihrem Buch „Leben bis wir Abschied nehmen" eine amerikanische Untersuchung, aus der hervorgeht, dass 75% aller todkranken Patienten den Wunsch äussern, zu Hause zu sterben, dass aber nur für 25% dieser Wunsch in Erfüllung geht. Klara Obermüller hat den Wunsch ihres Gatten erfüllt, verschweigt aber nicht, wie schwierig es war und wie allein sie sich oft fühlte und wie sie an Grenzen kam. Sie ist aber auch froh, dass sie sich so entschieden hat.

Grundformen der Angst

Das Buch „Grundformen der Angst" des Psychoanalytikers Fritz Riemann hat seit seinem Erscheinen vor 50 Jahren immer wieder Neuauflagen erlebt.[14] Seine Unterscheidung von vier Angsttypen kann dazu beitragen, andere Menschen besser zu verstehen und zu erkennen, dass ihr unflexibles Verhalten der Abwehr von Angst dient. Zwei Grundformen der Angst bewegen sich im Umkreis der nahen menschlichen Beziehung.

Während die einen Menschen Angst haben vor zu viel Nähe, ist es bei andern die Verlustangst, die sie quält, die Angst

13 Zitiert nach K. Marti, *Heilige Vergänglichkeit – Spätsätze*, Stuttgart 2011, S.37

14 F. Riemann, *Grundformen der Angst*, Basel/München 1961.

die geliebten Menschen zu verlieren. Das andere Gegensatzpaar hat mit Zeit und Vergänglichkeit zu tun. Sie wird spürbar als Angst vor Veränderung und dem Wunsch, alles beim Alten zu lassen oder im Gegensatz dazu als Angst vor Verbindlichem, vor Regeln und Institutionen, die keine Spontaneität und keine Überraschungen zulassen.

Wenn bei Krankheit oder im Alter die Kräfte nachlassen, ist es für Angehörige und Pflegende wohl sinnvoll, zu beachten, ob der Kranke Nähe wünscht oder sie als störend empfindet, ob es ihn beruhigt, wenn alles Tag für Tag nach denselben Regeln abläuft oder ob er noch voller Lebenshunger Abwechslung und den Reiz der Überraschung sucht, sich trotz Krankheit oder grauer Haare als neckisches Mädchen oder verführerischen Casanova inszenierend.

Die Angst vor Nähe kann sich äussern im Vermeiden von Kontakten; denn wer Nähe zulässt, wird abhängig und kann verletzt werden. Darum wird Alleinsein oder die Beschränkung des Austausches auf Sachliches, auf logisches Argumentieren vorgezogen. Wenn bei Krankheit oder im Alter notgedrungen andere Menschen die Grenze zur körperlichen Intimsphäre tangieren, spaltet möglicherweise der Patient alles Körperliche ab und baut auch dem eigenen Körper gegenüber eine distanzierte versachlichte Haltung auf. Vielleicht entwickelt er in Gesprächen interessante philosophische Gedanken, die nahen Bezugspersonen spüren aber, dass sie den Kranken nicht erreichen, dass er alles Persönliche in sich verschliesst.

Andere Menschen wünschen sich in der gleichen Situation möglichst viel Nähe, sie brauchen den Mitmenschen, der sie stützt, liebt, umfängt. Ihre Angst gilt dem Liebesverlust, der Trennung. Während sich beim distanzierenden Menschen die Bezugsperson abgewiesen fühlt, wird es ihr oft beim Patienten, der sich anklammert und ständig ihre Gegenwart wünscht, zu viel.

Der zwanghafte Mensch versucht die Angst vor Veränderung, die letztlich Todesangst ist, durch stur eingehaltene Gewohnheiten und Regeln in Schach zu halten. Die Bezugspersonen leiden unter seiner Pedanterie. Es fehlt der Humor oder die Fähigkeit, Fehler zu übergehen. Dafür ist auf diesen Menschen Verlass.

Anders der Gegentypus. Er hat am nächsten Tag vergessen, was er gestern versprochen hat, aber voller Charme ist er immer wieder für Neues zu haben, für neue Kontakte, neue Ideen. Er ist Meister darin, sich in einer neuen Situation zurechtzufinden, und den Ernst des Lebens spielerisch zu umgehen. Wird er aber mit harten Realitäten konfrontiert, reagiert er oft wie ein hilfloses Kind.

In belastenden Lebenssituationen, in Krisen, bei schwerer Krankheit, wachsen die Enttäuschungen und Missverständnisse, wenn der eine Beziehungspartner Nähe anbietet, der andere aber Distanz braucht, oder wenn der eine Hilfe in einer möglichst geordneten und reglementierten Lebensgestaltung sucht, der andere aber in verspielter Art alles auf die leichte Schulter nehmen und bis am Schluss das Leben geniessen möchte. Oft ist zu beobachten, dass sich in schwierigen Zeiten die typischen Angstformen verfestigen. Wenn die Bedrohung zunimmt, verstärkt sich die Abwehr je nach Angsttyp: die Anklammerung, die Distanzierung, die Pedanterie, der verspielte Unernst.

Menschen, die Kranke bis zum Tod begleiten, machen allerdings auch die Erfahrung, dass sich auf der letzten Lebensstrecke noch etwas grundsätzlich verändert. Wie durch ein Wunder löst sich die Verkrampfung, die zur Angstabwehr gehört, und spürbar wird eine stille Versöhnung mit sich selber, dem eigenen Leben, den Angehörigen und auch mit dem bevorstehenden Tod. Solche Wandlung entspricht der fünften Phase im Modell von Elisabeth Kübler-Ross.

Erfahrungen an der Grenze des Erfahrbaren – Spiritualität und das Medium Musik – die Sterbebegleitung von Monika Renz

„In der Arbeit mit Schwerkranken und Sterbenden ist alle therapeutische Arbeit punktuell, fragmentarisch", schreibt die Musiktherapeutin Monika Renz, die Menschen in der letzten Lebensphase begleitet. In dieser Phase verändert sich die Wahrnehmung.[15] „Die Patienten sind erhöht im Akustischen drin (...). Sie hören stärker, intensiver und verstehen rational weniger. Das heisst: sie sind gleichsam in einer eigenen Welt der Schwingungen (...)". Im Hin- und Herpendeln zwischen Dämmern und Wachen verlieren sie oft die Zeitdimension. Momente erscheinen ewig; es können Augenblicke der Angst sein oder von Glück, beides an der Grenze des Erfahrbaren. Zwei Koma Patientinnen berichten nach ihrer Rückkehr von der Intensivstation völlig gegensätzliche Erfahrungen. „Kalt, wie eine Eishöhle, eisig kalt", erinnert sich die eine, „wie ein paradiesischer Garten mit Bäumen und Früchten", die andere. Bei der Geburt ereignet sich eine Wahrnehmungsverschiebung weg aus einem bewusstseinsfernen Zustand jenseits von Zeit und realer Welterfahrung hin zum Dasein im Ich und dem Erleben der Aussenwelt; beim Sterben geht die Bewegung in umgekehrter Richtung, weg aus der Zeit und dem Dasein als Subjekt „hin zu etwas, das wir nur ahnen können: etwa als Inbegriff von Intensität, von Sein und Bezogenheit".[16]

In den Grenzbereichen und Übergängen verfeinert sich bei vielen die Sensibilität für Töne und Stimmen. Die Menschen sind über eine bekannte Stimme oder über Musik erreichbar. Monika Renz findet oft einen behutsamen Zugang über Har-

15 M. Renz, *Erfahrungen an der Grenze des Erfahrbaren – Spiritualität und das Medium Musik*, Göttingen 2007.

16 Ibid., S. 204.

fenklänge, manchmal gelingt es, für ein Erlebnis an der Grenze ein Wort zu finden.

Sie mahnt aber zu klarer Transparenz. Sterbende reagieren nur noch, wo etwas sie erreicht und stimmig ist für sie. Einfacher als zu sagen, welche Worte angemessen sind, lässt sich formulieren, „was nicht passieren sollte: Weder dürfen wir den Patienten Gott aufdrängen, noch sollten wir die Dimension des Unfassbaren ausser Acht lassen, wo sie sich ereignet." Sie berichtet von einem Organisten, der innerlich Bach-Musik hört und vor dem nächsten medizinischen Eingriff sagt: „Da ist noch etwas anderes als Angst". Eine todkranke Frau erzählt nach einer Klangreise: „Ich war wie abgehoben, ganz weit weg und zugleich tief da." Sie habe keine Schmerzen, keine Wut und keine Angst gehabt. Monika Renz fragt, ob es irgendwie heilig gewesen sei, ob sie etwas anfangen könne mit dem Wort „Gott". Die Patientin beginnt zu staunen und sagt: „Es war Er". Das Bezogensein auf etwas Umfassenderes wird punktuell gespürt und verschwindet dann wieder. Wenn es benannt werden konnte, ist es leichter wieder abrufbar. Oft passen Worte wie: Ich bin geliebt, getragen, ich werde gerufen und ich höre es.

Das kleine irdische Glück, das mit der Nähe zum Tod eine besondere Dichte erhält

Der österreichische Schriftsteller Arno Geiger erzählt in seinem Buch „Der alte König in seinem Exil" die Geschichte seines Vaters und von den Gesprächen mit ihm in seinen alten Tagen.[17]

Bei den Besuchen im Pflegeheim ziehen sich die Stunden in die Länge „und ich habe Zeit, auf vieles achtzugeben. Kaum

17 A. Geiger, *Der alte König im Exil*, München 2011.

etwas entgeht meiner Aufmerksamkeit, ich bin klar und geistesgegenwärtig, alle Dinge strömen mit einer Deutlichkeit auf mich ein, als verbreite sich plötzlich ein starkes Licht um mich her. (...) Es gibt da etwas zwischen uns, das mich dazu gebracht hat, mich der Welt weiter zu öffnen. Das ist sozusagen das Gegenteil von dem, was der Alzheimerkrankheit normalerweise nachgesagt wird – dass sie Verbindungen kappt. Manchmal werden Verbindungen geknüpft. (...) Das Glück, das mit der Nähe zum Tod eine besondere Dichte erhält. Dort, wo wir es nicht erwartet hätten."[18]

Dieses Glück hat oft sehr konkrete Züge und ist mit Humor und ein wenig Schalk gepaart etwa, wenn der Vater einem Vorbeigehenden „Halleluja! zuruft, nachher an die Besucher gewendet kommentiert: „Das wirkt wie eine Bombe" und schliesslich alle lachen.[19]

Ich habe mit einer eigenen Erinnerung angefangen und möchte mit einer eigenen Erinnerung schliessen. Mit meinem Vater habe ich ein paar Stunden vor seinem Tod gelacht, weil die Himbeeren, die ich ihm in den Mund steckte, immer wieder herunterrollten. Wir hatten beide Zeit und fanden das Missgeschick lustig.

Dem 90-jährigen Theologen und Schriftsteller Kurt Marti ist es wichtig, dass nicht nur geahnte Ewigkeitsbezüge heilig sind, sondern das Sinnliche und Vergängliche hier auf dieser Welt. Er schreibt: „Hie und da aber grüsst – o Wunder! Ein ewiger Augenblick die heilige, weil von Gott gewollte Vergänglichkeit."[20]

Womöglich möchte ich zuletzt das Zeitliche und Vergängliche segnen können."[21]

18 Ibid., S. 179.

19 Ibid., S. 187.

20 K. Marti, op. cit., S.38.

21 Ibid., S.34. Weitere für den Aufsatz verwendete Literatur: G. Hüther, *Die Macht der inneren Bilder. Wie Visionen das Gehirn, den Menschen und die Welt verändern*, Göttingen 2011.

Krankheit und Sterben aus der Sicht eines Chirurgen

André Mebold

„Mitten im Leben sind wir vom Tod umfangen“

Diese Worte stammen aus dem Anfang eines Kirchenliedes. Es entstand in einer Zeit, in welcher der Tod noch allgegenwärtig war.

Im Gegensatz zu früher kommt es heute im Lebensalltag nur noch selten vor, dass jemand krankheitshalber am Arbeitsplatz, mitten in einem Einkaufscenter oder beim Sport stirbt. Abgesehen von Unfällen sterben heute die meisten Menschen im Spital, im Hospiz oder in den eigenen vier Wänden. Dies hat dazu geführt, dass der Tod heute eines der grössten Tabus unserer menschlichen Gesellschaft ist. Umso mehr erschrecken wir, wenn wir uns mit dem Tod auseinandersetzen müssen, sei dies als Patient, Angehöriger, Arzt oder Pflegeperson.

In einem Spital ist der Tod allgegenwärtig. Trotzdem ist es gerade bei der ärztlichen Tätigkeit als Chirurg wichtig, nicht immer an den Tod zu denken, obschon jedem operativen Eingriff immer ein kleines Restrisiko anhaftet. Es ist schon belastend genug, einem Patienten im Aufklärungsgespräch klar zu machen, dass bei einem grossen Eingriff ein minimales Risiko besteht, daran zu sterben. Gerade in einem solchen Fall ist es von zentraler Bedeutung, dass der Chirurg trotzdem mit einem gesunden Optimismus ans Werk geht und dabei auch auf das Vertrauen des Patienten zählen kann.

Ist der operative Eingriff gut verlaufen, so rücken die dunklen Gedanken an den Tod rasch wieder in den Hintergrund. Anders sieht es bei Patienten aus, die wegen Krebs operiert werden. Auch wenn der operative Eingriff gut verlaufen ist und der ganze Tumor entfernt werden konnte, bleibt zumindest bis zum Erhalt des mikroskopischen Untersuchungsresultat die belastende Frage im Raum: *„Konnte der Tumor tatsächlich vollständig entfernt werden und lagen noch keine Tumorableger, sogenannte Metastasen vor?“* Bei einem günstigen Untersuchungsresultat macht sich rasch wieder Optimismus breit, auch wenn damit noch keine definitive Heilung garantiert ist.

Anders sieht es aus, wenn der Tumor nicht vollständig entfernt werden kann und/oder bereits Metastasen vorliegen. In diesen Fällen bekommt die Auseinandersetzung mit dem Sterben plötzlich einen anderen Stellenwert. Trotzdem klammern sich Patient und Arzt an die Hoffnung, dass mit einer ergänzenden Behandlung, sei dies Chemotherapie oder Bestrahlung, doch noch eine vollständige Heilung erzielt werden kann.

Es sind natürlich nicht nur chirurgische Patienten, bei denen man sich im Spital mit dem Sterben auseinandersetzen muss. Die Spezialisten in der Inneren Medizin sind mit der Frage des Todes noch häufiger konfrontiert als die Chirurgen. Patienten mit schweren Herz-Lungenkrankheiten, mit schweren Leber- und Nierenstörungen, mit Schlaganfällen, schwerem Diabetes etc. haben häufig auch nur noch eine beschränkte Lebenserwartung. Für sie alle stellt sich ebenfalls die Frage, was sich noch machen lässt und wie lange es noch geht, bis die letzte Stunde schlägt.

Es würde zu weit gehen, wenn ich mich mit allen Formen des krankheitsbedingten Sterbens auseinander setzen würde. Ich beschränke mich deshalb auf Fälle mit Krebsleiden, bei denen sich ganz ähnliche Fragen bezüglich des Sterbens aufdrängen wie bei schweren internistischen Erkrankungen. Auf diese Weise bleibe ich auch authentisch, indem alle meine

Schilderungen und Gedanken auf meinem eigenen ärztlichen Erfahrungsschatz basieren.

Die Diagnose Krebs ist eine Hiobsbotschaft

Die Diagnose Krebs ist nicht nur für den Patienten eine Hiobsbotschaft. Auch für den behandelnden Arzt ist es eine äusserst belastende Diagnose. Der Arzt ist dabei regelmässig vor die Frage gestellt: *„Wie sage ich es meinem Patienten und seinen Angehörigen?“*

Es ist wahrlich nicht einfach, betroffene Patienten und deren Angehörige mit der Diagnose Krebs vertraut zu machen. Es gibt sogar Patienten und Angehörige, welche den Arzt für schuldig halten, dass es zu dieser schrecklichen Diagnose gekommen ist. Daraus kann sich vereinzelt auch eine leichte Feindseligkeit dem Arzt gegenüber entwickeln, wofür man eine gewisse Nachsicht walten lassen muss.

Es sei daran erinnert, dass früher der Überbringer einer schlechten Botschaft oft geschlagen oder gar geköpft wurde.

Krebs ist nicht gleich Krebs

Es gibt Krebsformen, die weniger aggressiv sind und bei denen heute entsprechend grössere Aussichten auf eine definitive Heilung bestehen. In diesen Situationen ist es deutlich einfacher vor den Patienten zu treten, als in Fällen, bei welchen die Prognose ungünstig ist.

Es gibt für den Chirurgen kaum etwas Belastenderes, als einem Patienten mitteilen zu müssen, dass bei der Operation nicht alles Tumorgewebe entfernt werden konnte oder dass bereits Tumorableger gefunden wurden. Auch in solchen Situationen erwarten Patienten und Angehörige, dass Ihnen der Arzt zusätzliche Therapieoptionen aufzeichnet, welche Hoffnung auf ein längeres Überleben versprechen.

Glücklicherweise verlaufen Krebserkrankungen nicht immer nach dem gleichen Schema. Aus diesem Wissen schöpft der Arzt auch die Kraft und den Glauben, auch in fortgeschrittenen Fällen einen Funken Hoffnung machen zu können. Gerne möchte ich dies an zwei eindrücklichen Beispielen illustrieren:

Als ich noch Assistenzarzt war, operierte mein Chef einen knapp sechzig jährigen Patienten mit Magenkrebs. Da man damals weder Computertomographie noch Magnetresonanztomographie kannte, stellten wir erst bei der Operation fest, dass die lokalen Lymphknoten und die Leber von kleinen Metastasen durchsetzt waren. Letztere liessen sich leider nicht entfernen. Damit handelte es sich lediglich um einen palliativen und nicht um einen kurativen Eingriff. Da damals noch keine wirksamen Chemotherapeutika gegen Magenkrebs zur Verfügung standen, blieb eine medikamentöse Nachbehandlung aus.

Der Patient wurde seinerzeit noch nicht im Detail über sein bereits fortgeschrittenes Krebsleiden informiert. Der unbekümmerte Patient erholte sich gut von der Operation. Er machte sich in Unkenntnis der ungünstig erscheinenden Prognose keine grossen Sorgen bezüglich seiner Zukunft. Da er ledig war, hatte er auch keine Familie zu ernähren. Einige Monate nach dem Eingriff, als ich ihn zum letzten Mal beim Schlittschuhlaufen traf, verlor ich ihn aus den Augen.

Gut 10 Jahre später, als ich bereits chirurgischer Chefarzt am kantonalen Spital Grabs war, wurde der obgenannte Patient auf unserer Notfallstation vorstellig und klagte über Bauchschmerzen. Ich erkannte den Patienten auf Grund seines markanten Gesichtes sofort wieder. Allerdings war ich sehr erstaunt darüber, ihn noch lebend zu sehen. Logischerweise dachte ich sofort, dass die aktuellen Bauchbeschwerden nur vom damaligen, sich verspätet ausbreitenden Krebsleiden stammen könnten. Die Abklärung ergab aber, dass Verwachsungen zu einer Abknickung des Darmes geführt hatten. Weil infolge der Verwachsungen keine korrekte Darmpassage mehr möglich war, mussten wir den Patienten notfallmässig operieren. Nachdem wir bei der Operation die vermuteten, den Darm abschnürenden Verwachsungen gelöst hatten, suchte ich den Bauchraum und die Leber nach möglichen alten Tumorresten ab. Ich fand aber nirgends mehr Tumorgewebe. Dies erschien mir wie ein medizinisches Wunder.

Nachträglich begann ich die ursprüngliche Diagnose anzuzweifeln. Um mir Klarheit zu verschaffen, forderte ich in Winterthur die alte Krankengeschichte und die mikroskopischen Tumorpräparate an, welche meine Zweifel ausräumten und die ursprüngliche Krebsdiagnose vollauf bestätigten.

Eine ähnliche, allerdings nicht ganz so wundersame Erfahrung machte ich mit einem anderen Patienten. Bei diesem Patienten war es durch einen fortgeschrittenen Tumor zu einem Darmverschluss gekommen. Auf Grund von Computertomographie und Ultraschalluntersuchung mussten zusätzlich Tumorableger im Bauchraum erwartet werden. Bei der Operation zeigte es sich, dass die grosse Krebsgeschwulst den Dickdarm vollständig verschlossen hatte. Leider bestätigte sich auch die Diagnose von zahlreichen Krebsablegern in den lokalen Lymphknoten und auf dem Bauchfell. Wir entfernten das befallene Darmstück mit den dazu gehörigen, vom Krebs befallenen Lymphknoten grosszügig und stellten wieder eine neue Darmverbindung her. Leider war es aber nicht möglich, die zahlreichen Tumorableger auf dem Bauchfell zu entfernen. Da der Patient erst Mitte fünfzig war und ein Maximum versucht werden musste, um sein Leben zu verlängern, führten wir postoperativ eine Chemotherapie durch.

Ich orientierte die Angehörigen offen über alle Befunde. Ich wies darauf hin, dass das Krebsleiden dank der Entfernung des Primärtumors und der ergänzenden Chemotherapie vorübergehend zum Stillstand kommen könne und so Hoffnung auf eine längere Überlebenszeit geschöpft werden könne. Unglücklicherweise äusserte sich einer meiner ärztlichen Spitalkollegen, welcher die Familie des Patienten von früheren Krankheitsfällen her kannte, pessimistischer als ich. Er deutete gegenüber den Töchtern des Patienten an, ihr Vater hätte höchstens noch 3-4 Monate zu leben. Die unbeabsichtigten divergenten Aussagen führten verständlicherweise zu einer gewissen Unsicherheit. Nachdem sich der positiv eingestellte Patient aber von der Operation und der Chemotherapie glänzend erholt hatte, schöpften Patient und Angehörige wieder neue Hoffnung und begannen vermehrt meiner optimistischen Auslegung des Krankheitsverlaufes zu vertrauen. Rund 4 Monate nach der Operation war der Patient in seinem handwerklichen Unternehmen wieder voll einsatzfähig. In der Folge blieb das Krebsleiden während 3 Jahren ruhig. In dieser Zeit arbeitete der Patient voll im Familienbetrieb. Gleichzeitig genoss er auch das Leben so gut wie möglich, da er und seine Angehörigen wussten, dass es zeitlich limitiert sein würde. Noch 3 Wochen vor seinem Tod machte der Patient eine mehrstündige Bergwanderung. Kurz danach liessen die Kräfte des Patienten akut nach. Schliesslich verstarb er nach einer kurzen Leidenszeit.

Die Angehörigen waren sehr dankbar dafür, dass ihr Ehemann und Vater noch so lange unter ihnen bleiben durfte. Leise Vorwürfe machten Sie nachträglich meinem Kollegen, welcher ihnen die Hoffnung auf einen günstigeren Verlauf vorübergehend fast genommen hatte. Wäre es allerdings umgekehrt gewesen, wären die Angehörigen wahrscheinlich von meiner allzu optimistischen Einschätzung der Situation enttäuscht gewesen. Dies zeigt, wie schwer es für jeden Arzt ist, bei schweren Leiden eine zuverlässige Prognose zu stellen.

Ist der Patient schuld am Krebsleiden oder ist es eine Strafe Gottes?

Oft haben gerade gläubige krebskranke Patienten das Gefühl, Gott wolle sie für etwas bestrafen. Gerne wird dieses Argument auch von näheren Angehörigen oder Berufskollegen ins Spiel gebracht.

Ich bin überzeugt davon, dass Krebs nicht als Strafe Gottes angesehen werden darf. Verständlich ist, wenn betroffene Patienten und Angehörige Gott anrufen und fragen: „*Warum gerade ich? Gott hast Du mich verlassen oder willst Du mich bestrafen?*"

Tatsächlich ist es auch für den Arzt schwer zu verstehen, dass Gott es überhaupt zulässt, dass Menschen an Krebs erkranken, erst recht wenn es sich um Kinder handelt, die in ihrem Leben kaum noch Schuld auf sich laden konnten. Gewissen Menschen fällt es beim Vorliegen einer schweren Krankheit leicht, Gott anzurufen und bei ihm Trost und Unterstützung zu suchen. Andern Patienten macht genau dies Mühe, weil sie sich von Gott im Stich gelassen fühlen.

Es ist für mich sehr wohl vorstellbar, dass der Glaube an Gott, eine optimistische Lebenseinstellung und eine vernünftige Ernährung einen positiven Einfluss auf den Krankheitsverlauf haben können.

Zu Recht kommt natürlich auch die Frage auf: „*Habe ich Krebs weil ich nicht gesund gelebt habe oder beruflich gefährlichen Substanzen ausgesetzt war*". Diese Frage muss und kann in vielen Fällen bejaht werden. Starke Raucher tragen oft selber die Schuld daran, dass sie Lungenkrebs bekommen. Auch Leute, die beruflich aggressiven Chemikalien oder starker Strahlung ausgesetzt waren, erkranken wegen diesen Einflüssen häufiger an Krebs.

Mittlerweile ist natürlich bekannt, dass viele Tumoren eine genetische Grundlage haben. Die genetische Disposition bedeutet aber noch lange nicht, dass sich die entsprechende Krebsform überhaupt entwickeln muss, denn Ernährungsgewohnheiten, Lebenshaltung und eigene Immunabwehr haben einen entscheidenden Einfluss darauf, ob es überhaupt zu einem Krebsleiden kommt.

Offenheit beim Umgang mit dem Krebsleiden ist essentiell

Früher haben Ärzte dem Patienten gegenüber oft die Krebsdiagnose verschwiegen und nur die Angehörigen über das Leiden informiert. Dies kommt heute wohl kaum mehr vor und ist auch eine völlig verfehlte Taktik. Gerne möchte ich dies am nachfolgenden Beispiel illustrieren:

Ich hatte eine verwitwete Frau zu behandeln, welche einen Schilddrüsentumor hatte. Glücklicherweise handelte es sich nicht um Krebs. Die Patientin glaubte mir aber diese für sie günstige Diagnose nicht, selbst als ich sie ihr schwarz auf weiss vorlegte. Sie war überzeugt davon, dass wir uns gleich verhalten würden wie die Ärzte ihres Mannes. Diese Ärzte hätten Ihrem inzwischen verstorbenen Ehemann vor 15 Jahren verschwiegen, dass er einen bösartigen Tumor litt. Die ungünstige Diagnose wurde nur der Ehefrau mitgeteilt. Es handelte sich um einen Brustkrebs. Beim Mann sind gutartige Schwellungen der Brustdrüsen relativ häufig, bösartige hingegen selten, sodass der betroffene Patient auch kaum argwöhnisch werden konnte. Der dynamische Mann, der einen eigenen Betrieb besass, begann nach seiner Genesung wieder viel Geld in seine Firma zu investieren. Dies machte der Frau Sorgen, weil sie befürchten musste, ihr Mann könnte vorzeitig sterben und sie so in finanzielle Schwierigkeiten bringen. So kam es immer wieder zu ehelichen Streitigkeiten, wenn die Ehefrau ohne klar ersichtlichen Grund ihren Ehemann vor weiteren Investitionen abhalten wollte. Hätten beide Eheleute die Diagnose gekannt, hätten sie offen über alles sprechen und sich gegenseitig auch Mut machen können.

Und last but not least hätte mir die Patientin von Anfang an geglaubt, dass ihr Schilddrüsentumor harmlos war.

Krebs in der eigenen Familie

In der eigenen Familie wurde ich vor gut 20 Jahren auch mit der Diagnose Krebs konfrontiert. Meine geliebte, sehr rüstige Mutter erkrankte mit 81 Jahren plötzlich an einem Bauchspeicheldrüsenkrebs. Dies ist eine der schlimmsten Krebsformen. Selbst heute kann nur ein kleiner Prozentsatz der von dieser Krebsform befallenen Patienten definitiv geheilt werden, selbst dann wenn radikal operiert und chemotherapeutisch nachbehandelt wird. Führt die radikale Behandlung nicht zum Erfolg, verlieren die Patienten unnötig viele lebenswerte, gute Tage.

In Absprache mit meiner Mutter und meinen Geschwistern entschieden wir uns dazu, auf die grosse, möglicherweise kurative Operation zu verzichten und nur den notwendigen palliativen Eingriff durchzuführen. Ziel dieses palliativen Eingriffes war es, den für die Verdauung sehr wichtigen Gallenabfluss wieder herzustellen, welcher wegen des Tumors nicht mehr möglich war. Konsequenterweise wurde auch auf eine Chemotherapie verzichtet, welche das Leben meiner Mutter vielleicht um ein paar Wochen verlängert, ihr aber gleichzeitig viel Lebensqualität genommen hätte.

Meine Mutter erholte sich vom erwähnten Eingriff sehr gut. Während rund 8 Monaten konnte sie wieder ein ganz normales Leben führen und noch viel Schönes erleben. Wie schon früher nahmen wir sie im Frühling in die Ferien im Tessin mit. Unsere

Mutter genoss die wunderbare Umgebung und das feine Essen in vollen Zügen. Ganz besonders hatte es ihr das tägliche Dessertbuffet angetan, an welchem sie sich reichlich bediente. Wir waren dankbar, unsere Mutter noch einmal so glücklich erleben zu dürfen. Einige Zeit danach machte sich das bekannte Krebsleiden in seinem vollen Ausmass bemerkbar. So lange es möglich war, betreuten wir unsere Mutter zu Hause. Schliesslich nahmen die Schmerzen und die Pflegebedürftigkeit aber derart zu, dass wir unsere Mutter in jenes Spital einweisen mussten, in welchem ich selber tätig war. So konnten meine Familie und ich meine Mutter jeden Tag besuchen. Gleichzeitig war so auch eine „rundum Betreuung" durch das fürsorgliche Pflegepersonal und das Ärzteteam garantiert. Zusammen mit meinen Geschwistern und deren Familien nutzten wir in den letzten Wochen und Monaten die Zeit, um mit unserer Mutter noch über verschieden Dinge zu sprechen, die uns auf dem Herzen lagen. Auch konnten wir noch Unbekanntes aus unserer Jugendzeit erfahren, so auch über unseren Vater, welchen wir relativ früh verloren hatten. Auch so banale Dinge wie Kochrezepte gab uns unsere Mutter weiter. Meine Frau bereitet noch heute Speisen und Gebäck nach dem Rezept meiner Mutter zu, was in uns die Erinnerung an unsere grossartige Mutter zusätzlich wach hält.

Das Zeitfenster bis zum Tod eines schwer kranken Patienten sollte genutzt werden

Wie ich eben geschildert habe, kann es sehr kostbar sein, dass man bei einem dem Krebstod geweihten Patienten noch eine Zeitfenster geschenkt bekommt, während welchem man Gelegenheit hat, über verschiedene vergangene und zukünftige Dinge zu sprechen und Ratschläge einzuholen. Es können auch noch Dinge geklärt werden, die man schon lange klären wollte, dazu aber keine Zeit fand. Stirbt jemand plötzlich an einem Herzversagen, hat man diese Chance nicht mehr. Das nachfolgende Beispiel zeigt dies eindrücklich auf:

Die allein erziehende Mutter von noch nicht ganz volljährigen Zwillingen erkrankte so schwer an Krebs, dass ein Ende absehbar wurde. Die noch relativ junge, bewundernswerte Frau war glücklicherweise fast bis zum Ende bei guten geistigen Kräften. Sie versuchte immer wieder, ihre beiden Töchter aufzumuntern und ihnen einen Weg aufzuzeichnen, wie es nach ihrem Tod weiter gehen könnte. Was sie konnte, leitete sie noch in die Wege.

Begierig sogen die beiden jungen Damen noch alles auf, was ihnen die Mutter mit auf den Weg gab. Dies half den zu Waisen gewordenen, jungen Frauen nach dem Tod ihrer Mutter sehr viel. Allein auf sich gestellt, schlugen sich die beiden Töchter nach dem Tod der Mutter grossartig. Sie waren wohl um einiges reifer als ihre Kolleginnen und vermochten so mit der zusätzlichen Unterstützung von aussen ihr Leben gut zu meistern. Ich hatte das Glück, mit einer der beiden Töchter, welche später eine Familie gründete, noch länger in losem Kontakt zu bleiben. Die junge Frau strich immer wieder heraus, dass sie sehr dankbar dafür sei, dass sie noch Gelegenheit gehabt habe, sich intensiv mit ihrer Mutter auszutauschen.

Das Leben nimmt oft andere Wege als man denkt

Gerne möchte ich auch noch von einer Begegnung mit einer Patientin berichten, welche wie meine Mutter an unheilbarem Bauchspeicheldrüsenkrebs erkrankt war. Diese Frau genoss bewusst noch jeden Tag, den sie am Leben bleiben durfte. Sie verstand es, sich an kleinsten Dingen zu freuen, sei dies an einem lieben Besuch, an aufmunternden Worten oder an der schönen Landschaft, welche je nach Wetter immer wieder anders aussah. Sie lebte offensichtlich viel intensiver als wir und machte uns mit ihrer Bescheidenheit und ihrer Dankbarkeit fast etwas beschämt.

Eines Morgens als ich in ihr Zimmer trat, war die besagte Patientin sehr traurig. Sie berichtete mir, dass in der vergangenen Nacht ihr Pfarrer verstoben sei, der sie immer besucht habe. Dieser Pfarrer habe ihr mit seinem Glauben und seinen Gesprächen immer Mut und Kraft gegeben. Insgeheim habe sie sich mehr als einmal beim Gedanken ertappt, wie sie gedacht habe, für den Pfarrer sei es einfach Trost zu spenden, wenn man gesund sei.

Der Patientin wurde in der Folge noch bewusster, dass „im Heute“ niemand weiss, wie es morgen weiter geht Von diesem Tag an war die Patient noch dankbarer für jeden Tag, den sie noch erleben durfte und zeigte uns eindrücklich auf, dass man jeden Tag im Leben schätzen und geniessen sollte, ganz nach dem Grundsatz *„carpe diem“*.

Die Diagnose Krebs weckt in manchen Menschen ungeahnte Kräfte

Die Diagnose Krebs lässt niemanden kalt. Selbst sehr alte Menschen mit einem erfüllten Leben nehmen diese Diagnose selten gelassen auf. Ähnlich verhält es sich mit Patienten, die schon mehrere Suizidversuche hinter sich haben. Diese Patienten, die sich vorher das Leben nehmen wollten, beginnen plötzlich um ihr Leben zu kämpfen, wenn sie die Diagnose Krebs entgegen nehmen müssen. Es steckt offensichtlich im Menschen, sich gegen den möglicherweise nahenden Tod aufzubäumen.

Kurative oder palliative Behandlung?

Dass bei Kindern, Jugendlichen und Erwachsenen bis ins höhere Alter alles unternommen wird, um den Krebs zu bekämpfen, versteht sich von selbst. Bei einer solchen kurative Therapie wird auch eine längere Leidens- und Heilungszeit zu einer Episode, sofern man nachher für den Rest seines Lebens gesund bleibt.

Anders verhält es sich im höheren Alter. Soll hier wirklich noch alles unternommen werden, um das Leiden zu heilen oder soll man sich mehr der palliativen Medizin zuwenden. Palliative Medizin bedeutet ja nicht, dass man nichts mehr unternimmt. Es gehört zur palliativen Medizin, dass man auch hier Operationen und gewisse medikamentöse Therapien durchführt. Diese haben aber nicht den Zweck, die Patienten zu heilen, sondern Ihnen das noch verbleibende Leben so angenehm wie möglich zu machen, wie dies zum Beispiel bei meiner Mutter auch der Fall war.

Persönlich neigte ich eher dazu, den betagten Patienten zu empfehlen, auf eine belastende Nachbehandlung zu verzichten, insbesondere dann, wenn ein Tumor vollständig entfernt werden konnte und eine zusätzliche Behandlung nur aus einem grossen Sicherheitsbedürfnis heraus erfolgt wäre. Schliesslich galt es zu berücksichtigen, dass Tumoren im hohen Alter meist weniger aggressiv sind.

Nebst all den Prozeduren, die zur Heilung einer Krebskrankheit notwendig sind, werden die Patienten vor allem durch die Unsicherheit bezüglich Ausgang des Leidens stark belastet. Meist besteht erst nach einigen Jahren definitive Gewissheit, dass man den Krebs besiegt hat. Vor allem die erforderlichen Zwischenkontrollen sind immer wieder ein sehr belastender Moment. Man wird schon einige Zeit vorher sehr unruhig und hofft, dass sich der Tumor nicht wieder bemerkbar gemacht hat.

Palliativ behandelten Patienten bleiben solche Kontrollen erspart, so lange sie klinisch keine Symptome haben. So kommt es nicht selten vor, dass Patienten, welche sich für eine palliative Therapie entschieden haben und dementsprechend auch bereit sind, den Tod zu akzeptieren, ruhigere letzte Tage verbringen.

Krebs ist auch für die Angehörigen eine grosse Herausforderung

Bei vielen Diskussionen bezüglich krebskranker Patienten werden die Angehörigen gerne ausgeblendet. Dabei ist die Krebskrankheit für die nächsten Angehörigen fast so belastend wie für den betroffenen Patienten selbst. Die Befürchtung, einen geliebten Menschen zu verlieren, ist sehr belastend und zermürbend. Deshalb ist es sehr wichtig, die Angehörigen immer voll mit einzubeziehen und auch den Angehörigen Mut zu machen und Trost zu spenden. Bei dieser Aufgabe kann die Seelsorge sehr hilfreich sein. Auf diese Weise wird auch schon eine Brücke geschlagen für die Zeit nach dem Ableben eines geliebten Menschen. Denn gerade dann brauchen die Angehörigen viel persönliche Zuwendung und Trost.

An das Ende meiner Ausführungen möchte ich ein Zitat von Rainer Maria Rilke stellen:

> Wenn etwas uns fortgenommen wird,
> womit wir tief zusammenhängen,
> so ist viel von uns selber mitgenommen.

Trotzdem ist es wichtig, dass die Angehörigen ihr Leben wieder in die eigene Hand nehmen und nicht vor Trauer erstarren. Dies ist auch der Wunsch der meisten Verstorbenen, die sich in ihren letzten Lebenstagen meist weniger um sich selbst sorgen als um ihre Angehörigen, die sie zurück lassen. Von dieser Grösse und diesem Mut können wir uns eine Scheibe abschneiden und, versorgt damit, versuchen, unser Leben wieder in den Griff zu bekommen.[1]

1 Wegen der besseren Lesbarkeit ist auf die weiblich-männlichen Doppelformen verzichtet worden.

AIDS – ein Syndrom um Leben und Tod

ALFONS STETTER

Im Folgenden reflektiere ich aus verschiedenen Blickwinkeln wie ich Menschen und die Phänomene um HIV bei meiner Arbeit erlebe. Namen und Orte sind meist verändert. Das Phänomen der Krankheit betrachte ich mal aus biologischer, mal aus gesellschaftlich-sozialer oder psychologischer Sicht und lege bei dieser Arbeit den Wert nicht auf Wissenschaftliches, sondern auf meine subjektive Erfahrung wie die meiner Gesprächspartner.

Bis 1992 war ich katholischer Pfarrer und habe davor und immer schon in Spannung und Auseinandersetzung mit herrschaftlichen Glaubenslehren und moralischen Lehren der Amtskirche gelebt. Damals habe ich das Amt des Pfarrers niedergelegt. Bei der AIDS-Hilfe Stuttgart e.V. arbeite ich seit 1993 in Prävention, Beratung vor und nach dem HIV-Testergebnis, Begleitung in sozialen Nöten und Krankheit, teilweise auch im Gefängnis.

HIV und das LEBEN

Wenn ich gefragt werde, nach welchem Zeitraum das HI-Virus an der Luft abstirbt, sage ich manchmal: „Es stirbt gar nicht, weil es nie gelebt hat".

Da sind sich alle Biologen einig – egal, welche verschiedenen Kriterien sie auch zur Definition eines Lebewesens heranziehen: Eigener Stoffwechsel, Fortpflanzungsfähigkeit, Mitochondrien, Zellkern, Reizbarkeit. Ein Virus lebt nicht. Es kommt mit keinem Kriterium an die Definition ‚am-Leben-sein' heran. Ein Ding zwischen lebender und toter Materie ist das Virus. Es wird von Biologen als aktiv oder inaktiv bezeichnet, Letzteres bedeutet ‚zerstört'. Bei HIV tritt die Zerstörung ein, sobald es das Milieu des menschlichen Körpers verlässt.

Wenn auch für alle Viren gilt, dass sie keine Lebewesen sind, so ist bei dem HI-Virus eines ganz besonders auffällig. HIV bringt im Menschen genau dieses Phänomen, nämlich *zwischen Leben und Tod zu sein*, geradezu virulent an den Tag. Dabei müssen Menschen noch nicht einmal infiziert sein.

Ich habe einen gestandenen und doch dynamischen Oberstudienrat vor Augen, beliebt bei den Schülern, pädagogisch mutige Wege gehend, außergewöhnlich engagiert. Er konnte über Monate nicht mehr weiterarbeiten, weil er fürchtete, sich in einer minimalen Risikosituation infiziert zu haben. Dem war letztlich nicht so – er aber gelähmt, nicht mehr am Leben, mit wahren Krankheitssymptomen, die in der Tat auch auf eine Infektion hätten hinweisen können. Eine solche Agonie erleben fast alle Menschen, verschieden schwach oder stark ausgeprägt, in der Wartezeit zwischen (vermeintlichem) Risiko und Test und dann vor allem zwischen Blutentnahme und Mitteilung des Testergebnisses. So spüren auch schon nicht infizierte Menschen diese Angst, sich so unzuschreibbar zwischen Tod und Leben zu fühlen.

Elmar wollte (!) im Jahr 1996 sterben. Seit Jahren HIV-infiziert wie er, war ihm sein Lebenspartner im Sterben vorausgegangen. „Ich war wirklich bereit zum Sterben und ich weiß ganz sicher, dass es auch nicht schwer gewesen wäre". Der Türöffner für den Pflegedienst war am Pflegebett installiert, sein Auto an seinen Neffen verschenkt, die Anmeldung für die Palliativstation war längst erfolgt. Da wurden die ersten wirksamen HIV-Medikamente Ende des Jahres eingesetzt – und zu Ostern im Jahr darauf musste sich Elmar ein neues Auto kaufen. Mindestens vier Jahre hat er immer wieder davon geredet, wie leicht es doch gewesen wäre zu sterben. Natürlich ist er froh am Leben zu sein, aber „ob es das nächste Mal auch so ergeben und unschwer gehen wird?“ – „Warteschleife“ nannte er lange dieses Dasein.

Mors et vita duello conflixere mirando

… – was in einem Osterchoral zu Deutsch „Tod und Leben in wundersamem Zweikampf“ heißt. Zu Agonie und Spannung, dem Zweikampf zwischen Leben und Tod unter dem Phänomen AIDS, drängen sich mir an dieser Stelle Erinnerungen aus einer Reise nach Uganda auf.

Ich war dort einen halben Tag mit AIDS-Beratern im Jeep unterwegs. Mit wenigen Medikamenten, durchfall- oder fieberhemmenden Mitteln ausgestattet, besuchte ich mit zwei Krankenschwestern Familien, in denen oft nicht nur die eine pflegebedürftige Person lebte, an AIDS erkrankt, sondern auch von HIV betroffene Angehörige. Freilich war die Arbeit der Fachleute sehr wichtig und wurde äußerst dankbar angenommen, aber ich empfand auch die Helfer als sehr hilflos in ihren Möglichkeiten der Linderung und des Beistands. Mich selbst empfand ich nur als unnütz und fühlte mich daher sehr unwohl.

Eine kleine Kirche war am Weg von Patient zu Patient auf einem Hügel zu sehen und heraus trat in diesem Moment ein Hochzeitspaar. Da hält man kurz an, um das Hochzeitspaar anzuschauen. Den Bräutigam kennen beide Krankenschwestern. Ja, sie haben seine Frau gepflegt, sie ist vor einigen Monaten gestorben.

Es war so fühlbar klar, dass jetzt nichts weiter geredet wird. Ich habe nichts weiter gefragt, die beiden Damen haben nichts weiter kommentiert. Die Übertragung des Tabus war in uns komplett: Niemand erörtert, wer der beiden Eheleute wovon weiß … oder sich hat testen lassen … und wer sich jetzt wie schützt oder geschützt wird ... und wer Kinder wünscht … nichts.

Gegen Mittag, bei der nächsten Durchfahrt durch das Ortszentrum, habe ich mich von den beiden Frauen verabschiedet und bin ausgestiegen aus dem Jeep. Der ganze Tag war für meine Mitfahrt geplant. Ich hatte es so gewollt, habe aber die Situationen der Hilflosigkeit nicht länger ausgehalten.

Landstriche von Uganda wiesen damals (1998) eine HIV-Prävalenz von 25% auf. Handwerksbetriebe waren geschlossen, weil die Mitarbeiter in zu großer Anzahl gestorben waren. In einer Hütte mit Teeausschank wurde ich einmal von vier Männern am Tisch umringt und gefragt nach meiner Herkunft, Familienstand und Kindern. In ihren Gesichtern spürte ich erschüttertes, ehrliches und tiefes Mitleid darüber, dass ich keine Kinder habe. Die vier Väter hatten in der Summe 32 Kinder, einer davon hatte aber nur vier.

Wir wissen, Kinder erfüllen dort die Funktion von Lebens- und Altersversicherung, sind Reichtum, Sicherheit. Mir ist aber auch klar, dass Menschen in einer Gesellschaft des massenhaften Sterbens sich ein Gleichgewicht in Lebenszeugung suchen. Fatal ist aber, dass der Übertragungsweg der tödlichen Pandemie den gleichen Weg zur Ausbreitung nimmt wie die Zeugung neuen Lebens. Ein Dilemma, das auch durch Kondomgebrauch nicht aufgelöst wird. Dieses Virus hat wirklich seinen Platz zwischen Tod und Leben eingenommen, wie es die Biologen sagen.

Ein schwaches Virus

Es gibt Viren wie den Hepatitis-C-Erreger, die kochendem Wasser widerstehen, und es gibt Krankheitserreger, die über Atemluft übertragen werden. Sobald dagegen HIV die 37 Grad C und das chemische Milieu des Wirtes Mensch verlässt, wird seine Hülle beschädigt durch Luft, durch Wasser, durch Speichel, und wird dadurch zerstört, man sagt auch „inaktiv“, weil abge„tötet“ ja nicht stimmt. Zur Übertragung von Mensch auf Mensch muss HIV aus dem menschlichen Körper herausgezogen werden und/oder in den anderen menschlichen Leib hineingeschoben werden. Das kann etwa mit Kanüle oder via Geschlechtsverkehr geschehen – und selbst da kann eine Übertragung hundertfach misslingen.

Nach einer Infektion mit HIV spürt der infizierte Mensch meist nicht einmal die Abwehrreaktion, die das Immunsystem nach Wochen mit Bildung von HIV-Antikörpern zeigt. Manche andere Viren verändern nach Stunden der Infektion das Leben eines Menschen komplett, etwa ein Noro-Virus mit Durchfall und Erbrechen. Ebola zerstört seinen Wirt in wenigen Tagen. Das menschliche Immunschwäche-Virus tut eigentlich nichts, was man als Erzeugung einer Krankheit spüren könnte. Es vermehrt sich nur. Dabei wehrt sich der starke Mensch erfolgreich über Jahre und dämmt die Vermehrung ein. Das HIV vermehrt sich mittels Wirtszellen, die eine Schlüsselrolle in unserem Immunsystem einnehmen. Diese sogenannten T4-Helferzellen werden dadurch ganz langsam geschädigt und aufgebraucht. Pro Laboreinheit werden 1000 davon bei einem völlig abwehrbereiten Menschen gemessen, bei der Anzahl von 500 geht auch noch alles gut. Weniger als 200 dieser Zellen machen aber den ‚Abwehrzaun‘ eines Immunsystems so ‚löchrig‘, dass die banalsten Erreger wie Pilze, Bakterien und alle möglichen Viren über den Körper herfallen können, zu schweren Krankheiten und zum Sterben führen. An den Folgen von ‚Erworbenem Immunschwäche-Syndrom', an den Folgen von AIDS, stirbt der Mensch. Er stirbt als Opfer eines alltäglichen Krankheitserregers gegen den andere immun und gefeit sind.

Letztendlich war es nicht das HI-Virus, das seinen Wirt getötet hat. Ihm gegenüber war es ‚sanft', ‚klug', ‚schonend'. Seine Strategie war viel erfolgreicher als die anderer Viren unter dem Aspekt, seinen Wirt lange besetzt zu haben. Es hat damit auch sehr viel Zeit gehabt, um auch noch auf einen oder mehrere andere Wirte überzugehen, womit es das ‚schwache' Virus ja nicht leicht hat.

Perfides Verwirrspiel

Vorsicht Irrtum! Ich habe jetzt die Gedanken in eine Falle geführt. Natürlich ist das HIV die Ursache für alle mittelbaren und unmittelbaren Faktoren, die zu diesem Tod geführt haben.

Aber das Spiel ist faszinierend verwirrend. Ich übertrage das, was HIV mit uns Menschen macht, in den Vergleich mit einem Kriminalstück.

Die Rollen: Verdächtige, Angeprangerte, falsch Verurteilte, Verfolger, skrupellose und hinterhältige wie Auftrags- und Massenmörder. Gespielt wird das Stück zum Teil in der Schwulenszene, Drogenabhängige und Nutten dürfen nicht fehlen und auch sonstige bedrohlich Andersartige wie zum Beispiel Schwarze. Ja, und Leichen, nicht zu knapp!

Das Stück ist jetzt schon ein Erfolg. Aber das Beste, der Clou kommt noch: Der wirkliche Täter wird nie gefasst!

Mit Hilfe dieses Vergleichs ist ein komplexes, diabolisches Verwirrspiel zu erahnen. Griechisch „diabàllein" heißt „verwirren", daher stammt das Wort „Diabolus" oder „diabolisch". Verwirrend ist das allemal mit der Schuldfrage und dem Bösen.

Jeder Böse, jeder Täter, so stelle ich mir vor, wurde ja nicht so geboren. Es hat ihn ‚etwas' dazu gebracht, ‚etwas', das nicht zu fassen ist, nicht zu verhaften ist. Wenn ich mir DAS BÖSE irgendwie vorstellen will, dann so und so ähnlich seine Tat ausübend wie das HIV agiert hat. So sind sie doch auch, die wahren und großen Verbrecher dieser Welt. Sie haben am Ende nichts getan und wurden nicht gefasst.

Die Schuld

Aber der Krimi, die dramaturgische Umwandlung in Wut, Verfolgung und Rache bringt uns nicht wirklich weiter. Das Leben ist kein dramatisches Genre.

Auch im individuellen Fall des ‚Opfers', eines infizierten Menschen, wird allermeist gesagt, dass die Frage nach der Schuld nicht weiterführt. Die Frage „wer hat mich angesteckt?" mag eine Zeit lang umtreiben, mündet oft in die Einsicht „zu fünfzig Prozent war ich's selbst". Aber selbst Daniela, Bluttransfusionsopfer, und Melanie, Vergewaltigungsopfer, winken ab bei der Frage nach Wut und Verbitterung. – „Hilft doch nix!"

Dagegen tut sich der Rest der Gesellschaft mit der Schuldfrage viel schwerer. Wie bei keiner anderen Infektionskrankheit wird reflexartig die Frage ‚wie?', ‚woher?' ausgelöst. Eine Syphilisinfektion ruft vielleicht ein frivoles Augenzwinkern hervor, aber eine mit HIV lässt sofort nach Szenen von Perversen, Verruchten, kriminellen Süchtigen ahnden und fahnden. Es kann dabei zwar noch in Erwägung kommen, dass es sich ausnahmsweise auch um einen unschuldig Infizierten handeln könnte wie einen Bluter oder das mit HIV geborene Kind, Kind wiederum einer unglaublich schuldigen Mutter. Ich bringe das Beispiel des Kriminalstücks in Erinnerung, gleich sind die Rollen der Täter und Ermittler wieder in Schwung. Dabei ist es doch nur ein Virus, inzwischen entdeckt, eindeutig erkannt. Wie kann es ein so kleines, primitives Ding schaffen, gesellschaftlich so viel Kriminalstoff um sich aufzuplustern, so viel soziales Leiden verursachen in der Energieverschwendung um die Schuldfrage. „Wie kann ich an meiner Infektion schuldig sein?“, fragte P. „Ich habe doch nur geliebt.“

„Woher kommt das HIV, wie entstand es?“ Das ist eine vielgestellte Frage. Warum eigentlich so häufig gestellt? Wen interessiert denn auch, woher das letztjährige Grippevirus kam und wie das diesjährige entstanden ist? Wichtig ist es beim Vogel- oder Schweinegrippevirus, die Herkunft zu kennen, um die Übertragungswege einzudämmen. Das ist bei HIV völlig überflüssig. Die Erkenntnis, dass HIV sehr wahrscheinlich über Mutanten auf Primaten zurückzuführen ist, hat viel Forschungsgeld verschlungen. Wozu? Uns ist es doch sonst auch egal, ob ein anderer Krankheitserreger einst einen Zwischenwirt in Maus oder Elefant gehabt hat. Bei jedem anderen Virus könnte sich doch auch der Verdacht einstellen, es sei in einem biologischen Waffenlabor entstanden. Mir scheint auch hier hartnäckig der Krimi-Wirbel, die Fahndung nach Schuld am Werk zu sein. Wir gehen mit der Schuldfrage einem indirekten Wirkmechanismus des Virus auf den Leim und ich gönne ihm die Show nicht, nicht im Kleinkrimi und nicht im Großen, dem James-Bond-Stoff der Verschwörungstheorie.

Es ist einfach ein Virus. Ein Stück Aminosäure mit Hülle drum herum. Mehr wirklich nicht.

Der erste Tod: Die Diagnose

Jan-Philipp wurde von seinem Hausarzt zum HIV-Test quasi gedrängt, weil er ja schließlich homosexuell sei. Als er freitags darauf sein Ergebnis abholte, war der Arzt außer Hauses, zu einem Notfall gerufen. Diskret schob ihm die Sprechstundenhilfe das Ergebnis über den Tresen. Mit niemandem konnte er am Wochenende über das HIV-positive Ergebnis sprechen, erklärte er mir montags. Er war von der Arztpraxis nach Hause gegangen, unter Schock, seelisch versteinert. Er packte am Wochenende alle seine Sachen in Kisten. Warum? Er weiß es selbst nicht, vielleicht um ‚über den Jordan zu gehen'. Dabei schnitt er sich an einer scharfen Kartonkante in den Finger. Er rannte dann mit dem entleerten Karton in den Hinterhof, um ihn dort zu verbrennen, damit sich niemand an dem Blutfleck infizieren kann, der darauf zu sehen war. Jan-Philipp stellte sich an diesem Tag noch unter die Dusche. Beim Anblick seines nackten Körpers, der ja nun AIDS in sich trug, musste er sich in der Dusche übergeben.

Jane hatte grade von der Diagnose erfahren. Sie sagte unter Schluchzen und ununterbrochenen Tränenströmen: „Ich bin schmutzig, mein Blut ist vergiftet". Die Schwarzafrikanerin konnte so wenig Deutsch – und doch ging mir unter diesen Worten die Erkenntnis auf, dass für eine Frau noch ganz andere Aspekte zur HIV-Infektion zutage treten. Fünf Körperfunktionen erlebt eine Frau, die ein Mann nicht erleben kann: Menstruation, vaginaler Geschlechtsverkehr, Schwangerschaft, Entbindung, Stillen des Kindes. In all diesen fünf Körperfunktionen, die dem weiblichen Schöpfen aus der Quelle des Lebens dienen, ist eine Frau mit HIV aber potentiell todbringend für ihr Liebstes, ihren Liebsten.

Ich werde von Schülern oft auf eine Legende angesprochen, die alle für die Wahrheit halten: HIV-Infizierte würden in Diskotheken gehen, um mit blutigen Kanülen andere Menschen zu infizieren. Das ist zwar weder in Diskotheken noch sonst wo je geschehen. Ich bin aber fassungslos, wie hartnäckig langlebig dieses Legendenmotiv ist. Jedes Mal braucht es eine harte Überzeugungsarbeit, dass es sich hierbei um eine Legende handelt, eine hundsgemeine allerdings, die die Verwundbarkeit von Menschen mit einer HIV-Infektion ins Mark trifft.

Ich erzähle dann von Jane und Jan-Philipp, von langen Monaten und Jahren, in denen sie keine Nähe und Zärtlichkeit zulassen können. Niemand kann ‚sowas' wie sie wieder lieben können. Nicht einmal selbst können sie es mehr. Lust, wenn sie dann doch nach langer Zeit im Zusammenspiel mit einem Partner kommt, vergeht dann oft schlagartig wieder, sobald ein Kondom ausgepackt wird. Das Kondom bringt wieder alles andere zum Bewusstsein und schafft wieder das Gefühl, wie eine Streubombe gefürchtet werden zu müssen.

Bei der Diagnose ‚HIV-positiv' und der Begleitung danach hole ich, wenn irgend möglich, einen Menschen hinzu, der schon lange HIV-positiv lebt. Dessen Präsenz allein bezeugt: *„Ich bin am Leben"*, und das ist hier notwendig. Denn die Eröffnung dieser Diagnose ist ein erlebter Tod. Es ist einem mit dem Befund ja auch nicht nur ein medizinisches Faktum mitgeteilt. Die Vision des Zerfalls ist eingeschlossen mit dem Gefühl, einen Kampf antreten zu müssen, dessen Ausgang im Verlieren schon feststeht.

Ohne dass es jemand ausspricht, tritt mit der Diagnose automatisch ein gesellschaftliches Urteil in Kraft. Das Spiel *‚der schwarze Mann geht um'* ist unausrottbar, wie die obige Legende zeigt – und der schwarze Mann bist jetzt Du!

Kampf den Kranken?

Die Menschheit hat eine sehr große unrühmliche Tradition, feindselig mit Kranken umzugehen.

So ‚half' es im Mittelalter vor Epilepsiekranken dreimal kräftig auszuspucken, um den Spuk dieser Krankheit abzuwehren. Gute Gesellschaft finden heutige Ausgesonderte schon in biblischen Aussätzigen, in Pest- und Syphiliskranken. Die Tuberkulose ließ ihre ganz eigenen Mythen und Ghettos entstehen. In Anbetracht der Wehrlosigkeit von psychisch Kranken gegen Spott, Stigma, Ausgrenzung und gewöhnlicher Misshandlung, früher und heute, möchte man ganz verstummen.

Stigmatisierung und Ausgrenzung zeichnet also wirklich nicht nur Menschen mit HIV und AIDS aus. Dieses Klagelied will ich gar nicht anstimmen. Von offen ausgesprochenen Anfeindungen habe ich gar nicht wirklich gehört, außer etwa bei Rempeleien unter Schülern. „Hey, geh weg da, du hast AIDS!" Nein, mit so offenem Visier ‚kämpfen' nur dumme Jungs. Die Ausgrenzung bei dieser Infektionskrankheit verläuft viel subtiler.

Viel brutaler: die Verantwortung

„Sind Sie wahnsinnig, mir das zu verschweigen?" So brüllt, kreischt der bis dahin ganz gütige Zahnarzt. „Ich mache Sie verantwortlich für alle Regress-Zahlungen, die alle meine Patienten jetzt von mir einfordern werden..." Das Brüllen, das Geschrei geht noch lange weiter.

Bis dahin hatte Sonja zwei Jahre lang Zahnschmerzen, weil – wie man zu dem Zeitpunkt noch nicht wusste – dieser Zahnarzt eine Wurzelbehandlung verpfuscht hatte. Ein Fremdkörper im Kiefer verursachte permanentes Eitern. Dieses Mal bildete sich ein großer und schmerzhafter Abszess. Weil ein Aufstechen ihrer Befürchtung nach Gefahren hätte bergen können, sprach Sonja die ihr jahrelang bekannte HIV-Infektion an. Nicht mal eine Röntgenaufnahme war „unter solchen Umständen" am selben Tag noch möglich. Zwei Tage später sollte die Akut-Schmerzpatientin als letzte Patientin des Behandlungstages kommen, weil ja danach die ganze Praxis versaut sein würde. Viele Zahnärzte verfahren mit HIV-Patienten so, sie sagen dann aber nicht „versaut“, sondern ein bisschen anders.

Die Diskussion ‚wie gehen wir mit dieser Krankheit um?‘ entbrannte natürlich in den ersten Jahren von AIDS, anfangs der 80er-Jahre. Brauchen wir zum Schutz der Gesellschaft Ghettos? Zwangstestungen? Klare Köpfe haben erkannt, dass der Umgang mit und der Schutz vor dem Erreger höchst einfach handhabbar ist. Also sind die rechtlichen Konsequenzen: Keiner darf gegen seinen Willen auf HIV getestet werden. Hygienemaßnahmen des Alltags und erst recht bei Medizinern sind völlig ausreichend. Schließlich müsste man sich diesen Erreger aus einem anderen Körper holen oder bringen lassen in zustimmender oder aktiver Beteiligung. Daher besteht nach Bundesseuchengesetz noch nicht mal eine Meldepflicht.

Diese grundlegende Rechtsauffassung hat leicht auszumalende Konsequenzen: Der Chirurg, der mich am offenen Herzen operiert, ist HIV-positiv, potentiell, weil ja ungetestet. Jeder Patient ist HIV-positiv einzuschätzen aus demselben Grund, jedes Kind in jeder Kita, jeder Koch, jeder Kellner, jeder Freier usw. usw. ist zumindest ungetestet.

Nicht nur die Freier, Prostitutionskunden, würden die Rechtslage gerne anders sehen, „schließlich müssen *wir* geschützt werden“. Freier glauben auch wirklich daran, dass die Anbieterinnen zwangsweise auf HIV getestet werden, sonst würden sie nicht mehrheitlich ungeschützten Verkehr verlangen. Diese vermeintliche ‚Sicherheit‘ will, kann und darf man den Kunden gar nicht bieten, weil das ungeschützte Prostitutionsangebot ein Lauffeuer der Verbreitung wäre. Vor HIV wird man also – auch vom Gesetzgeber – nicht geschützt. Du schützt Dich allein selber. Das kann sich zwar der eine oder andere zu seinem Vorteil, zu seinem Schutz anders wünschen, aber andere Gesetze wären für alle von Nachteil. Es gibt Länder, die es so geregelt haben, dass Menschen mit HIV in Listen registriert werden, in ‚Zentralkrankenhäusern‘ behandelt und somit ghettoisiert werden. In solchen Ländern würde auch ich mich nicht testen lassen. ‚Augen zu und durch' kann ich auch und ich verlange, dass der Staat und die, die AIDS haben, auf mich ja aufpassen müssen – und ich verbreite es unwissend mit. Für die Seuchenausweitung ist das die allerbeste Politik.

Verletzbarkeit und Schutz

Aktiv schützen müssen sich daher zwingend die ‚anderen' selber. Auch Menschen mit HIV müssen sich aktiv schützen – vor dem Bekanntwerden. Die Mitwisser bei einer neu gestellten HIV-Diagnose zu kennen, ist ganz wichtig und deren Anzahl weiterhin zu überschauen ebenso. Denn der Bruder, dem es einer gesagt hat, der hat auch eine Frau und die hat eine beste Freundin und so fort. In offenem Umgang mit HIV ein ganz normales Leben zu führen, geht einfach nicht. Ich kenne kein Beispiel. Dabei geht es gar nicht so sehr um feindselige Ausgrenzungen. Im Folgenden erzählten zwei Frauen ganz ‚harmlose' Begebenheiten.

Es hatte sich rumgesprochen, im Haus Nr.41 würden Leute betreut, die haben AIDS. Sylvia kam mal vom gegenüberliegenden Lebensmittelladen zurück und sagte: „Vor mir waren sicher fünf Kunden an der Kasse. Ich habe es gesehen, die haben alle das Wechselgeld in die Hand gelegt bekommen. Bei mir legte es Frau Schubert auf den Teller." Dabei weiß ich, dass Frau Schubert immer sehr freundlich zu unseren Leuten war. Da war nichts bös gemeint, nur sehr genau beobachtet.

Anke hat ein so supergutes Verhältnis zu ihrer Schwester. Die allerwichtigste Freude in ihrem ganzen Leben ist aber deren kleiner Bub. Anke hat so Angst vor dem Moment, dass sie eine Sorgenfalte mehr in dem Gesicht ihrer Schwester entdeckt, wenn sie den Buben auf den Arm nimmt. So Angst hat sie vor dem Moment, dass sie das mit dem HIV ihrer Schwester noch nicht hat sagen können.

Eine HIV-Infektion spielt für das normale Zusammenleben keine Rolle, das mag der Gesetzgeber wissen, aber das kollektive Bewusstsein wird das wohl nie begreifen können oder wollen. Sicher dürfen wir dieses Ziel nicht aus den Augen verlieren, aber im Hier und Jetzt ist für den Menschen mit HIV einfach Schutz und Tarnung notwendig. Dazu gehört dann auch das Umverpacken der Medikamente, die ja verräterisch sein können und viele kleine Befangenheiten im Reden, die noch keine Lügen sind. Lügen sind würdelos, mehr noch, wenn sie eingesetzt werden in Zusammenhang mit einer tödlichen Krankheit, die einer erleiden muss. Nicht vom ‚Mäntelchen' einer Lüge kann man mehr bei folgenden Beispielen reden. Die Bedingungen, unter denen Menschen leben, lassen ihnen aber oft keine andere Wahl.

Heinz, ein junger katholischer Priester, ist an AIDS erkrankt. Einzelne auftretende Erkrankungen und Symptome der Immunschwäche lassen sich auch anfangs der 90er-Jahre behandeln, so dass man weiter funktioniert. Zur Mitarbeiterin in der Seelsorge hat er Vertrauen, sie weiß Bescheid. Nach außen ist die Ursache seiner Krankheit von den Medizinern noch nicht erkannt worden. Manchmal ist die Mitarbeiterin aber erstaunt, wenn er auch ihr vorjammert, „warum die Ärzte die eigentliche Ursache nicht finden". „Heinz, was redest Du denn? Ich weiß doch Bescheid!"

Christa war Vorstandsmitglied im Verein der AIDS-Hilfe. In Folge von AIDS drohte eine Erblindung und es gab einen inneren Kreis, dem das so plausibel war, und dann gab es einen mittleren Kreis, dem man etwas von schwachem Immunsystem sagte, und dann gab es einen äußeren Kreis, den man ganz in die Irre schickte, vor allem zum Schutz ihrer (gesunden) Kinder, die sich in der Schule nicht verplappern sollten. „Das Schlimmste", sagt sie, „ist, dass ich manchmal nicht mehr weiß, was ich wem gesagt habe."

Vor allem: die Selbstdiskriminierung

Die Sache mit der Diskriminierung ist auch so ein Schuld-Unschuld- und Ursache-Wirkungsverwirrspiel, denn Voraussetzung für Diskriminierung ist fast notwendigerweise die Selbstdiskriminierung. Zum Beispiel: Ein junges, gesundes, quicklebendiges, glückliches, dickes Mädchen muss erst mal ‚lernen', dass Dicksein schrecklich ist. Natürlich wird es ihr auch von außen grausam ‚beigebracht'. Aber der eigene, innere Teil muss in irgendwelcher Form beteiligt sein.

Legendär wurde der Satz von Klaus Wowereit: „Ich bin schwul, und das ist gut so." Es gab genug politische Neider und Feinde, die von Diskriminierung sicher gerne Gebrauch gemacht hätten, aber sie waren entwaffnet, weil er so nicht mitmachte.

Jetzt könnte man in Analogie dazu missverstehen, dass Menschen teilweise selbst an ihrer Diskriminierung schuldig oder beteiligt sind. Das gilt für Schwule nicht, die sich eine solch souveräne Haltung wie Wowereit in ihrer psychischen Ausstattung und sozialen Stellung einfach nicht leisten können. Das gilt erst recht für Menschen mit HIV nicht. Einen freien Umgang mit dieser Krankheit konnte sich nicht mal Rock Hudson leisten. Freddy Mercury, Nadja Benaissa und Magic Johnson auch nicht wirklich. Die Gesellschaft ist dazu nicht bereit. Auch die Erfahrungen mit guten Arbeitgebern, vertrauenswürdigen Betriebsräten sind einfach zu selten. Beratungsstellen müssen daher zu guter Auswahl und Begrenzung der Zahl der Mitwisser einer HIV-Infektion raten, im Zweifelsfall auch das Lügen empfehlen. Hier bewegt sich also nichts. Es hat sich seit den Anfängen nichts bewegt. Es kann und konnte sich nichts bewegen. Für die Infizierten war und ist es zu gefährlich in die Auseinandersetzung zu gehen. Die Gesellschaft konnte es somit vermeiden, sich mit ihren Ängsten auseinanderzusetzen. Es tat sich in den letzten Jahren auch zusätzlich eine ganz neue Möglichkeit auf, diese Ängste zu verorganisieren.

„– und sie bewegt sich doch nicht!“

Man weiß, seit einigen Jahren gibt es Medikamente für die Menschen mit HIV und AIDS. Die helfen offensichtlich immer besser, aber Fettumverteilungsstörungen machen unschön eingefallene Wangen und sonstige störende Äußerlichkeiten. Diese und auch andere Nebenwirkungen der Medikamente konnte die Pharmazie weiter eindämmen. Der Gesellschaft wird jetzt viel später oder gar nicht mehr auffallen, dass eine Person HIV-infiziert ist. Das heißt, die Medizin hat Fortschritte gemacht – die Gesellschaft nicht – und musste sich auch gar nicht bewegen in der Akzeptanz dieser Krankheit und ihrer Virusträger. Von Infizierten gibt es aber trotzdem von Jahr zu Jahr unsichtbar immer mehr. Der Schein der ‚Beherrschbarkeit‘ beruhigt enorm.

Ein immens großer Segen ist ganz ohne Zweifel die Therapierbarkeit für die Infizierten. Die medizinischen Fortschritte lassen auch Erholung zu von sozial bedrohlichen Ängsten. Sie müssen sich von der Gesellschaft nicht mehr so bedroht fühlen. Umgekehrt könnte man auch sagen, die Gesellschaft hat das Problem ‚privatisiert‘.

Die Möglichkeit der Unsichtbarmachung kann zur Gefahr einer totalen Selbsstigmatisierung führen. In diese Richtung scheint ‚Michain1987‘ zu gehen. Unter diesem Namen hat er gemailt. Er ist in einem Stuttgarter Krankenhaus diese Tage HIV+ getestet worden. Ihm wurde dort alles erklärt und er hat keinen weiteren Beratungsbedarf, will uns und andere Menschen mit HIV schon gar nicht kennenlernen. Er hätte als Stuttgarter Einwohner gerne die Adressen von HIV-Behandlern, die außerhalb, aber nicht zu ferne von Stuttgart sind, wie Tübingen, Pforzheim, Karlsruhe. Ich habe den Sinn zuerst auch nicht begriffen, aber dies bedeutet, er will in seinem Lebensraum dieser Krankheit nirgendwo begegnen, geht einmal im Vierteljahr zum HIV-Behandler außerhalb seines geographischen und sozialen Lebensfeldes. Ansonsten will er sich vor allen Konfrontationsmöglichkeiten mit dem Thema verschonen.

Als Heinz damals beerdigt wurde hatten die Ärzte immer noch nicht die Erreger seiner Krankheit entdeckt. Vielleicht waren es ja tropische Erreger aus Afrika, wo Heinz als Student mal ein Praktikum machte. Bei der Beerdigung konnte ich mir noch nicht vorstellen, wie sich die Vereinsamung mit diesem Thema noch mehren könnte. Doch, es geht. Und mir ist wichtig: Lügen, Verstecken, sich unsichtbar machen, das macht niemand freiwillig. Das ist befohlen! – Oder doch nicht? Befehl oder Gehorsam – was war zuerst? Jedenfalls läuft es individuell oder gesamtgesellschaftlich auf dasselbe hinaus. Wenn Du AIDS hast und es nicht sehen willst, lebst Du gefährlich.

Pascal

Pascal hatte mit 18 Jahren einen Liebhaber, der einige Jahre älter war als er. Sie schützten sich nicht immer beim Sex. Man traf sich wieder und der andere war dieses Mal äußerst verstört und kreidebleich. Er war beim HIV-Test. Der ist positiv ausgefallen.

Pascal lief einfach weg, grußlos. Er machte sich an die Arbeit. Jetzt erst recht. Jung und erfolgreich war er in der Computerbranche. Vier Jahre. Vier Jahre ohne Zärtlichkeit, braucht man auch nicht mehr. „In den vier Jahren habe ich mich nicht zum Test getraut. Aber letzte Woche war ich beim Gesundheitsamt. Der Test ist wie befürchtet positiv ausgegangen. Aber ich muss Dir sagen, ich war fast erleichtert, dass ich jetzt wenigstens die Gewissheit hatte. Vier Jahre waren zu lang." Vom Gesundheitsamt ging er wieder direkt zur Arbeit und konnte sich darauf sogar besser konzentrieren als vorher.

So erzählt er im Jahr 1996 vor mir sitzend mit verblüffender Gefasstheit und der recht sachlichen Frage: „Ich will eigentlich nur wissen, was auf mich jetzt zukommt?"

Über manches in seinem Leben haben wir an jenem Montag gesprochen: Die Familie, fleißig, vermögend, aber eigentlich scheiße. Ich wurde traurig, ließ bewusst lange Gesprächspausen, er redete nach solchen langen Pausen geduldig und sachlich weiter – über ganz Persönliches und auch über Microsoft. Das neue Betriebssystem *Windows* war damals Sensation, für mich auch, und Pascal sprach als der absolute Fachmann.

Und es war auch wieder so am nächsten Montag: Er sachlich, ich traurig.

„Sag mal Pascal, kannst Du eigentlich weinen?" „Nein, kann ich nicht." „Sollen wir es mal probieren?" „Okay, wenn Du meinst, das bringt was." Im ruhigen Nebenraum legte ich eine Musikkassette ein mit dem Lied von Rosenstolz „Nur nicht weinen kleiner Prinz! Auch der Eisberg schmilzt nicht gleich. Nimm Dir Zeit. Nimm Dir Zeit." Er weinte. Gründlich.

Die nächste Woche kam er mit einem Buch zu alternativen Theorien über AIDS. Die Woche drauf hatte er schon Kontakt zu einem Doktor in Düsseldorf und einem Professor in Zürich aufgenommen, die auf die Wirkung von hochdosiertem Aspirin schwörten bei der Behandlung von HIV und AIDS, absoluter Mumpitz. Mehrere Wochen später traf ich ihn mit einem sehr schweren Bergkristall um den Hals. Er erklärte mir dessen Wirkung mit ultra-starken Schwingungen. Er hat sich zwischenzeitlich zum Reiki-Meister ausbilden lassen, einer japanischen Heilanwendung.

Viele Jahre habe ich von Pascal nichts mehr gehört, da rief er vor zwei Jahren in meinem Büro an. Er hat in Ausbildungen und beruflich noch diese und jene Entwicklung gemacht und ist jetzt in Bremen. „Und wie geht es Dir, Pascal?" – Er versteht die Frage nicht im Hinblick auf seine Gesundheit. – „Ach so! Daran denk ich nur noch selten. Ich nehme morgens meine zwei Tabletten und abends zwei. Ich weiß noch nicht einmal, wo in Bremen die AIDS-Hilfe ist. Weißt Du was? – Ich glaub, ich sterb mal an was anderem."

Offenes Ende

Mich hat damals in Zusammenhang mit Pascal wirklich ‚Windows' fasziniert. Phänomenal, dass man an einem PC einfach Fenster über Fenster öffnen kann – und wieder zumachen –, zu völlig verschiedenen Themen. Darin konnten Fenster mit allem Möglichen befüllt und ganz verschieden betextet, bemalt, bebildert oder berechnet werden.

Ich vergleiche unser Leben, unsere Leben mit Dateien. In ihrer Verschiedenheit von Inhalt und Länge werden sie betrachtet durch ‚Fenster'. Die Dateien sind so verschieden, wie man nur denken kann, das Fenster ist immer gleich. Da sind die immer gleichen buttons und icons drin, oben rechts, das Kreuzchen für's Ende.

Das Fenster, durch das wir unser Leben anschauen, ist dessen ‚Fassung', dessen Endlichkeit. Ohne dieses Fenster könnten wir unser Leben gar nicht wahrnehmen. Für Pascal, glaube ich, war vier Jahre lang der Computer abgestürzt, dann baute sich ganz langsam, Schicht für Schicht wieder ein Bild auf. Dann sah er wieder ein Fenster. Es ist dasselbe Fenster wie das aller anderen.

So kommt es, dass ich von einem ganz speziellen, angsterregenden Killerthema kommend, vom Lebensrand zurück in die Mitte des Lebens schaue. Vom Tod kann ich ja auch nichts sagen. Ich kenne ihn nicht. Ich kenne – wie Sie alle – nur das

Leben. Ich höre viele Leute sagen: „Vor dem Tod habe ich keine Angst, aber vor dem Sterben". Das sind wohl auch die vielen kleinen Tode davor. Vielleicht habe ich Einblick geben können, wie unter HIV die vorausgehenden, sozialen Tode schmerzhaft und besonders angsterfüllt sind. Menschengemacht.

Verdammt! Die Endlichkeit.

Menschengemacht, weil uns allen diese verdammte Endlichkeit Angst macht. Auch ein Zahnarzt hat Angst vor dem Sterben und auch Frau Schubert. Die sind doch alle auch nicht anders, die mit HIV und die ohne HIV. Zustande kommt ein Angstkreislauf, den die letztlich von allen verstehbare, irrationale Angst antreibt.

Kreislauf. Das Wort. Diese Seiten schreibend, erkenne ich im Gesagten immer wieder eine Drehung, eine Verkehrung, eine Umkehrung, eine Verwirrung, Verwirbelung.

‚Tanz' wird von mir hier assoziiert. Seit dem ausgehenden Mittelalter ist der ‚Totentanz' ein Motiv der Kunst und will sagen, dass wir todsicher sterben müssen. Was immer wir tun, wir tun es in Erwartung des Todes, Hand in Hand mit ihm, in seinen Armen, im Tanz mit ihm. Der Tod wird darin als der einzig wahrhaftig Gerechte geehrt, der Papst, Kaiser und Bettelmann gleich behandelt. Ich will mit dem Text dieses Totentanzliedes enden. Es hat mich, seit ich es kenne, emotional angerührt, vor allem der Schluss.

Es führt über den Main
Eine Brücke von Stein.
Wer darüber will gehn,
Muß im Tanze sich drehn.
Fa-la-la-la-la, Fa-la-la-la.

Kommt ein Fuhrmann daher
Hat geladen so schwer.
Seine Rösser sind drei,
Und sie tanzen vorbei:
Fa-la-la-la-la, Fa-la-la-la.

Kommt ein Bursch ohne Schuh
Und in Lumpen dazu,
Als die Brücke er sah,
Ei, wie tanzte er da:
Fa-la-la-la-la, Fa-la-la-la

Kommt ein Mädchen allein
Auf die Brücke aus Stein,
Faßt ihr Röcklein geschwind,
Und sie tanzt wie der Wind:
Fa-la-la-la-la, Fa-la-la-la.

Und der König in Person
Steigt herab von seinem Thron.
Kaum betritt er das Brett
Tanzt er gleich Menuett:
Fa-la-la-la-la, Fa-la-la-la.

Alle Leute herbei,
Schlagt die Brücke entzwei.
Und sie schwangen das Beil,
Und sie tanzten dabei:
Fa-la-la-la-la, Fa-la-la-la.

Alle Leute im Land
Kommen eilig gerannt.
Bleibt der Brücke doch fern,
Denn wir tanzen so gern:
Fa-la-la-la-la, Fa-la-la-la.

Es führt über den Main
Eine Brücke aus Stein.
Und wir fassen die Händ
Und wir tanzen ohn' End:
Fa-la-la-la-la, Fa-la-la-la.[1]

Jetzt, aber erst jetzt, verstehe ich diesen Schluss. Die Brücke überspannt die beiden Ufer des Flusses. Bewegung, Bewusstsein, Energie entsteht erst in der Spannung zwischen den Polen Leben und Tod, aber eben auf dem Weg zum Tod.

Leicht zu verstehen, dass man den Weg anhalten will, den Prozess stoppen, die Brücke zerschlagen. Dies brächte aber den Stillstand, das Totsein selber.

Leicht zu verstehen, dass man diese Infektionskrankheit abspalten will, vergessen, verdrängen, und dass man in keiner Person, schon gar nicht in einer geliebten, damit konfrontiert sein will.

Das Fräulein, der König und der Bursch tanzten zunächst alle einsam über die Brücke. „Wir fassen die Händ und wir tanzen ohn End" heißt das ‚Ende vom Lied', was wohl heißen will: Wenn wir schon alle diesen Weg gehen (müssen), dann doch lieber handfest vereint mit viel Spaß und Freude aneinander.

1 Wer die Musik hören will, findet sie leicht auf www.youtube.com.

Die Bedeutung der Spiritual Care im Rahmen der palliativmedizinischen Betreuung

JULIANE TRENSZ

Einleitung

Die Erkenntnis, dass Spiritualität ein zentrales Thema nicht nur im Bereich der Palliativmedizin ist und dass spirituelles Wohlbefinden einen positiven Einfluss auf den Krankheitsverlauf hat[1], gewinnt in den letzten Jahren zunehmend an Bedeutung. Dies zeigt die wachsende Zahl von Studien, die sich mit den Dimensionen des Leidens sterbender und chronisch kranker Menschen auseinandersetzen und die unter anderem das Ziel haben, grundlegende Begrifflichkeiten zu klären, spirituelle Bedürfnisse zu erforschen und letztlich herauszufinden, in welcher Form diesen begegnet werden kann.

Die Unterscheidung körperlicher Schmerzen von existentiellen Leiden[2], die in extremen Belastungssituationen auftreten können und Ausdruck des Leidens der Persönlichkeit sind, ist Ansatz einer ganzheitlichen Medizin, die den Menschen nicht auf das rein Körperliche reduziert, sondern ihn im Kontext seiner Beziehung zu sich selbst und seiner Umwelt sieht. Nicht

1 T.A. Balboni/L.C. Vanderwerker/S.D. Block/M.E. Paulk/C.S. Lathan/J.R. Peteet/H.G. Prigerson, „Religiousness and Spiritual Support Among Advanced Cancer Patients and Associations With End-of-LifeTreatment Preferences and Quality of Life", *Journal of Clinical Oncology* 25/5 (2007), S. 555-560.

2 E. Cassel, „The Nature of Suffering and the Goals of Medicine", *The New England Journal of Medicine* 306/11 (1982), S. 639-645.

zuletzt kommt dies in der Definition des Begriffs „Gesundheit" der WHO zum Ausdruck. Danach ist Gesundheit ein „Zustand des vollständigen körperlichen, geistigen und sozialen Wohlergehens und nicht nur das Fehlen von Krankheit oder Gebrechen".[3]

Die moderne Medizin muss konsequenterweise alle Aspekte des Menschseins respektieren und in eine Therapie integrieren. Das Erschließen einer spirituellen Dimension sowie die praktische Umsetzung der gewonnenen Erkenntnisse im Rahmen einer dementsprechenden Begleitung gilt es demnach zu unterstützen und in die Standard-Palliativversorgung zu integrieren.

Mit dem Ziel, einen Beitrag zu einer ganzheitlichen Sterbebegleitung zu leisten, wurde 2009 im Rahmen einer medizinischen Dissertation eine qualitative Interviewstudie durchgeführt.[4] Dazu schilderten Patienten der Palliativstation der Universitätsklinik Freiburg und deren Angehörige ihr Verständnis von Spiritualität, Religiosität und Glaube. Sie erzählen unter anderem über ihre persönlichen Kraftquellen, Bedürfnisse und Wünsche in dieser schweren Zeit und geben Hinweise, wie man diesen im Rahmen der palliativmedizinischen Betreuung begegnen kann beziehungsweise wie eine „spiritual care" umgesetzt werden kann. Im Folgenden werden die wesentlichen Ergebnisse dieser Studie vorgestellt.

3 WHO, „Verfassung der Weltgesundheitsorganisation", Stand 2006.

4 J. Trensz, *Die Bedeutung der Spiritual Care im Rahmen der palliativmedizinischen Betreuung – Eine Qualitative Studie*, Albert-Ludwigs-Universität Freiburg 2009.

Methodik

Ziel der hier vorzustellenden Studie ist es, sich über den Weg der Erschließung individueller Bedeutungsstrukturen dem Thema der spirituellen Begleitung als Teil der modernen Palliativversorgung anzunähern. Dafür wurde ein qualitativer Forschungsansatz gewählt.

Unter qualitativer Forschung, einem Teilgebiet der empirischen Sozialforschung, versteht man die Erhebung nicht standardisierter Daten und deren interpretative, sinnverstehende und theoriebildende Auswertung.[5] Qualitative Forschung hat ihren Ausgangspunkt im Versuch eines vorrangig deutenden und sinnverstehenden Zugangs zu der interaktiv „hergestellten" sozialen Wirklichkeit.[6] Ziel ist es, eine Arbeitshypothese zu generieren. Dieser Ansatz erlaubt es, neue Gesichtspunkte eines bisher wenig erforschten Themengebietes zu erfassen, in dem die persönliche Wahrnehmung einzelner Betroffener im Mittelpunkt steht.

Ausgangspunkt einer qualitativen Studie ist somit eine Fragestellung, der sich in kommunikativer, nicht standardisierter Auseinandersetzung mit dem Individuum angenähert wird. Im Rahmen eines streng methodenkontrollierten Verfahrens werden Informationen gewonnen und in der anschließenden Analyse aufbereitet. Die interpretative Sinnerschließung basiert auf dem Vorverständnis des Forschers, der bemüht ist, das Forschungsobjekt (im vorliegenden Fall sind dies zwei Interviewgruppen, bestehend aus Patienten und deren Angehörigen) in seiner Ganzheitlichkeit zu erfassen.

5 J. Kruse, Reader „Einführung in die Qualitative Interviewforschung".

6 E. v. Kardoff, in: U. Flick et. al., *Handbuch Qualitative Sozialforschung. Grundlagen, Konzepte, Methoden und Anwendungen.* Weinheim 1995, 2. Auflage, S. 4.

Die gewonnenen Erkenntnisse können nicht ohne weiteres auf eine Allgemeinheit übertragen werden, da menschliches Handeln und Empfinden von verschiedensten Einflüssen geprägt und damit einzigartig ist. Verallgemeinerungen müssen im Einzelfall begründet sein. Hinzu kommt, dass in qualitativen Studien mit eher kleinen Fallzahlen gearbeitet wird und es durch die Erkenntnisübertragung auf eine Allgemeinheit zu einer Verzerrung kommen würde.

Viel diskutiert wird die scheinbare Gegensätzlichkeit qualitativer Forschung versus quantitative Forschung. Beide Arbeitsweisen stehen einander ergänzend gegenüber: der qualitative Ansatz bietet eine einzigartige Möglichkeit, auf Einzelfälle zurückgeführte Kausalzusammenhänge aufzudecken, auf deren Basis weitere Quantitative Forschung stattfinden kann.

Für die vorliegende Fragestellung wurde als Datenerhebungsverfahren die Einzelfallanalyse gewählt, welche eine hervorragende Darstellung der Komplexität eines Falles erlaubt.

Als wichtigstes Instrument zur Datenerhebung im Rahmen der Einzelfallanalyse wurde das qualitative Interview verwendet. Dieses ist Oberbegriff für eine Reihe streng prinzipienorientierter und sich in ihrer Methodologie teilweise stark unterscheidender Interviewformen, deren Hauptunterschied im Strukturierungsgrad liegt (semistrukturiert versus unstrukturiert). Allen Interviewformen gemeinsam ist, dass der Befragte frei formulieren kann, was ihm bezüglich der Fragestellung bedeutsam ist. Ziel ist ein vertrauensvoller Kommunikationsprozess, in dem sich der Befragte dem Interviewer öffnet und Einblick in seine subjektiven Relevanzsysteme gewährt.

Als spezielle Form des qualitativen Interviews wurde für die Studie das problemzentrierte Interview gewählt: dies bedeutet, dass das Gespräch auf eine bestimmte Fragestellung fokussiert ist, die anhand eines semistrukturierten Leitfadens schrittweise erfragt wird.

Verständnis & Bedeutung von Religiosität, Glaube & Spiritualität

Ein wichtiges Ergebnis der Studie ist die Erkenntnis, dass die alleinige Auskunft über die Zugehörigkeit zu einer Religionsgemeinschaft keine Rückschlüsse über die Ausprägung des Glaubens zulässt (zur Vereinfachung wurde eine grobe Typisierung vorgenommen). So gab ein Großteil der Befragten an, Mitglied einer Religionsgemeinschaft sowie gläubig zu sein (Typ 1), noch mehr jedoch gaben an, gläubig zu sein beziehungsweise an „etwas", eine „geistige Welt", „etwas Übergeordnetes" zu glauben ohne Mitglied einer Glaubensgemeinschaft zu sein (Typ 2).

Des Weiteren konnte ein dritter Typus, Vertreter einer atheistischen Weltanschauung, identifiziert werden, der an keine übergeordnete Macht glaubt, der dem Leben keinen größeren Sinn zumisst und der nicht an eine nachtodliche Existenz glaubt.

Kirche wurde in den meisten Fällen gleich gesetzt mit Religion/Religiosität. In diesem Zusammenhang wurde oft differenziert zwischen Glaube (als Teil des privaten Lebens) und Kirche/Religiosität (als Teil des öffentlichen Lebens). Die Kirche wurde dabei als überwiegend negative und nicht mehr zeitgemäße Verkörperung von Religion geschildert.

In beiden Interviewgruppen hingegen wurde eine religiöse Grundeinstellung beziehungsweise eine individuell praktizierte Religiosität beispielsweise in Form von Gebeten beschrieben, die aber unabhängig von der in der Kirche praktizierten Religiosität ist. Koenig spricht in diesem Zusammenhang von „intrinsischer" beziehungsweise „extrinsischer" Religiosität.[7]

7 H.G. Koenig, „Religious Attitudes and Practices of hospitalized medically ill older Adults", *International Journal of Geriatric Psychiatry* 13/4 (1998), S. 213-224.

Der Glaube wurde mehrheitlich als übergeordnet, neutral und alle Religionen einend beschrieben, die Religion hingegen als die subjektiv gelebte Form des Glaubens, welche in Institutionen organisiert ist. Allem übergeordnet wurde die Spiritualität, die Handeln und Denken durchdringt.

Schlussfolgerung daraus ist, dass Spiritualität mit Religion verbunden sein kann, dies aber nicht zwingend ist. Das heißt, nicht-religiöse Menschen können trotzdem von starken spirituellen Erlebnissen berichten,[8] religiöse Menschen hingegen sind fast ausschließlich auch als spirituell zu bezeichnen.[9] Bereits an dieser Stelle wird deutlich, dass man zwischen den Begriffen Spiritualität und Religiosität zumindest in Deutschland trennen muss.

Definitionen: Spiritualität – spirituelle & existentielle Sorgen

Interessanterweise konnte in beiden Interviewgruppen ein relativ einheitliches Spiritualitätsverständnis ermittelt werden, wenn auch die Schwerpunktsetzung individuell variierte:

> (Patienten): Spiritualität ist die Anerkennung des Geistigen als Grundlage des Seins und damit der Glaube an etwas Übersinnliches, welches das Sein allumfassend durchstrahlt. Der Spiritus ist der den Menschen

8 M. King/P. Speck/A. Thomas, „The Royal Free Interview for Spiritual and Religious Beliefs : development and validation of a self-report version“, *Psychological Medicine* 31 (2001), S. 1015-1023.

9 P. Speck/I. Higginson/J. Addington-Hall, „Spiritual needs in health care may be distinct from religious ones and are integral to palliative care“, *BMJ* 329 (2004), S. 123-124; D. Sulmasy, „A Biopsychosocial-Spiritual Model for the Care of Patients at the End of Life“, *The Gerontologist* 42/3, 2002, Special Issue, S. 24–33.

innewohnende Geist, der lebendig hält und den Einzelnen auf seinem Weg führt.
(Angehörige): Spiritualität ist eine Lebensweise, die auf das Erfühlen des Geistes/ des Geistigen/ des anderen Elementes gerichtet ist, welches die Menschen (in nicht greifbarer Weise) umgibt und auf diese einwirkt. Dies impliziert den Glauben an etwas Gutes, Mächtiges, Großes oder an Gott.

Ausgehend von diesen Annäherungen an das Konstrukt „Spiritualität" bedeutet dies, dass a) ein Geist beziehungsweise „Spiritus" allen Menschen (passiv) innewohnt. Weiterhin bedeutet dies b), dass „Spiritualität" das (aktive) Anerkennen einer übergeordneten Dimension impliziert.

Kennzeichnend ist ferner ein von Religion unabhängiges, universelles Spiritualitätsverständnis. Letzteres bestätigt einen aktuellen Trend nach dem eine wachsende Anzahl von Menschen Spiritualität außerhalb der organisierten Religion sucht beziehungsweise individuell lebt und erlebt.[10]

Swinton unterscheidet drei Herangehensweisen an das Konzept der Spiritualität:[11] a) Zugang zu Spiritualität durch Religion, b) Spiritualität im nicht-religiösen Rahmen,[12] sowie c) das „vermischende" Konzept, welches alle Menschen integriert nach dem Prinzip „one size for all": dieses fokussiert auf das Individuum, welches in einem Prozess der Selbsterfahrung den bewussten Umgang mit seiner Umwelt und existentiellen Lebensfragen sucht, unabhängig von Transzendenz.

Dieses in letzter Zeit häufig verwendete Verständnis von Spiritualität gilt es kritisch zu hinterfragen, obwohl es für den Großteil der Vertreter verschiedenster Auffassungen verträglich

10 T. Walter, „Spirituality in palliative care: opportunity or burden?", *Palliative Medicine* 16 (2002), S. 133-139.

11 J. Swinton, „Identity and resistance: why spiritual care needs ‚enemies'", *Journal of Clinical Nursing* 15 (2006), S. 918–928.

12 D. Elkins/L. Hedstrom/L. Hughes/J. Leaf/C. Saunders, „Toward a Humanistic-Phenomenological Spirituality: Definition, Description, and Measurement", *Journal of Humanistic Psychology* 28/5 (1988), S. 5-18.

erscheint und es erleichtert, die genannten Themen in einem säkularen Rahmen zu besprechen.[13] Es stellt sich die Frage, wie weit die Definition gefasst werden darf und inwieweit dies dem eigentlichen Wesenskern der Spiritualität, orientiert an den in der vorliegenden Arbeit entstandenen Definitionen, die klar die Anerkennung eines übergeordneten Wesens beinhalten, noch gerecht wird. Soll es das Ziel sein, alle Menschen als spirituelle Wesen zu bezeichnen? Oder wird man dem Sachverhalt nicht gerechter, wenn man anerkennt, dass sich Menschen mit einer säkularen Weltanschauung in anderer Form mit existentiellen Sorgen beschäftigen und folglich nicht als „spirituell" bezeichnet werden dürfen? Dies kann im Rahmen eines spirituellen, religiösen, aber auch philosophischen, psychologischen oder existentiellen Diskurses erfolgen. ‚Warum?', ‚Sinn' etc. müssen nicht zwingend nur im Diskurs der Spiritualität besprochen werden.[14]

Ausgehend von dem präzisen Spiritualitätsverständnis der vorliegenden Studie muss eine Definition der spirituellen Sorgen/Bedürfnisse eng gehalten werden: unter spirituellen Sorgen werden folglich nur Themen subsumiert, die im weitesten Sinne einen Bezug zu Transzendenz aufweisen. Die viel zahlreicher genannten weiteren Sorgen werden unter der Rubrik „existentielle Sorgen" zusammengefasst.

Strang und Ternestedt verfolgen ebenfalls den Diskurs des Existenzialismus.[15] Spirituelle Bedürfnisse werden hier eingeteilt in religiöse und existentielle/nicht-religiöse Bedürfnisse. Dabei wurden vier Quellen der Bedrohung der menschlichen

13 S.A. Murray/K. Boyd/M. Kendall/A. Worth/T.F. Benton, „Exploring the spiritual needs of people dying of lung cancer or heart failure: a prospective qualitative interview study of patients and their careers", *Palliative Medicine* 18 (2004), S. 39-45.

14 P. Salander, „Who needs the Concept of ‚Spirituality'?", *Psycho-Oncology* 15 (2006), S. 647–649.

15 P. Strang/B. Ternestedt, „Spiritual needs as defined by Swedish nursing staff" *Journal of Clinical Nursing* 11 (2002), S. 48-57.

Existenz identifiziert (Freiheit bzw. deren Verlust, Sinn bzw. Sinnverlust, Isolation und Tod), die einerseits Grundfragen des Lebens repräsentieren. Andererseits sind sie im Rahmen des Spiritualitäts-Diskurses eine Alternative für nicht-religiöse Menschen, da existentielle Fragen unabhängig von jeder persönlichen Voraussetzung universell diskutiert werden können.

Die Frage nach dem Sinn des Lebens

Grundlegend für die Beantwortung der Sinnfrage war die Frage, ob es „ein Nachtodliches" beziehungsweise ein „Übergeordnetes Wesen" gibt oder nicht. Unter der Voraussetzung, dass es keine Perspektive für ein Leben nach dem Tod gibt, gewinnt Inhalt des Lebens an Bedeutung. Das Betrachten des Lebens beziehungsweise Sterbens als ein Kontinuum, in dem Sterben „weiterziehen" bedeutet, relativiert die Sinnfrage.

Sehr häufig fand sich in beiden Gruppen das Motiv, einen vorbestimmten Weg zu gehen, ein Schicksal/eine Aufgabe zu erfüllen beziehungsweise die Unterscheidung zwischen „dem übergeordneten, eigentlichen Sinn und einem äußeren Sinn, den erbrachten Leistungen". Dabei wird eine Passivität offenbar, die auch als Wunsch gedeutet werden kann, die Verantwortung für das eigene Leben zu teilen. Ebenso aber fand sich in beiden Interviewgruppen das Motiv der Eigenverantwortlichkeit: dass nur das Individuum seinem Leben Sinn geben kann – und muss.

Die konkreten Inhalte des Lebenssinns unterschieden sich in beiden Gruppen: während Angehörige eher lebenszugewandte, konkrete Formen der Sinnerfüllung nannten, beschrieben die Patienten überwiegend allgemeine Charaktereigenschaften. Einig waren sich die Interviewten beider Gruppen darin, dass es allein schon wichtig ist, die Sinnfrage zu stellen.

Dass die Frage zum Teil starke Emotionen auslöste beweist, dass, obwohl die Betroffenen bereits über dieses Thema nachgedacht hatten, ein innerlicher Druck vorhanden ist, dem man im Gespräch evtl. unterstützend begegnen kann.[16]

Das Erkennen des Lebens als sinnvoll beziehungsweise die Integration von negativen als auch positiven Ereignissen in ein sinnvolles Ganzes ist von großer Bedeutung und kann sich in Krisensituationen als fundamental und überlebenswichtig erweisen.[17]

Religiosität, Glaube & Spiritualität im Krankheitsverlauf

Allgemein zeigte sich unabhängig von einer spirituellen Grundeinstellung das Bestreben der Betroffenen, ihr Schicksal in den Verantwortungsbereich eines Übergeordneten Wesens bzw. Schicksals zu legen. Dies ist einerseits hilfreich bei der Suche nach Sinn und Erklärung und bestätigt damit die bereits

16 C.J. Nelson/B. Rosenfeld/W. Breitbart/M. Galietta, „Spirituality, Religion, and Depression in the terminally Ill", *Psychosomatics* 43/3 (2002), S. 213-220.

17 G. Affleck/H. Tennen/S. Croog/S. Levine (1987), „Causal Attribution, Perceived Benefits, and Morbidity After a Heart Attack: An 8-Year Study", *Journal of consulting and clinical psychology* 55/1 (1987), S. 29-35; J.E. Bower/J.L. Fahey/M.E. Kemeny/S.E. Taylor, „Cognitive Processing, Discovery of Meaning, CD4 Decline, and AIDS-Related Mortality Among Bereaved HIV-Seropositive Men", *Journal of Consulting & Clinical Psychology* 66/6 (1998), S. 979-986; K.M. Foley, „Competent Care for the Dying Instead of Physician-Assisted Suicide", *N Engl J Med* 336/1 (1997), S. 53-58; V. Frankl, *...trotzdem Ja zum Leben sagen. Ein Psychologe erlebt das Konzentrationslager*, München 1997, 28. Auflage.

häufig beschriebene Art des „positiven religiösen Coping"[18] sowie die positive Wirkung von spirituellem Wohlbefinden auf Psyche und Physis.[19] Andererseits entstehen hier auch Konflikte: „Warum lässt Gott das mit mir geschehen?"

Folglich kommt es in extremen Belastungssituationen zur intensiveren Auseinandersetzung mit der individuellen spirituellen Weltanschauung,[20] was auch die vorliegende Studie bestätigt. Eine explizite Hinwendung zu Kirche oder Glaube wurde in Zusammenhang mit der Krankheit nicht beschrieben.

Das „Zwiegespräch mit Gott" und insbesondere das Gebet als „Anker" beziehungsweise „griffiges Instrument" wurden als direkte Unterstützung erlebt.[21]

Das Thema des Nachtodlichen wurde fast ausnahmslos erwähnt. Sicherheit diesbezüglich beziehungsweise der Glaube an ein Leben nach dem Tod auch unabhängig von einer religiösen Dimension sind nachweislich mit weniger Verzweiflung am Lebensende korreliert.[22] Es wurde deutlich, dass eventuell

18 H.G. Koenig, op. cit.; sowie ders., „A Commentary: The Role of Religion and Spirituality at the End of Life", *The Gerontologist* 42 (2002), Special Issue III, S. 20-23.

19 K. Siegel/E.W. Schrimshaw, „The perceived Benefits of religious and spiritual Coping among older Adults living with HIV/AIDS", *Journal for the Scientific Study of Religion* 41/1 (2002), S. 91-102; K.I. Pargament/ J. Hahn, „God and the Just World: Causal and Coping Attributions to God in Health Situations", *Journal for the Scientific Study of Religion* 25/2 (1986), S. 193-207; S. Dein/J. Stygall, „Does being religious help or hinder coping with chronic illness?", *Palliative Medicine* 11/4 (1997), S. 291-298.

20 C.S. McClain/B. Rosenfeld/W. Breitbart, „Effect of spiritual well-being on end-of-life despair in terminally-ill cancer patients", *The Lancet* 361/9369 (2003), S. 1603-1607.

21 E. Baeseler/V. Derlega/B. Winstead/A. Barbee, „Prayer as Interpersonal Coping in the Lives of Mothers with HIV", *Women&Therapy (The Haworth Press, Inc.)* 26, 3/4 (2003), S. 283-295.

22 C. McClain-Jacobson/B. Rosenfeld/A. Kosinski/H. Pessin/J. Cimino/ W. Breitbart, „Belief in an afterlife, spiritual well-being and end-of-life despair in patients with advanced cancer", *General Hospital Psychiatry*

hier vorhandene Ungewissheiten viele Fragen mit sich bringen, die evtl. im Rahmen der palliativmedizinischen Betreuung gezielt angesprochen werden könnten.

Wünsche an eine optimale spirituelle beziehungsweise existentielle Begleitung

Als entscheidende Grundvoraussetzungen einer Begleitung, die „das Innere berührt“, nannten die Interviewten einheitlich menschliche Qualitäten wie Zuhören-können, Empathie, Verschwiegenheit sowie Erfahrung in der Sterbebegleitung. Die Berufsgruppe ist dabei sekundär, wobei vom behandelnden Arzt entsprechende Kompetenz erwartet wird. Idealerweise umfasst die Betreuung ein interdisziplinäres, multikulturelles Team, welches auf die individuellen Bedürfnisse der Betroffenen eingehen kann, welches aber auch ein Bewusstsein für die Fähigkeiten der einzelnen Mitarbeiter hat. Letzteren sollte es möglich sein, Fragen im Einzelfall weiterzureichen.[23] Nur so sind die Mitarbeiter von dem Gefühl entlastet, spirituelle Begleitung leisten zu müssen.

Aus der Reaktion der Interviewten auf den durch das Interview gegebenen Gesprächsstimulus lässt sich schließen, dass der enorme Redebedarf der Betroffenen im Rahmen einer spirituellen beziehungsweise existentiellen Begleitung aufgefangen werden könnte. Romanoff erkennt das Erzählen der Lebensgeschichte als essentiell für eine Integration des Schicksals in das Sinngefüge der Lebens- beziehungsweise Familiengeschichte.[24]

---

26 (2004), S. 484-486.

23 T. Gordon/D. Mitchell, „A competency model for the assessment and delivery of spiritual care“, *Palliative Medicine* 18 (2004), S. 646-651.

24 B.D. Romanoff/B.E. Thompson, „Meaning Construction in Palliative

Konkret wurde der Wunsch nach wiederholten Gesprächsangeboten geäußert. Gespräch bedeutet Befreiung und Hilfe dabei, dass Un(be)greifbare fassbar zu machen. Entscheidend für das Zustandekommen eines konstruktiven, „echten" Kontakts ist dabei die Beziehungsebene, das „Kennenlernen-wollen" des Gegenübers und Spontaneität, die gezielte „Spiritual-Assessment-Fragen" ausschließen. Vorsicht ist geboten, um die Betroffenen nicht mit Banalität und abstrakten Fragen zu verletzen, sondern ihnen menschlich aufrichtig in einem Gespräch unter Gleichberechtigten zu begegnen.

Ebenfalls Vorsicht ist geboten im Umgang mit Begriffen: so ist es möglich, dass Betroffene keine spirituellen Nöte angeben, da sie nicht wissen, was Spiritualität bedeutet beziehungsweise sie dies möglicherweise auf Religiosität beziehen.[25] Allgemein ist Vorsicht mit religiösen Stimuli empfehlenswert (beispielsweise das Angebot des gemeinsamen Betens, ohne den weltanschaulichen Hintergrund des Gegenübers zu kennen). Ein direktes und offenes Erfragen der Sorgen und möglichen Ressourcen ist vorzuziehen.

Die Realität zeigt, dass für ausgedehnte Gespräche als Folge der Überbelastung des Klinikpersonals, aber auch als Konsequenz mangelnder Ausbildung meist die Ressourcen fehlen. Ehrenamtliche „Zuhörer" könnten hier zumindest bezüglich der personellen Engpässe eine entscheidende Funktion haben.[26]

Weitere konkrete Vorschläge waren u.a. Märchenlesungen, Musik- und Tanztherapie, Klangschalenmeditation. Dabei wird deutlich, wie wichtig Kunst für Menschen in schweren Lebenssituationen ist, da sie in einzigartiger Weise Emotionen anregen kann. Dies ist keine neue Erkenntnis, zeigt jedoch, wie wichtig

---

Care: The Use of Narrative, Ritual, and the Expressive Arts", *American Journal of Hospice and Palliative Medicine* 23/4 (2006), S. 309-316.

25 C.P. Hermann, „Spiritual Needs of Dying Patients: A Qualitative Study", *Oncology Nursing Forum* 28/1 (2001), S. 67-72.

26 Ibid.

diese Ressourcen sind und dass sie nicht ausreichend zur Verfügung stehen.

Die genannten Vorschläge wurden auch im Rahmen eines Rituals bejaht: Eine konkrete Kraftquelle für Angehörige könnte ein Ritual sein, welches die Trauerphase begleitet und insbesondere die (Transformations-)Phase unterstützt, in der der Trauernde eine neue, zukunftsweisende Beziehung zum Verstorbenen aufbaut.[27]

Deutlich wurde in Anbetracht der Vielzahl der Belastungen der Angehörigen, dass diese wenig Unterstützung erfahren und dieser Aspekt auch in der Literatur kaum Erwähnung findet. Der auf vielen Ebenen mögliche Stress kann, falls er unbewältigt bleibt, zur Verhinderung von physischer als auch emotionaler Nähe zwischen den Familienmitgliedern führen.[28]

Aus den zahlreichen Angaben der Befragten wird deutlich, dass es viele Möglichkeiten einer spirituellen beziehungsweise existentiellen Begleitung gibt. Voraussetzung für deren Umsetzung sind einerseits menschliche Charaktereigenschaften aber grundlegende Rahmenbedingungen im Gesundheitssystem, die es weiter auszubauen gilt.

27 B.D. Romanoff/M. Terenzio, „Rituals and the Grieving Process", *Death Studies* 22/8 (1998), S. 697-711.

28 Koenig, op. cit. (2002).

„In Frieden wirst du sterben" (Jer 34,5)

Krankheit und Sterben im Alten Testament

Michael Fieger

Das Alte Testament lässt den sorgenvollen Umgang mit Kranken[1] und Sterbenden im Gottes- und Menschenbild erkennen. In der Krankheit bleibt die Hoffnung auf Genesung durch göttliche oder irdische Hilfe. Die Hoffnung ist geprägt durch bisherige individuelle oder kollektive Erfahrungen[2]. Diese Erfahrungen geben Kraft, die Krankheit[3] zu ertragen oder das Sterben[4] anzunehmen. Dazu gehört auch das Hadern mit Gott und dem eigenen Leben. Erwartung und Realität decken sich häufig nicht.

1 Die erstaunliche Fülle von Krankheiten, die in den verschiedenen Büchern des AT ohne eine systematische Darstellung vorkommen, fasst Frevel zusammen: vgl. C. Frevel, „Krankheit/Heilung", 286, in: A. Berlejung, C. Frevel (Hrsg.), *Handbuch theologischer Grundbegriffe zum Alten und Neuen Testament* (HGANT), Zweite Auflage, Darmstadt 2009, S. 284-288. Vgl. zum Thema Krankheit und Sterben im Alten Testament auch: A. Berlejung, „Tod und Leben nach den Vorstellungen der Israeliten", in: B. Janowski, B. Ego (Hrsg.), *Das biblische Weltbild und seine altorientalischen Kontexte*, Tübingen 2001, S. 465-502; C. Frevel, „Anthropologie", in: A. Berlejung, C. Frevel (Hrsg.), op. cit., 1-7; sowie ders., „Tod", in: ibid., S. 389-392.

2 Vgl. 1 Kön 8,37.

3 Frevel definiert Krankheit im AT als „Störung der schöpfungsgemäßen Integrität des menschlichen Lebens und als Störung der schöpfungsgemäßen und in sich guten Ordnung", op. cit. (2009)., S. 284.

4 Vgl. Tob 3,6.15.

1. Krankheit, eine Hinwendung zu Gott?

Der Kranke, der seine Beziehung zu Gott auf Autorität baut und die Kommunikation mit Gott im Hören auf ihn vernachlässigt, empfindet seine Krankheit als eine von Gott verhängte Strafe für seine Verfehlungen[5].

Den heiklen Zusammenhang zwischen eigenen Verfehlungen und Krankheit führt der Psalm 38 vor Augen. Dieser Psalm trägt die Überschrift „Zur Erinnerung". Der im Psalm auftretende Beter erinnert sich an seine große Not und reflektiert aus der Retrospektive seine damalige dramatische Situation. Er gibt zu, Fehler begangen zu haben.[6] Worin die Fehler bzw. die Verfehlungen bestehen, wird nicht erläutert. Von seinen Mitmenschen wurde er gemieden.[7] Seine Feinde wünschten ihm Böses, obwohl er aus seiner Sicht Gutes getan hat.[8] Der Beter war völlig aus dem Gleichgewicht geraten. Die Beziehung zu Gott befand sich in einer Krise. Der Beter fand wegen seiner Verfehlungen keinen inneren Frieden[9] mehr. Zweimal stellt er fest: „Nichts Heiles ist in meinem Fleisch"[10]. Die Krankheit trifft den Beter als Ganzes. Seine eigenen Verfehlungen haben seine Krankheit verursacht.[11] Aus seiner Isolation heraus hoffte er, dass der zornige Gott ihn nicht strafen und züchtigen wird[12], obwohl die Hand Gottes, so wie er sie empfand, wie Pfeile in ihn eindringen[13]. Seine Verfehlungen haben den Groll Gottes

5 C. Frevel weist darauf hin, dass man im AT nicht „von einer monokausalen Ableitung der Krankheit von der Sünde ausgehen" darf, in: op. cit., 285.
6 Ps 38,19.
7 Ps 38,12.
8 Ps 38,21.
9 *schalom*; Ps 38,4.
10 Ps 38,4.8.
11 Ps 38,5f.
12 Ps 38,2.
13 Ps 38,3.

hervorgerufen[14], denkt er. Dennoch hoffte der Beter auf Besserung[15] bzw. auf eine von Jahwe verursachte Wende[16] und sprach ihn als sein Heil an[17]. In Gott kann der Beter seine Not artikulieren und erfährt Linderung: „Denn auf dich, Jahwe, habe ich gewartet, du antwortest, Herr, mein Gott"[18].

In eine ähnliche Richtung wie Psalm 38 geht auch Psalm 88. Der sich im Psalm beklagende Beter war der Meinung, dass der Zorn Gottes von Jugend an ohne Angabe eines Grundes auf ihm lastete[19]. Der Leidensdruck hatte so stark zugenommen, dass er nicht mehr bereit war, diese Situation hinzunehmen. Der Kranke, der sich sowohl wie tot[20] aber auch wie eingekerkert[21] vorkommt, wendet sich an Jahwe mit hoffnungsvollen Fragen eine Heilung erwartend[22]. In der sowohl vertrauensvollen aber auch vorwurfsvollen[23] Hinwendung an Jahwe beginnt der vereinsamte Beter seine Situation von innen heraus zu ertragen. Ob in diesem Fall auch eine Heilung eingetreten ist, bleibt offen. Der Psalm 88 jedenfalls weist eine schwermütige Stimmung auf.

Zu den beiden vorherigen Psalmen 38 und 88 gehört auch der Psalm 41. In diesem Psalm wird der Mensch, der in seinem Leben auf den schwachen und gering geschätzten Mitmenschen geachtet hat, seliggepriesen[24]. Am Tag seiner Not hat ihn Jahwe gerettet, ihn aus den Händen seiner Feinde entrissen und ist ihm am Krankenbett[25] beigestanden. Auch die Erfah-

14 Ps 38,4.
15 Ps 38,22.
16 Ps 38,16.
17 Ps 38,23.
18 Ps 38,16.
19 Ps 88,8.16.
20 Ps 88,4-7.
21 Ps 88,9.
22 Ps 88,11-13.
23 Ps 88,17-19.
24 Ps 41,2.
25 Ps 41,4.

rung der Einsamkeit und das Verlassen sein von Freunden ist dem Beter nicht erspart geblieben. Der Zusammenhang zwischen Krankheit und nicht näher beschriebenen Verfehlungen gegenüber Gott wird nur kurz erwähnt: „Ich sagte: Jahwe begnade mich, heile mich, denn ich habe gegen dich gesündigt."[26] Es werden zwar Fehler zugegeben, aber keine Strafe erwartet. Der Beter, der Genugtuung sich wünschte, reflektiert vor Gott seine Situation, zu der auch Fehlverhalten dazugehört. Im Nachhinein gesehen, geht er aus dieser Situation gereift und gestärkt hervor.[27] Die emotionale Intelligenz des Beters hat ihm geholfen, seine Notsituation nicht zu verdrängen.

Die Psalmen 6; 13 und 22 haben den gleichen Aufbau wie die Psalmen 38 und 41. Es erscheinen erschreckende Leidensbilder, die Angst hervorrufen. Der Beter fühlt sich verlassen, wie wenn er keine Freunde hätte. Er sieht sich wie von Feinden umgeben, die seiner spotten. Dann folgt eine Zäsur. Das Subjekt findet Zugang zur Hoffnung und damit zum Trost.[28] Gott gibt keine Medikamente. Statt dessen führt die frühe Auseinandersetzung mit Gott zu einer vertieften Einsicht in das Sein seiner Krankheit und eröffnet einen Zugang zur Hoffnung als Gegenkraft zur existenziellen Angst, die in der Todesangst gipfelt.

2. Vermeidung von Krankheit

Die Pflege der körperlichen Reinheit sind gemäß levitischer Tradition eine wichtige hygienische Maßnahme zur Vermeidung von Krankheiten: „Ihr sollt die Söhne Israels vor ihrer

26 Ps 41,5.
27 Ps 41,11.13.
28 Siehe mit einem ähnlichen Aufbau auch Ps 30; 116.

Unreinheit weihen bzw. warnen, damit sie durch ihre Unreinheit nicht sterben“[29].

Die Priester übernehmen keine ärztlichen Aufgaben, sondern sind für die Kultreinheit verantwortlich.[30] Unreinheiten erkennen sie vor allem äußerlich im Bereich der Hauterkrankungen. Dabei geht es um die Unterscheidung von Aussatz im Gegensatz zu allen anderen Hautveränderungen wie Ausschläge, Geschwüre, Flechten usw.[31] Um die Gefahr der Ansteckung zu vermeiden, werden Kranke von der Gemeinschaft isoliert. Die Wiedererlangung der Reinheit und somit der Kultfähigkeit werden an einem Entsühnungsritus vorgestellt.[32]

Aus heutiger Sicht könnten wir die Beschneidung als einen Akt der Reinheit sehen, welcher die Infektionen der Vorhaut vermeidet. In Gen 17,10-14 wird die Beschneidung ausschließlich als Kultakt zum Zeichen des Bundes mit Gott gefordert. Ob diesem Kultakt ein Reinheitsideal zu Grunde liegt, können wir nur vermuten.

In Koh 11,10 wird der Mensch aufgefordert, das Schlechte von seinem Leib zu beseitigen. Mit anderen Worten gesagt: Er soll seinen Leib vor Krankheiten schützen. In demselben Vers wird der Mensch auch eingeladen, Unmut von seinem Herzen fernzuhalten. Alttestamentlich ist das Herz das Zentrum des Seins. Die Teilung des Menschen in Soma und Psyche ist hellenistische Tradition.

Furcht und Verwirrung werden nach dem Buch der Weisheit[33] als Symptome für eine „kranke Seele“ betrachtet. Furcht

29 Lev 15,31. Siehe Lev 13,6.34. In Lev 13f. (sog. Aussatztora) „geht es allerdings nicht um medizinische Differentialdiagnose, sondern um den Zusammenhang von sichtbarer Reinheit und Kultfähigkeit“ (vgl. C. Frevel, op. cit., 286). Kummer und Krankheit können aus dem Gesichtsausdruck gelesen werden. König Artaxerxes fragt Nehemia, ob er krank sei oder Kummer habe, weil er so schlecht aussehe (Neh 2,2).

30 Lev 13,3.7.13.17.21.28f.30.33.39.

31 Lev 13,1-15,33; Num 12,10-15; Dtn 24,8f.; 2 Kön 5,1.

32 Lev 14,4-32.

33 Weish 17,8.

gilt gemäß der weisheitlichen Tradition als „Verzicht auf die von der Vernunft angebotene Hilfe“[34].

Auch Sorgen machen krank.[35]. Die von Sorgen geplagte Sara im Buch Tobit denkt an Suizid als Lösung ihrer Probleme, begeht ihn aber nicht, denn sie ist sich der Folgen bewusst und erkennt die Sinnlosigkeit ihres Vorhabens.[36] Suizid galt als Schande. Als Paradebeispiel eines Menschen, der Suizid begeht, gilt König Saul.[37]

In 2 Kön 5,1-27 heilt der heilkundige Gottesmann Elischa den Aramäer Naaman. Diese Heilungserzählung ist geprägt vom Gegensatz Erwartung und Realität. Der von Aussatz befallene Naaman erwartet von Elischa, dass er den Namen Jahwes anruft und die Hand über seine kranke Stelle bewegt, um gesund zu werden. Die Therapie von Elischa hingegen, die Naaman nicht zusagt, ist eine andere. Er schickt ihn weg, um sich siebenmal im Jordan zu waschen. Danach wird Naaman rein. Die Diskrepanz zwischen eigener Erwartung, beziehungsweise der eigenen Vorstellung von Heilung, und der zur Heilung führenden Therapie wird in der Erzählung deutlich. Darüber hinaus wird der Gegensatz zwischen einem passiven Modus des Geheiltwerdens und einer aktiven Beteiligung am Heilungsprozess sichtbar.

3. Die Rolle des Arztes

Im griechisch-hellenistisch geprägten Buch Jesus Sirach wird die Bedeutung und Rolle des Arztes als eigenen Berufsstand präsentiert.[38] Der Arzt wird von den Menschen geschätzt, weil man von ihm Linderung der Krankheit erhofft. Auch die Gren-

34 Weish 17,11.
35 Jer 8,18.
36 Tob 3,10.
37 1 Sam 16,(14).23; 31,4. Vgl. 2 Sam 17,23 (Ahitofel).
38 Sir 38,1-3.12-15.

zen der Medizin werden angedeutet: „Eine lange Erkrankung verspottet den Arzt"[39]. Ärztliches Tun umfasst nicht nur die Anwendung des Wissens von und über Krankheiten, sondern auch die Betreuung des Kranken bis zum Lebensende.

Ein Beispiel, wo im Krankheitsfall auf die Ärzte und nicht auf Gott Vertrauen gesetzt wird, stellt 2 Chr 16,12 dar. Der alte König Asa von Juda, der an den Füssen erkrankt ist, vertraut den Ärzten und nicht Gott. Hier „wird zunächst eine Konkurrenz zu dem Heilungsmonopol Gottes thematisiert, so kommt es unter zunehmendem hellenistischem Einfluss zu einer positiven Bewertung des Arztes"[40].

Der kranke Mensch erweist seine Dankbarkeit durch Zuwendung.[41] Die Kranken erfahren Zuwendung durch die Betreuung.[42]

4. Der Mensch im Angesicht seines Sterbens

Sterben und Tod haben in der hebräischen Sprache dieselbe Wurzel[43]. Sterben meint einen Prozess, Tod hingegen stellt den Finalpunkt dieses Prozesses dar. Auf diesen Prozess hat sich der Mensch in seinem Leben vorzubereiten. Die Frage, warum der Mensch überhaupt sterben muss, bringt die biblische Urgeschichte mit der Ursünde bzw. mit dem Ungehorsam des Menschen gegenüber Jahwe in Verbindung.[44] Es sind Deutungen. Die Sterblichkeit des Menschen wird aus der gestörten beziehungsweise nicht intakten Beziehung zum Schöpfergott gedeu-

39 Sir 10,10.
40 C. Frevel, op. cit., 286.
41 Sir 7,35.
42 2 Sam 13,5f.
43 *mwt*
44 Gen 2,17; 3,3f.; Zur Frage warum der Mensch sterben muss, siehe die Deutungen in: Sir 25,24; Jer 31,30; Ez 3,18-20; 18,4.13.17f.20f. 24.26.28.32; 33,8f.13-15.18.

tet. Im siebentägigen Schöpfungsbericht[45] kommen auffallenderweise Sterben und Tod nicht vor. Der Prophet Habakuk klagt vor Jahwe mit den Worten: „Wir wollen nicht sterben“[46]. Der Mensch rebelliert über den für ihn vorgesehenen Weg. Die Auflehnung gegen das Sterben gehört anscheinend zum menschlichen Grundwesen.

Nach Kohelet nimmt das Sterben wie das Geborenwerden eine bestimmte Zeit ein.[47] Kohelet stellt auch die Frage, warum der Mensch sterben soll, wenn die Zeit dafür noch nicht gekommen ist.[48] Der Lebende weiß, dass er sterben wird.[49] Sterben stellt somit eine vorprogrammierte und geprägte Periode im Leben des Menschen dar. Im ebenfalls weisheitlich geprägten Buch Ijob werden zwei Sterbeweisen vorgestellt: entweder sorgenfrei und ruhig oder verbittert.[50] Die Verbitterung bringt die Beleidigung des Menschen im Angesicht seines Sterbens zum Ausdruck. Dem durch die babylonische Vorherrschaft verängstigte Zidkija, König von Juda, verheißt der Prophet Jeremia: „In Frieden wirst du sterben“[51]. Wie wird das Sterben also sein? Der Wunsch des Menschen ein Sterben in Frieden und Ruhe zu erfahren, ist tief gegründet. Das Annehmen dürfen der eigenen Endlichkeit gibt inneren Frieden und Freiheit, die ersucht wird. Nur wer sein eigenes Sterben annimmt, kann andere im Sterben begleiten.

Das Sterben ist unumgänglich, unabhängig davon, ob der Sterbende ein Weiser, ein Tor oder Narr ist[52]. Nach 2 Sam 14,14 müssen alle Menschen sterben. Das Sterben wird mit dem Flui-

45 Gen 1,1-2,4a.
46 Hab 1,12.
47 Koh 3,2; Vgl. Sir 11,19.
48 Koh 7,17.
49 Koh 9,5; Vgl. Sir 8,7; Jes 51,12.
50 Ijob 21,23.25.
51 Jer 34,5.
52 Ps 49,11. Siehe Koh 2,16: „Der Weise stirbt genauso wie der Tor“. Nach Koh 3,19 hat der Mensch bezüglich des Sterbens so wie das Vieh ein und dasselbe Geschick. Vgl. weiter Koh 4,2; Sir 14,17.

dum Wasser verglichen, das sich zur Erde ergießt und nicht eingesammelt werden kann. Der sterbende König David stellt für sich fest: „Ich gehe den Weg eines jeden der Erde"[53].

Als Ideal gilt die Verheißung Gottes an Gideon: „Friede sei mit Dir, fürchte Dich nicht, du wirst nicht sterben"[54]. Als schrecklich gilt das hilflose mit ansehen, wie ein Kind stirbt[55] oder das plötzliche Sterben[56], genauso wie der gewaltsame Tod.

Lebendig war vielmehr die Hoffnung, dass ein Mensch erst in hohem Alter, betagt und lebenssatt stirbt.[57] Der alte Mensch spürt zwar, dass er sterben wird, weiß aber nicht wann.[58] Nachdem der alte und an Nachkommen reiche Jakob / Israel sich vergewissert hat, dass sein Sohn Josef lebt, ruft er freudig aus: „Jetzt will ich sterben"[59]. Nach Num 23,10 gilt der Tod des Jakob / Israel als Ideal. Dahinter steht eine bestimmte Vorstellung, wie man sterben will: den Tod eines aufrichtigen und nicht eines gottlosen Menschen[60] zu sterben. Dem alten Mose sagt Jahwe in Dtn 31,14: „Siehe, deine Tage sind herangenaht, um zu sterben". Mose akzeptiert, dass seine biologische Uhr altersbedingt abgelaufen ist.[61]

Der Gottesmann Elischa, lässt sich von seiner Krankheit und seinem bevorstehenden Tod nicht beindrucken, er bleibt entscheidungsfreudig bis kurz vor seinem Tod[62]. Der Prophet

53 1 Kön 2,2; Vgl. Weish 7,1.

54 Ri 6,23.

55 Hagar will nicht mit ansehen, wie ihr Sohn Ismael stirbt (Gen 21,16); Vgl. Jdt 7,27.

56 Ijob 34,20.

57 Gen 25,8 (Abraham); 1 Chr 29,28 (David); 2 Chr 24,15 (Jojada); Jdt 16,23 (Judit); Ijob 42,17. Vgl. Jes 65,20.

58 Gen 27,2.4.7.

59 Gen 46,30. Siehe die letzten Weisungen des sterbenden Jakob / Israel in: Gen 47,29; 48,21; 50,5. Vgl. Tob 11,9.

60 2 Sam 3,33.

61 Dtn 32,48-52.

62 2 Kön 13,14-21.

weist eine innere Gesundheit auf, die die eigene Krankheit und sein Sterben akzeptiert und nicht überbewertet. Er ist sich bewusst, dass seine biologische Uhr abgelaufen ist. Seine innere Gesundheit ist aus seiner Beziehung zu Gott zu verstehen.

5. Der Mensch ohne Begleitung?

Der schwer kranke und dem Tode nahe König Hiskija von Juda will nicht sterben, obwohl der Prophet Jesaja ihm den Tod voraussagt. Mit Tränen in den Augen wendet sich Hiskija direkt an Gott und erinnert ihn an sein bisheriges rechtschaffenes Leben. Das eindringliche Gebet hilft und der nach Gewissheit in der Heilung fragende König darf schließlich noch einige Jahre am Leben bleiben.[63] Hiskija stellt fest, dass während seiner Krankheit Jahwe sich trostvoll wie ein Begleiter um ihn gesorgt hat[64]. Das Beten hat seine Wirkung nicht verfehlt. Eine spontane Heilung ist eingetreten. Sei es, dass die Hoffnung auf Heilung – einem Placeboeffekt ähnlich – selbst heilende Wirkung entfaltete, sei es, dass Hiskijas Gebet von Gott erhört wurde.

6. Schlusswort

Die Frage nach dem Umgang mit Krankheit und Sterben im Alten Testament ist nicht einheitlich-systematisch zu beantworten, dennoch können aus den oben vorgestellten Stellen einige Antworten gegeben werden.

Themen aktiver und passiver Beteiligung des Kranken am eigenen Heilungsprozess sind ebenso erkennbar, wie Angst und Furcht sowie die damit zusammenhängende Frage „Warum ich?“ Nicht zuletzt wird (bei Jakob / Israel, Mose oder

63 2 Kön 20,1-11; Jes 38,1-22. Vgl. Jer 10,19.
64 Jes 38,17.

David) auch die Einsicht der Sterbenden thematisiert, die den eigenen Tod am Ende annehmen können und insofern in Frieden sterben.

Krankheit und Sterben in kirchengeschichtlicher Sicht

Klaus Fitschen

Krankheit als Zustand und als Widerfahrnis wird in der Geschichte des Christentums weniger thematisiert als das Sterben und der Tod, und doch geht es in beidem um ein und dieselbe Frage, nämlich darum, wie Leib und Seele davon betroffen sind. Krankheit und Sterben zeigen die Begrenztheit menschlicher Existenz und verweisen den Menschen im christlichen Sinne auf die Frage seines Daseins über den Tod hinaus. So geht es letztlich auch nicht um Zustände – Krankheit, Sterben, Tod –, sondern um den Menschen in ihnen.

Die Thematisierung von Krankheit und Sterben war in der Geschichte des Christentums nie zeitlos, vielmehr geschah sie unter den jeweils geläufigen medizinischen Rahmenbedingungen, die sich seit dem 19. Jahrhundert dramatisch veränderten: Indem die Medizin zu einer naturwissenschaftlich-empirisch gestützten Wissenschaft wurde, verloren Krankheit und Sterben grundsätzlich ihren schicksalhaften Charakter – allerdings besteht die besondere Herausforderung ja bis heute darin, dass sie diesen im Letzten nie verlieren werden. Der Professionalisierung der ärztlichen Kunst entsprach die des pflegerischen Könnens und Wissens. Hygiene und bessere Ernährungsbedingungen sorgten für einen Rückgang der Sterblichkeit. Nicht erst damit aber wurden Krankheit und Sterben auf natürliche Weise erklärbar: Schon in der Antike und im Mittelalter konnten Krankheiten im Verständnis der Zeitgenossen natürliche Ursachen haben, die mit den zeittypischen Kenntnissen hergeleitet wurden. Andererseits wurden Krankheit und Sterben auch religiös und theologisch gedeutet, so wie die biblische Überlieferung es vorgab. Dementsprechend waren Krankheit und Sterben Themen spezifisch christlicher Reflexion wie auch säkularer Reflexion innerhalb des Christentums.

Krankheit und Sterben waren aber nicht nur ein Thema säkularer und theologischer Reflexion, sondern ein Feld praktischer kirchlicher Arbeit. Die Fürsorge für Kranke wie Sterbende war im kirchlichen Leben seit jeher verankert und damit ebenso Sache von Geistlichen, christlichen Ärzten und Pflegepersonal wie auch aller Christen. Caritas ohne diesen Aspekt war und ist nicht denkbar. So waren und sind Kranke und Sterbende auch in besonderer Weise Ziel christlich motivierter Zuwendung in einem ganzheitlich zu nennenden Sinne: Seelsorge ist Leibsorge und umgekehrt.

Ambivalenzen

Schon die Haltung des antiken Christentums zur Krankheit war ambivalent und vielfältig[1]: Krankheit war generell ein natürliches Phänomen, dem mit ärztlicher Kunst begegnet werden konnte. Dementsprechend wurde die Medizin von christlichen Autoren hoch geschätzt und die Medizin der jeweiligen Zeit den Kranken anempfohlen.[2] Andererseits schien manchen christlichen Autoren die Medizin auch in den natürlichen, schöpfungsmäßigen Gang der Dinge einzugreifen und wurde

1 Vgl. dazu G.B. Ferngren, Art. Krankheit IV. Frühchristliche und spätantike Literatur, in: *Reallexikon für Antike und Christentum*, Bd. 21, Stuttgart 2006.

2 Basilius, Regulae fusius tractatae (Ausführliche Regeln) 55 (Übersetzung: V. Gröne, Bibliothek der Kirchenväter [BKV], 1. Serie, Bd. 48, Kempten 1877).

darum skeptisch betrachtet.[3] Der einzige Arzt, der wirklich helfen konnte, war Jesus Christus, der Christus medicus, dem alle Möglichkeiten der Heilung zu Gebote standen, der aber vor allem eine ganzheitliche Erlösung durch die Befreiung von der Sünde gewährleisten konnte.[4] So konnte auch das erzieherische Handeln Gottes am Menschen mit dem eines Arztes verglichen werden, der seine Therapie den Aufnahmefähigkeiten des Menschen anpasst.[5]

Die neutestamentlichen Heilungswunder stellten nicht nur einen historischen Bezugspunkt für den christlichen Wunderglauben dar, sondern schienen durch Heilige reproduzierbar. Damit waren Krankheit und Sterben in eine Sphäre gerückt, in der übernatürliche Eingriffe selbstverständlich schienen. Kosmas und Damian, die in die Zeit der Diokletianischen Verfolgung (um 300) datiert wurden, waren prominente Ärzteheilige, und die Heilung bestimmter Krankheiten wurde gerne bestimmten Heiligen zugeschrieben – hierfür bieten die 14 Nothelfer die prominentesten Beispiele. Dass Krankheiten durch Wunder geheilt werden könnten, wurde erst in der Neuzeit ein strittiger Gedanke; seine Intensivierung im 20. Jahrhundert war sogar ein primär protestantisches Phänomen, bedingt durch charismatische Bewegungen im Protestantismus.

Besondere Aufmerksamkeit zogen solche Krankheiten auf sich, die als dämonische Besessenheit gedeutet werden konnten. Zur „Besessenheit" wurden viele Krankheiten gezählt, auch die Epilepsie, die in der Antike noch als heilige Krankheit gelten konnte. Körperliche Krankheiten konnten ebenfalls als

3 Ps.-Makarios, Homilie 48,5 (Übersetzung: D. Stiefenhofer, BKV, 1. Reihe, Bd. 10, Kempten/München 1913).

4 Ignatius, Brief an die Epheser 7,2 (Übersetzung: F. Zeller, BKV, 1. Reihe, Bd. 35, München 1918).

5 Ps-Makarios, Logos 25,2 (Übersetzung: K. Fitschen, *Ps.-Makarios, Reden und Briefe*, Stuttgart 2000).

von Dämonen verursacht angesehen werden.[6] „Besessene" wurden von der Eucharistie ausgeschlossen.[7] Die Lokalisierung von Krankheit in der Seele findet sich bis heute in charismatischen Bewegungen, zumal in Weltregionen, in denen das Christentum mit traditionellen Religionen und ihren Krankheitsvorstellungen konkurriert. Hier erweist sich der Geister- und Dämonenglaube als eine Schnittmenge, was zu einer Relativierung „westlicher" Vorstellungen von Krankheit führt.

Tod und Sterben: christliche Ars moriendi

Zwar konnte auch das Sterben als natürliches Phänomen angesehen werden, doch war das christliche Verständnis von Tod und Sterben viel mehr durch die Vorstellung geprägt, dass Tod und Sterben eine Folge der durch den Sündenfall verursachten Todverfallenheit des Menschen seien.

Weniger das Sterben als Vorgang, sondern vielmehr der Tod als Ende des Lebens und Beginn einer jenseitigen Existenz war dabei ein Thema. Dass sich im Tod Leib und Seele trennten, war zwar vorausgesetzt, doch erfuhr der Körper durch die Vorstellung der leiblichen Auferstehung eine Aufwertung: Mochte er auch im Tode versehrt sein, so sollte er in der Auferstehung vollkommen sein. Andererseits lag das Hauptinteresse vieler christlicher Autoren vorwiegend bei der Seele und ihrer Unsterblichkeit. Wie auch immer man den Tod deutete – ob als Folge der Sünde oder als natürliches Geschehen – blieb doch bis in die Frühe Neuzeit hinein im Bewusstsein, dass Sterben und Tod ein Teil der Alltagswirklichkeit waren und man mitten

6 Origenes, Matthäuskommentar 13,6 (Übersetzung: H.J. Vogt, Bibliothek der Griechischen Literatur 18, Stuttgart 1983).

7 Johannes Chrysostomos, Matthäushomilie 82,6 (Übersetzung: J.C. Baur, BKV, 1. Reihe, Bd. 23, Kempten/München 1915).

im Leben vom Tode umfangen sei: „Media vita in morte sumus“.

Das Sterben selbst wurde dort ein Thema, wo sich die Überlegenheit des Christentums erweisen ließ: Hier spielte nicht nur das Martyrium eine Rolle, sondern auch die Herausforderung für alle Christen, den Tod stoisch und vorbildlich zu erleiden, da sie wissen, dass der Tod der Übergang zum ewigen Leben ist.[8] So ließ sich den Epikureern der Vorwurf machen, sie fürchteten sich vor dem Sterben. Der stoischen Verachtung des Sterbens entsprach der christliche Wille, nicht zu trauern.[9] In der Todesstunde aber sind die Menschen in höchster Gefahr, denn es könnten sich Dämonen der schwachen Seele bemächtigen.[10] Zum Thema wurde das selige Sterben insbesondere im Frühmittelalter, als mit den Heiligen und den Erzählungen von ihrem Sterben vermehrt Vorbilder zur Verfügung stehen.

Zum Leitbild wurde im Mittelalter der „schöne Tod“, das vorbildliche Sterben unter Gebet. Der Todeskampf wurde in der Literatur und Kunst verdrängt. Unter Schmerz und Qualen starben nur die Verdammten. Der Tod brachte das Gericht über das vergangene Leben, und man blickte im Sterben auch auf dieses vergangene Leben zurück. Im Sterben lauerten eben auch die Dämonen, die die Seele in ihr Reich führen wollten.

Seit dem 4. Jahrhundert lagerten sich liturgische Akte und Rituale an den Vorgang des Sterbens an. Den Sterbenden wurde die Kommunion gegeben. Inzwischen war es üblich geworden, die Eucharistie nicht mehr nur im Kreis der Gemeinde zu feiern, sondern Hostien mit nach Hause zu nehmen und sie Kranken und Sterbenden zu geben. Die Eucharistie wurde so

8 Cyprian, Über die Sterblichkeit 14. 22 (Übersetzung: J. Baer, BKV, 1. Reihe, Bd. 34, München 1918).

9 Augustinus, Confessiones 9,12 (Übersetzung: A. Hofmann, BKV, 1. Reihe, Bd. 18, München 1914).

10 Ps.-Makarios, Logos 14,15 (Übersetzung: K. Fitschen, Ps.-Makarios, Reden und Briefe, Stuttgart 2000).

auch zum Viaticum, zur geistlichen Wegzehrung auf dem Weg des Sterbens. Hieraus entwickelte sich dann auch die Praxis, den Toten eine Hostie auf die Zunge zu legen. Andererseits versiegelte die Hostie auch den Mund, die Körperöffnung, durch die die Seele den Körper verlässt, durch die aber auch Dämonen in den Körper einziehen könnten.

Seit der Karolingerzeit entwickelte sich eine neue, nun ganz kirchlich-christliche Sterbeliturgie. Es wurde für Priester verpflichtend, in der letzten Stunde da zu sein und sich um den Sterbenden und sein Seelenheil zu kümmern. Dem Sterbenden sollte geholfen werden, seine Seele Gott anzuempfehlen. Dabei war das Sterben weiterhin ein familiärer Akt, der auch der Beteiligung von Nachbarn und Freunden offen stand. Die Worte eines Sterbenden hatten besonderes Gewicht, und seine Anweisungen oder gar Prophezeiungen hatten Autorität. Zwar taucht gelegentlich das Wort Agonie in den Sterbeberichten auf, also „Todeskampf", doch wird dieser Kampf nicht weiter dargestellt. Die Buße wurde nun auch ein fester Bestandteil des Sterberituals; der Priester spendete also nicht nur die Kommunion, sondern vergab auch die Sünden.

Literarisch wurde das Sterben zur Kunst, zur Ars moriendi stilisiert: So entstand ein eigenes Genre an Literatur, mit dem sich die Lebenden auf den Tod vorbereiten konnten.[11] Diese Bücher waren aus Handbüchern hervorgegangen, die die Priester in den Händen hatten, um sich auf den Umgang mit Sterbenden vorzubereiten. Nun konnten sich Laien auf den Tod einstimmen, nicht zuletzt darauf, sich Gottes Willen zu unterwerfen und durch Reue zur Vergebung zu kommen. In der spätmittelalterlichen Literatur wie auch in der Kunst (vor allem in den Totentänzen) werden Sterben und Tod ohnehin häufig thematisiert und ebenso die Vorbereitung darauf.

11 Vgl. z.B. J. Laager, *Ars moriendi: die Kunst, gut zu leben und gut zu sterben; Texte von Cicero bis Luther*, Zürich 1996.

Das mittelalterliche Verständnis von Tod und Sterben ging von einer wechselseitigen Kommunikation von Lebenden und Toten aus: Tote konnten erscheinen, Lebende konnten den Toten durch den Ablass Gutes zukommen lassen. Der Protestantismus brach mit diesem Verständnis: Die Toten waren tot und der Gnade Gottes unterstellt, ein Fegfeuer gab es nicht, den Ablass brauchte es nicht. Allerdings hatte Martin Luther 1519 in seinem „Sermon von der Bereitung zum Sterben" noch an spätmittelalterliche Vorstellungen angeknüpft. Zur Vorbereitung auf den Tod gehörte auch für ihn die Beichte und die Sakramente der Eucharistie und der letzten Ölung. Zugleich intensiviert Luther die mittelalterliche Christusfrömmigkeit: Für ihn besteht die Sterbekunst darin, vom Tod weg und auf Christus hin zu blicken.[12]

Die Neuzeit brachte das Massensterben mit sich, das im Dreißigjährigen Krieg ungeheure Dimensionen erreichte. Zu den Folgen gehörte neben barocker Lebenslust auch die aus der Verachtung des Sterbens erwachsene Weltverachtung. Mit der Aufklärung und ihren Nützlichkeitserwägungen wurde dann einem ausufernden Sterbe- und Totenbrauchtum, zumal auf katholischer Seite, Einhalt geboten. Mit der Aufklärung säkularisierten sich die Vorstellungen von Tod und Sterben bis hin zu einer materialistischen Auffassung vom Wesen des Menschen. Andererseits blieb das christliche Ethos, in Gewissheit der Auferstehung zu sterben, erhalten und wurde auch liturgisch gestützt, wobei sich deutlich konfessionelle Unterschiede in der Ritualisierung des Sterbevollzugs bemerkbar machten. Der Erste Weltkrieg mit seiner in den Gefallenendenkmalen festgehaltenen Opfermotivik verklärte das Sterben der Soldaten als Nachfolge Jesu.

12 Martin Luther, Sermon von der Bereitung zum Sterben, Kap. 10 (zu finden in den geläufigen Luther-Ausgaben).

Seel- und Leibsorge

Die Seel- und die Leibsorge an Kranken spielten im christlichen Kontext von Anfang an eine große Rolle. Die kirchliche Praxis begleitete die Krankheit mit der dem Jakobusbrief entlehnten Krankensalbung und der Krankenkommunion, die am Ende des Lebens zur Sterbekommunion wurde. Nicht die Krankheit, sondern die Kranken waren also das Objekt des Bemühens. Immer wieder war der Ruf zu hören, Kranke nicht um ihrer Krankheit willen auszugrenzen. Gregor von Nazianz wies darauf hin, wie sehr Krankheit, vor allem Aussatz, zur sozialen Isolation führen konnte und um wieviel mehr Christen durch Besuche diese Isolation durchbrechen sollten.[13]

Institutionalisiert wurde die Zuwendung in den christlichen Gemeinden ebenso sichtbar wie dort, wo sich die Vorläufer des Krankenhauses ausmachen lassen: Pilgerherbergen konnten zugleich auch Pflegestationen für Kranke sein. Die abgeschlossene und doch für Gäste und Pilger offene Welt des Klosters zeigt in besonderer Weise, wie Seelsorge und Leibsorge zusammengehörten: So verzeichnet der aus der Zeit Karls des Großen stammende Grundrissplan des Klosters St. Gallen ein Gebäude für kranke Mönche, zu dem eine eigene Kapelle, aber auch ein Häuschen für einen Arzt und eine Apotheke gehören. Die Ordensregel des Benedikt von Nursia aus dem 6. Jahrhundert liefert dafür den literarischen Hintergrund: „Die kranken Brüder sollen einen eigenen Raum haben und einen eigenen Pfleger, der Gott fürchtet und ihnen sorgfältig und eifrig dient. Man biete den Kranken, sooft es ihnen guttut, ein Bad an; den Gesunden jedoch und vor allem den Jüngeren erlaube man es nicht so schnell.“[14]

13 Gregor von Nazianz, 14. Rede, Kap. 9–14 (Übersetzung: P. Haeuser, BKV, 1. Reihe, Bd. 59, Kempten/München 1928).

14 Regula Benedicti 36 (vgl. die geläufigen Textausgaben der Regel).

Die wesentlich öffentlichkeitswirksamere mittelalterliche Urform der Krankenhäuser waren die Spitäler, also Einrichtungen, die als Pilgerherbergen, Altersheime und auch zur Versorgung von akut oder chronisch Kranken dienten. Sie verdankten sich häufig der Stiftung reicher Bürger, die den eigentlichen Betrieb Geistlichen und Mönchen anvertrauten. Seelsorge ergab sich in einem christlichen Sinne hier wie in den Klöstern also ganz von allein, und dabei blieb es auch in evangelischen Gegenden: Mit der Reformation verschwanden zwar die Mönche und Nonnen, aber die Spitäler wurden von den Stadtverwaltungen übernommen. Seelsorge blieb auch in diesem Kontext selbstverständlich, denn zu den Spitälern gehörten nun evangelische Spitalprediger und weiterhin eine Kapelle, in der Gottesdienste abgehalten wurden.

Mit dem 19. Jahrhundert wurde die Zuwendung zu den Kranken zunehmend professioneller, und dies weniger durch eine Weiterentwicklung des Seelsorgeverständnisses – das es auch gab –, sondern durch eine Professionalisierung der Pflege: Neben katholischen Verbänden etablierten sich die evangelischen Diakonissen mit einem Ideal ganzheitlicher Zuwendung zu den Kranken. Weder Staat noch Landeskirchen standen hinter dieser neuen Organisationsform; vielmehr war sie die Folge eines Zwangs zur Selbstorganisation unterhalb der staatlichen und kirchlichen Ebene. Das Vereinswesen bot hier die notwendige Grundlage, und so gründeten zum Beispiel Theodor Fliedner 1836 den „Verein für christliche Krankenpflege in Rheinland und Westfalen“ und zur gleichen Zeit Amalie Sieveking in Hamburg einen „Weiblichen Verein zur Armen- und Krankenpflege“. Seelsorge war in solchen Konzepten Teil der Krankenpflege. Dies änderte sich mit der durchgreifenden Professionalisierung des Arztberufes seit dem späten 19. Jahrhundert, mit der die Medizin als empirisch und naturwissenschaftlich gestützte Wissenschaft und somit die ärztliche Kunst die unangefochtene Dominanz im Krankenhaus errang.

Während die Leibsorge nun Sache der Medizin wurde, stellte sich die Frage, welche Bedeutung die Seelsorge für Kranke und Krankheiten haben sollte. Mit der Verwissenschaftlichung der Psychologie und Psychiatrie um die Wende zum 20. Jahrhundert stellte sich aber noch einmal die Frage, ob die Seelsorge nicht einen Beitrag zur Heilung psychischer Krankheiten leisten könne. Der evangelische Praktische Theologe Otto Baumgarten beantwortete die Frage in seinem 1913 erschienenen Artikel „Seelsorge" in der ersten Auflage von „Die Religion in Geschichte und Gegenwart" kurz und bündig so: „Geisteskrankheit ist Gehirnkrankheit, ihre Heilung Sache des Arztes, nicht des Seelsorgers."[15] Anders las es sich 1931 in der zweiten Auflage des gleichen Lexikons: „Aber die evangelische Seelsorge hat in entscheidenden Punkten die psychotherapeutische Seelenheilung zu korrigieren und sie über ihren Relativismus und Psychologismus hinauszuführen", fehle es ihr doch an der „Möglichkeit, ein letztes Ziel zu zeigen, das nur in religiöser Bindung gesehen werden kann".[16] Dem entsprechend ist auch das später gern gezeichnete Bild nicht zutreffend, die im evangelischen Bereich dominante „Dialektische Theologie" habe die seelsorgerliche Zuwendung zu Kranken allein als Möglichkeit der Verkündigung angesehen. Dieser Eindruck entstand, als zu Beginn der 1960er Jahre von den Vereinigten Staaten aus die „Klinische Seelsorgeausbildung" gesprächstherapeutische Elemente in die Krankenseelsorge einbrachte. Freilich war es dann gerade diese Bedeutung, die darauf hinwies, dass der Umgang nicht nur mit psychisch Kranken auch von christlich-theologischer Seite aus einer gewissen Professionalität bedarf.

15 O. Baumgarten, Art. Seelsorge, in: *Die Religion in Geschichte und Gegenwart*, 1. Aufl. Bd. 5, Tübingen 1913, S. 550 (S. 528-558).

16 H. Faber, Art. Seelsorge, in: ibid., 2. Aufl. Bd. 5, Tübingen 1931, S. 386 (S. 380-386).

„Es ist wie in der Schule, wenn wir weiter in eine andere Klasse gehen"

Kinder und der Tod – religionspädagogische Perspektiven

Karsten Jung

I. Entwicklungspsychologische Grundprobleme

In einer Klasse an einer beruflichen Schule in Südbaden werden angehende Erzieherinnen in Religionspädagogik unterrichtet. Das Thema „Tod und Sterben" fasziniert die Schülerinnen, sie haben oftmals Sorge, in der Situation überfordert zu sein, mit einem Kind arbeiten zu müssen, das mit dem Tod konfrontiert ist. Die Frage, ob man Kindergartenkindern offen vom Tod erzählen sollte, wird von einer Mehrheit ablehnend beantwortet. „Dafür sind die Kinder mit fünf Jahren noch zu jung", „Man muss die Kinder doch nicht unnötig belasten". Das sind plausible Einwände, die vom Versuch zeugen, das Kind möglichst kindgerecht, also seinem Entwicklungsstand gemäß zu behandeln. Wir wollen diese Einwände daher nicht verdrängen.

Szenenwechsel. In einer Grundschulklasse wird anhand des Bilderbuchs „Hat Opa einen Anzug an?"[1], auf das wir noch zurückkommen wollen, über den Tod gesprochen. Im Buch geben Eltern und Bruder des fünfjährigen Bruno divergierende Antworten darüber, wo Opa nach seinem Tod ist. Der Schüler

1 A. Fried und J. Gleich, *Hat Opa einen Anzug an?*, München 1997.

Robert schlussfolgert: „Vielleicht wollten sie ihm das nicht sagen, weil sie finden, dass das für ihn noch nicht so, ..., dass er zu klein dafür ist.“[2]

Die Erzieherinnen und der Grundschüler sind sich einig darin, dass das Thema Tod nicht für kleinere Kinder geeignet ist. Positiv formuliert: Dass das Verstehen der Bedeutung des Todes bestimmte kognitive und emotionale Fähigkeiten voraussetzt, die nicht angeboren, sondern erlernt werden.

Fraglich ist indes zweierlei: 1. Welche konkreten Voraussetzungen müssen tatsächlich vorliegen und ab welchem Alter ist damit zu rechnen? Und 2. Welche religionspädagogischen Schlussfolgerungen sind zu ziehen, wenn man anerkennt, dass die Verstehensgrenze bei einem bestimmten Kind noch nicht überschritten ist, also konkret: Ist die spontane Reaktion der Schülerinnen und des Grundschulkindes, mit jüngeren Kindern lieber über das, worüber man nicht reden kann, zu schweigen, religionspädagogisch angezeigt?

1. In der religionspädagogischen Debatte ist noch stets ein Ansatz der „Spätdatierung“ verbreitet, also der Gedanke, dass Kinder erst relativ spät, konkret im Laufe der Grundschulzeit, in der Lage seien, sich mit dem Tod adäquat auseinanderzusetzen. Die Argumentation fußt auf den Forschungen des Genfer Pädagogen Jean Piaget und funktioniert in etwa so:[3] Kinder seien erst sukzessive in der Lage, zu erkennen, was Leben sei. Piaget zufolge können Kinder zunächst nicht zwischen belebten und unbelebten Dingen unterscheiden (z.B. kann ein Kindergartenkind der Überzeugung sein, dass es dem Ball wehtut, wenn man ihn mit dem Fuß tritt; die Sonne geht auf, weil sie das will etc.). Voll ausgebildet ist die Unterscheidungsfähigkeit

2 S. Rose und M. Schreiner, „Vielleicht wollten sie ihm das nicht sagen, weil sie finden, dass er zu klein dafür ist“. Begegnungen mit dem Thema Sterben und Tod im Religionsunterricht der Grundschule, in: Jahrbuch für Kindertheologie 1, Stuttgart 2002, S. 122.

3 Vgl. J. Piaget, *Das Weltbild des Kindes*, München 2005 (Erstauflage 1926), S. 157.

zwischen Leben und Tod erst mit Beginn des formal-operativen Denkens, also etwa ab dem 11./12. Lebensjahr.

Am Begriff des Lebens hängt nun der Begriff des Todes: Solange das Kind nicht sicher zwischen Leben und Tod unterscheiden kann, kann es die Bedeutung des Todes nicht erfassen. Hierfür gibt es eine Reihe von Äußerungsformen. Das Kind bestreitet die Endgültigkeit des Todes: Eine fast Vierjährige erklärt, dass ihr Kindergartenfreund zu ihrem Geburtstag kommen solle, denn schließlich „kann das Totsein ja nicht so lange dauern".[4] Tote können Gefühle haben: Das Grab des Haustieres muss mit Watte ausgestattet werden, damit es weicher liegt usw. Derartige Beobachtungen legen nahe, dass Kinder erst ab einem höheren Alter sachgerecht vom Tod reden können und die Religionspädagogik sich diesem Stand anpassen muss. Soweit die Argumentation Piagets und seiner Schüler.

Bei genauerem Hinsehen jedoch muss man einen differenzierteren Stand diagnostizieren. Es lohnt sich, zwischen kognitiven und emotionalen Aspekten zu unterscheiden. Hinsichtlich der kognitiven Aspekte hat Stefan Anderssohn wertvolle Unterscheidungen herausgearbeitet[5]: Zu unterscheiden sind die Erkenntnis der *Kausalität* (es wird erkannt, dass der Tod unterschiedliche Ursachen haben kann), der *Nonfunktionalität* (körperliche Funktionen enden mit dem Tod), *Irreversibilität* (Tod ist unumkehrbar) und *Universalität* (Tod betrifft alle Lebewesen, also auch das Kind selbst). Kinder können diese Erkenntnisse in unterschiedlichem Alter und in unterschiedlicher Reihenfolge vollziehen. Während eine an Piaget orientierte Religionspädagogik auf eine aktive Arbeit mit dem Thema Tod vor dem Erreichen des fortgeschrittenen Grundschulalters verzichten müsste, öffnet die vorgetragene Unterscheidung die

4 C. Fleck-Bohaumilitzky, „Wie Kinder Tod und Trauer erleben", in: http://www.familienhandbuch.de/cms/Trauer.pdf, S. 3.

5 Vgl. K.P. Henn u.a.: *Evangelische Religionspädagogik*, Köln 2011, S. 207.

Chance, Kinder individuell auf ihrem jeweiligen Stand zu begleiten und eventuell auch anzuregen, sich einen weiteren Erkenntnisbereich zu erarbeiten. Gerade die Erkenntnis der Universalität des Todes führt Kinder mitunter in eine Krise, die Sterbensängste auslösen kann und die der religionspädagogischen Aufarbeitung bedarf, vgl. unten IV.

Auf der Ebene der Emotionen dürfte unmittelbar einsichtig sein, dass auch sehr kleine Kinder Erfahrungen des Todes verarbeiten können und dies auch tun: Reaktionen wie Weinen, Stillsein, die Hände vor die Augen halten, aber auch Bewegungsdrang sind schon im Alter von 2 Jahren zu beobachten. Dabei sind die Reaktionen der Betroffenheit bis in das Jugendalter hinein oft nur von kurzer Dauer: Kinder zeigen ihre Verarbeitung des Todes auch in heiteren Reaktionen, im Wunsch, spielen zu gehen usw. – Erwachsenen fällt es manchmal schwer, zu akzeptieren, wenn beispielsweise die Kinder direkt nach einer Beerdigung anfangen, noch auf dem Friedhof Verstecken zu spielen. Dies als emotionalen Mangel zu deuten, wäre indes eine Fehlinterpretation.

2. Es stellt sich die Frage nach dem religionspädagogischen Umgang mit dem Thema. Folgerichtig kann sich kindgerechte pädagogische Arbeit nur auf die Bereiche beziehen, die das Kind emotional oder kognitiv nachvollziehen kann. Geht man davon aus, dass der differenzierte Blick auf die Entwicklung der Kinder die Realität besser abbildet, als die strenge, nach Altersstufen geordnete Sichtweise Piagets, folgt zunächst einmal, dass zu Beginn der Arbeit eine Diagnose stehen muss: Auf welchem Stand steht ein Kind eigentlich? Wie, auf welche Weise, kann dieses Kind den Tod verstehen?

II. Hinführung: Was heißt eigentlich „den Tod verstehen“?

1. Nachdenken über den Tod und die Bewältigung der Trauer

Es drängt sich zunächst die Frage auf, warum das Nachdenken über den Tod eigentlich religiöses Nachdenken ist, und, sofern es mit Kindern geschieht, in den Zuständigkeitsbereich der Religionspädagogik fällt. Der Tod ist zunächst einmal ein biologischer Vorgang, den andere Wissenschaften und ihre Fachdidaktiken besser beschreiben können. Dennoch geht die Frage nach dem Tod nicht in der Biologie auf. Letztlich klingt die biologische Antwort etwas defätistisch: Alle müssen sterben, so ist das eben. Friedrich Schweitzer hat darauf hingewiesen, dass hinter „dieser scheinbar so harmlosen Antwort oft ein ganzes Weltbild“ liegt.[6] Die Schicksalsergebenheit, die hieraus spricht, lässt keinen Raum für Hoffnungen und Träume, im Grunde auch nicht für Trauer. Menschliche Beziehungen bauen auf der Überzeugung auf, dass mein Gegenüber mehr ist, als ein bloßer Organismus. Daher enden Beziehungen auch nicht, wenn der Organismus endet; auf diesen Gedanken wollen wir noch zurückkommen. Eine rein biologische Sicht verkürzt das Geschehen, das mit dem Tod verbunden ist.

Zur Trauerbewältigung ist es erforderlich, die vormals an den Lebenden geknüpfte Beziehung von seinem toten Organismus zu trennen. Geschieht das nicht, kann sich der Trauernde nicht von dem Toten lösen und verfängt sich in seiner Trauer.

Da das physische Gegenüber fehlt, verlangt die Bewältigung seiner Abwesenheit die Vorstellung eines Ausgleichs des physischen Fehlens. Im Finden dieses „Ausgleichs“, eines neuen Bezugspunkts für die durch den Tod gestörte Beziehung, liegt der Kern der Bewältigung von Trauer. Da die Naturwissenschaften ungeeignet sind, den Menschen diesen Be-

6 F. Schweitzer, *Das Recht des Kindes auf Religion. Ermutigungen für Eltern und Erzieher*, Gütersloh [2]2005, S. 31.

zugspunkt zu geben – biologisch ist er ja tot – sucht der Mensch nach anderen „Bezugspunktgebern". Einen solchen Bezugspunktgeber kann man mit der Sprache der Religion Gott nennen und der Zugang zu ihm unterscheidet sich signifikant von Urteilen, die der Logik des Beweises folgen. Man kann ihn als glauben oder hoffen bezeichnen. Dieser Zugang ist zutiefst irrational, insofern er nicht auf einem rationalen Beweis als Voraussetzung beruht. Aber er entfaltet eine neue Rationalität, indem er zum Verstehen führt: In der Perspektive dieses Zugangs, in der Perspektive des Glaubens zeigt sich die Realität neu. Der Tod verliert seine Bedeutung, weil er in der Perspektive des Glaubens den Toten aus seiner Vergänglichkeit wegführt und die Beziehung zu ihm trotz seines Todes aufrechterhält. Man kann diesen Gedanken in der Sprache der Religion als ein Weiterleben nach dem Tod bezeichnen. Jedenfalls gilt: In der Perspektive des Glaubens entdeckt der Trauernde Sinn, weil die in ihm durch das fehlende Gegenüber hervorgerufene Sinnlosigkeit überwunden wird.

Eine kurze letzte Überlegung: Wenn der Gedanke stimmt, dass die Beziehung zu einem Menschen nicht mit dem Tod aufhört, weil der Mensch mehr ist, als ein bloßer Organismus, dann ist der daraus folgende Gedanke, dass das Leben mit dem Tod nicht endet, nicht eine Naivität religiöser Spinner, sondern geradezu die conditio humana. Wir kommen darauf noch zurück.

2. Biblische Perspektiven

Die Bibel kennt zahlreiche Beispiele, in denen sich Menschen gedanklich um das Spannungsfeld von Leben und Tod bemühen. Sie berichtet davon, dass das Leben des Menschen nicht nur eingebunden ist in die Beziehungen der Welt, sondern getragen ist von einem Bezugspunkt, den sich der Mensch nicht selbst geben kann. In ihrer Sprache wird dies als die Schöpfung der Welt bezeichnet. Die Rede von der Schöpfung besagt, dass der Mensch mehr ist als das, was er aus der Perspektive der Welt zu sein scheint (Gen 1,27)[7], dass er in besonderer Weise auf einen Garanten bezogen ist, der außerhalb der Logik der Welt handelt.

Dies ist die Voraussetzung für den biblischen Umgang mit dem Tod. Wir wollen uns in aller Kürze einem der wichtigsten Texte zu diesem Thema zuwenden, 1 Kor 15. Der Text gipfelt 1 Kor 15,55 in dem Ausruf: *„Tod, wo ist dein Sieg? Tod, wo ist dein Stachel?"*. Dieser Ausspruch folgt aus der Auferstehungshoffnung, die vorher thematisiert wurde. Auferstehung war und ist für Menschen in Vergangenheit und Gegenwart schwer vorstellbar, behauptet sie doch schlechthin Unnachvollziehbares. Paulus äußert sich für seine Lösung des Problems zur gängigen Vorstellung der Auferstehung der Seele: Gäbe es, wie im Hellenismus behauptet, eine unsterbliche Seele, wäre der Tod ein harmloses Ereignis wie der Schlaf.[8] Diese Vorstellung weist Paulus als eine hilflose Naivität zurück.

Ein Blick auf Vers 35ff. lohnt.[9] Paulus vergleicht den Menschen mit einem Korn, das, vermeintlich tot, ein neues Leben mit einem neuen Körper entfalten kann. Das Weiterleben nach dem Tod ist also nicht anders denkbar, als etwas, was sich

7 Es wäre ein Missverständnis, die Schöpfungsgeschichte als Tatsachenbericht zu lesen und die Rede von der Gottebenbildlichkeit des Menschen so zu verstehen, dass sich aus der Realität des Menschen ein Rückschluss auf Gott machen ließe. Dies wäre nicht nur ein unzulässiger erkenntnistheoretischer Kategoriensprung, sondern vor allem nimmt es der Schöpfungsgeschichte ihre eigentliche Pointe. Ein sachgemäßes Verständnis ist nur subjektivitätstheologisch zu erreichen, also etwa: Die Schöpfungsgeschichte will mir als Glaubenden einen persönlichen Bezugspunkt geben, der außerhalb der Welt liegt. Ich, jeder von uns, ist mehr, als der Materialismus uns glauben machen mag. Ich gehe nicht in den Bezügen der Welt auf, weil in mir etwas von Gottes Schöpfungshandeln deutlich ist – die Gottebenbildlichkeit.

8 Vgl. hierzu R. Bultmann, „Karl Barth, ‚Die Auferstehung der Toten'", in *Glauben und Verstehen* (GuV) 1, S. 38-64, hier S. 57f.

9 Vgl. für das Folgende D. Zeller: *Der erste Brief an die Korinther* (KEK 5), Göttingen 2010, S. 508ff.

durch einen Körper (σῶμα/sôma) auszeichnet. Doch wie hat man sich das vorzustellen?

Ähnlich wie bei der Schöpfungsvorstellung erweist sich der Zugang vom glaubenden Subjekt als hilfreich. Nach dem 1 Kor 15 steht für den Menschen und sein Bewusstsein die Körperlichkeit (σῶμα) im Mittelpunkt.[10] Sie eint alle Menschen. Fraglich ist, wie ein Mensch sein Leben deutet, und hier entsteht der Unterschied. Aus der Perspektive der Bezogenheit auf Gott, wie sie die Schöpfungsgeschichte nahelegt, qualifiziert sich das Sein des Menschen neu: Ist es ohne diese Perspektive gekennzeichnet durch Körper und Tod – und mit dem Tod beendet, so führt Paulus als entscheidende Qualifikation des menschlichen Seins ein, dass es, bezogen auf Gott, durch Körper und Leben gekennzeichnet ist. Neben dem Tod, der das Ende des irdischen Lebens bedeutet, gibt es noch, bezogen auf Gott, etwas Anderes. Paulus nennt es Leben und ist sich sicher, dass hier die wahre Bedeutung des Wortes Leben liegt – das dem Tod geweihte, materialistische Dahinvegetieren verdient die Bezeichnung Leben nicht. Aus der subjektiven Vorstellung, dass mein Leben bezogen ist auf etwas Außerweltliches, auf Gott, speist sich die Vorstellung, dass der Tod als innerweltliches Ereignis diese Bezogenheit nicht nehmen kann. Diese Überzeugung ist Leben im Sinne des Paulus. Es geht hier nicht um ein großes apokalyptisches Ereignis im Sinne eines objektiven Geschehens, sondern um eine subjektive Neubewertung des Seins im Verhältnis Individuum – Gott. Aus dieser subjektiven Bewertung erschließt sich das eigene Sein und das Sein eines Toten, über den man trauert, neu: Es ist qualifiziert durch sein Sein auf Gott hin, durch das Leben – und eben nicht mehr durch den Tod. Hier schließt sich der Kreis und Paulus kann das Qualitätsmerkmal angeben, ob dieser Bewertungsprozess gelungen ist. Ist er es, so gilt subjektiv: *„Tod, wo ist dein Sieg? Tod, wo ist dein Stachel?“*

10 Vgl. im Folgenden Bultmann, op. cit., S. 58.

Dass Tod und Leben ihre Qualität in der Deutung des Subjekts erhalten, ist ebenso ein Charakteristikum des Johannesevangeliums. Der Christus des Johannesevangeliums stellt seine Hörer vor die Entscheidung: *Wer an den Sohn glaubt, der hat das ewige Leben* (Joh 3,36; ähnlich 5,24; 6,47). *Ich bin die Auferstehung und das Leben. Wer an mich glaubt, der wird leben, auch wenn er stirbt* (Joh 11,25). In sachlicher Nähe zu Paulus weiß Johannes auch darum, dass Leben und Tod, religiös verstanden, nicht identisch mit dem Funktionieren und Nichtfunktionieren des Organismus sind. Und dass die Frage, ob man lebt oder tot ist, nicht mit dem biologischen Tod zusammenfällt, sondern in der Gegenwart entschieden wird. Wer biologisch tot ist, kann im religiösen Sinne leben und wer biologisch lebt, kann im religiösen Sinne tot sein.[11] Johannes argumentiert dennoch anders als Paulus: Nicht von der Schöpfung her, sondern ganz von Christus. Für ihn steht nicht das Warum im Vordergrund, sondern das Wozu: Das Leben hat Herkunft und Zukunft in Gott, uns in der Gestalt Christi begegnend.

III. Exegetisch-religionspädagogische Korrelationen

Auf den ersten Blick möchte man meinen, dass unsere exegetischen und systematisch-theologischen Gedanken ohne Auswirkung auf die religionspädagogische Praxis seien, berühren sie doch Fragen, die selbst für Erwachsene höchst schwierig zu durchdenken sind.

Bei genauerem Hinsehen ergeben sich jedoch erstaunliche Anknüpfungspunkte. Wir gehen zunächst mit Schleiermacher davon aus, dass der Mensch eine natürliche Anlage zur Religion hat. Religion als die Suche nach Sinn, als „Geschmack für

11 Das ist im Grunde die Spitze des Konzepts der präsentischen Eschatologie, dass die Endzeit, also die Qualifizierung, ob ein Mensch religiös lebt oder tot ist, bereits während des biologischen Lebens eintritt.

das Unendliche“[12] ist auch dem kleinen Kind zueigen: „Der Mensch wird mit der religiösen Anlage geboren wie mit jeder andern, und wenn nur sein Sinn nicht gewaltsam unterdrückt, wenn nur nicht jede Gemeinschaft zwischen ihm und dem Universum gesperrt und gewaltsam verrammelt wird, so müsste sie sich auch in jedem auf eigene Art entwickeln.“[13] Wenn das so ist, dann müssten Kinder eigentlich in der Lage sein, eine religiöse, das heisst eine über das rein biologisch-naturwissenschaftliche Verständnis hinausgehende Sicht auf das Thema Tod zu entwickeln – es sei denn, dieses Verständnis ist bei ihnen „gewaltsam unterdrückt“, „verrammelt“ worden.

In der Tat sind Kinder für religiöse Fragen empfänglich. Ihre Welt ist voll Phantasie, die Deutung ihrer Umwelt nimmt Bezug auf Elemente, die man im weitesten Sinne als religiös bezeichnen kann. Machen wir ein Gedankenexperiment, nicht ohne gewisse Risiken: Wie wäre es, die oben beschriebenen Kinderäußerungen nicht als Schwäche, sondern als Stärke aufzufassen?

Offenbar geht, folgt man Piaget, der Lebensbegriff von einigen Kindern nicht parallel zu dem biologischen Lebensbegriff – „Totsein kann nicht so lange dauern“. Der Tod ist irreversibel, biologisches Totsein schließt Leben aus. Nicht so der paulinische Begriff von Leben und Tod: Wer die Welt aus der falschen Perspektive betrachtet, der ist schon mitten im Leben tot. Und umgekehrt: Wer sich und sein Leben aus der Perspektive des Glaubens betrachtet, für den hat der Tod keinen Stachel mehr, weil der Lebensbegriff viel weiter über das Funktionieren des Organismus hinausgeht.

Anderen Kindern ist die Universalität des Todes noch nicht klar – „meine Mama stirbt nicht“. Zwar wäre es überinterpretiert, hier ein Konzept einer präsentischen Eschatologie sehen zu wollen; dennoch gibt es erstaunliche Parallelen zu der bibli-

12 Vgl. F. Schleiermacher, *Über die Religion. Reden an die Gebildeten unter ihren Verächtern* (1799), KGA, Berlin 2001.

13 Ibid., S. 144.

schen, insbesondere johanneischen Vorstellung, dass sich die Frage des Lebens an der Haltung zu Christus entscheidet und in der Tat die einen sterben und die anderen nicht.

Bringen wir das Gedankenexperiment zu einem Fazit: Wäre es möglich, dass das Kind eine Anlage hat, die Welt in einer größeren Weite zu verstehen? Sicherlich noch nicht im Sinne eines ausgearbeiteten, durchdachten Konzepts, aber im Sinne eines ersten Aufkeimens einer Idee?

Schleiermacher schreibt über die Kinder: „Mit großer Andacht kann ich der Sehnsucht junger Gemüter nach dem Wunderbaren und Übernatürlichen zusehen. Schon mit dem Endlichen und Bestimmten zugleich suchen sie etwas Anderes, was sie ihm entgegensetzen können; auf allen Seiten greifen sie darnach, ob nicht etwas über die sinnlichen Erscheinungen und ihre Gesetze hinausreiche. ... Das ist die erste Regung der Religion.“[14]

Nach Schleiermacher sind die „verständigen und praktischen Menschen“ die größten Feinde der Religion.[15] Könnte es sein, dass in den Kindern diese Anlage zu einem sachgerechten Verständnis des Todes von Erwachsenen „gewaltsam unterdrückt“, dass ihnen die weite Sicht der Dinge systematisch „verrammelt“ wird? Wenn das stimmte, dann müssten wir uns auf eine andere Form der Trauerpädagogik einlassen. Das Argument: „Bruno ist zu klein“ zählt dann nicht mehr. Und mehr noch: Wir müssten uns die Gegenfrage gefallen lassen, ob wir als Erwachsene uns nicht die Sicht haben verrammeln lassen, ob nicht möglicherweise wir selbst es sind, die den Tod nicht oder besser: nicht mehr verstehen. Man kann es auch anders sagen: Die Auseinandersetzung mit einem Kind nötigt uns die Frage auf, wie wir es selbst mit der Religion, mit der Trauer, mit dem Tod halten.

14 Ibid., S. 145.
15 Vgl. ibid., S. 144.

Ein retardierender Einwand sei getätigt, um Missverständnissen vorzubeugen: Natürlich kann es, wenn man einen Perspektivenwechsel im oben angezeigten Sinne vornimmt, nicht darum gehen, zu denken, dass Kinder ein vollendetes Verständnis von der Sache hätten und Erwachsene nicht. Natürlich fehlen Kindern in der Regel die notwendigen Begriffe, das Fachwissen usw. Vielleicht ist zum sachgerechten Verständnis des Todes auch notwendig, die Härte des biologischen Todes kognitiv durchdacht zu haben. Vielleicht ist es notwendig, „im finsteren Tal zu wandern", um die religiöse Verheißung des Lebens voll zu erfassen. Jedoch das Tal allein macht's nicht: Mancher Erwachsene findet in der Wanderung im finsteren Tal nicht den Trost des Stecken und Stabes Gottes.

Kinder haben, so die These, eine Ahnung, aber kein vollkommenes Verständnis von den Dingen, die manchem Erwachsenen abhanden gekommen ist. Eine gute Religionspädagogik würde, so die Schlussfolgerung aus dieser These, Kindern helfen, mit diesen Ahnungen zu arbeiten.

IV. Kinderdeutungen des Todes

In den letzten Jahren werden Kinder verstärkt als „Produzenten" theologischer Äußerungen wahrgenommen.[16] Kinder drücken nicht nur Gefühle aus, sondern denken über sich, ihre Umwelt, ihr Leben im Lichte des Unbedingten nach, betätigen sich somit „theologisch". Freilich darf man Kindertheologie nicht mit wissenschaftlicher Theologie, wie sie an den Universitäten getätigt wird, verwechseln. Dennoch ist sie nicht kleinzureden: Kinder denken schon in relativ frühem Alter auf einer Metaebene über religiöse Fragen nach. Nichts anderes ist Theologie.

16 Vgl. A. Bucher, „Kindertheologie: Provokation? Romantizismus? Neues Paradigma?", in: Jahrbuch für Kindertheologie 1, Stuttgart 2002, S. 9-27.

So äußern in einem Unterrichtsgespräch in einer ersten Klasse Schüler: „Aber das stimmt doch auch, der Körper liegt auf'm Friedhof und der Geist ist im Himmel“ oder „Das ist mein Bild und ich hab hier die Wolken so gemalt, damit man sieht, dass die Seele schon ein bisschen höher ist als die Wolken“.[17] Hier findet sich das von Paulus abgelehnte Konzept des Weiterlebens der Seele. Die Kinder haben eine Vorstellung vom Himmel, können sie aber noch nicht vom Himmel über uns unterscheiden (Unterscheidung heaven – sky). In beidem zeigt sich der Ansatz, das Leben nicht als auf den Organismus verengt zu sehen, gleichwohl ist der Gedankengang noch kindlich-naiv.

Differenzierter äußert sich ein 9jähriger: „Was ist der Tod? Nun ich denke, er ist ein Teil des Lebens eines Menschen. Wie die Schule. Das Leben hat viele Teile. Nur ein Teil davon ist irdisch. Es ist wie in der Schule, wenn wir weiter in eine andere Klasse gehen. Zu sterben heißt, ein neues Leben anfangen. Jeder muss einmal sterben, aber die Seele lebt weiter.“[18] Der Schüler benutzt zwar noch die Rede von der Seele, ist aber implizit dem Konzept des Paulus näher, wenn er die Metapher vom Gehen in eine andere Klasse benutzt: Dies setzt eine Veränderung voraus, die aber sich nicht auf eine Trennung von Leib und Seele beziehen kann: Die subjektive Identität bleibt gewahrt, nur ändert sich der Blickwinkel mit den Umständen.

Elisabeth Kübler-Ross beschreibt eine Vierjährige, die empathisch ihrer Mutter sagt, dass Jesus ihr gesagt habe, dass sie in den Himmel komme und dass es dort so schön sei.[19] Ungeachtet dessen, ob man die dazu erzählte Rahmengeschichte (das Mädchen wurde kurz darauf ermordet) glauben mag, oder nicht: Auch hier zeigt sich eine Ahnung des neuen Seins, das den Tod überwindet.

17 Rose/Schreiner, op. cit., S. 123.
18 Fleck-Bohaumilitzky, op. cit.
19 Vgl. E. Kübler-Ross, *Kinder und Tod*, München 2008, S. 172f.

Ein Gespräch zwischen einem Jungen und seiner Großmutter verläuft wie folgt: „Wirst du ein Engel sein, wenn du stirbst, Großmama?" – „Das hoffe ich." – „Man kann Engel nicht sehen, gell?" – „Nein" – „Könntest du jetzt sterben, Großmama? Dann könntest du immer bei mir sein."[20] Der Junge hat hier ein implizites Konzept des Lebens, was dem paulinischen Konzept recht nahe ist: Die Frage des biologischen Todes spielt für ihn überhaupt keine Rolle, statt dessen ist für ihn relevant, dass die Großmutter das verwandelte Sein der Engel hat, und das möglichst schnell. Der Lebensbegriff ist hier ganz losgelöst vom biologischen Leben und Sterben.

V. Religionspädagogische Antworten

1. Diagnose vor Handlung

Die oben beschriebenen Beispiele untermauern die in III. geäußerte These, dass Kinder durchaus eine Ahnung von einem weiteren Lebensbegriff haben. Vielfach wird ihnen von Erwachsenen mit ausweichenden Antworten begegnet: „Dafür bist du zu klein". Umgekehrt kommt es vor, dass Erwachsene einem Gespräch ausweichen, indem sie eine vulgärtheologische Vorstellung vortragen, um das Thema zu erledigen: „Oma ist jetzt im Himmel und schaut auf dich herab". Das kann für Kinder, die ja, wie oben gezeigt, empfänglich sind für die Vorstellung eines Lebens nach dem Tod, plausibel sein. Ob es allerdings wirklich tröstlich ist, hängt von den individuellen Voraussetzungen ab. Es wird durchaus nicht von allen Kindern als hilfreich empfunden, zu denken, dass eine bestimmte Person immer, also auch dann, wenn sie physisch abwesend ist, da ist und auf sie aufpasst. Im Kinderbuch „Hat Opa einen Anzug an?" ist ein solches Beispiel beschrieben: Der fünfjährige Bruno isst gern Brot mit Senf, wofür ihn sein Großvater ausschimpfte.

20 Ibid., S. 186.

Zwischen seinem Bruder Xaver und Bruno ergibt sich folgender Dialog[21]:

> „Wieso hältst du das Brot mit dem Senf nach unten?“, fragte Xaver.
> „Weil der Opa es sonst vom Himmel aus sieht“, sagte Bruno.
> Xaver lachte ihn aus. „Du bist so blöd“, sagte er und rannte aus der Küche. Bruno aß nachdenklich sein Senfbrot. Wahrscheinlich war der Himmel eh so weit weg, dass der Opa nicht sehen konnte, womit Brunos Brot bestrichen war. Kurzsichtig war der Opa auch.

Das Beispiel ist fiktiv, könnte aber durchaus real sein. Es hat einen doppelten Boden: Zum einen hat Bruno, der von seinen Eltern zu hören bekam, dass Opa im Himmel sei und ihn jetzt sehe, seine liebe Not mit dieser Vorstellung. Er glaubt daran, versucht aber, die Konsequenzen zu umgehen. Weil er seinen Großvater im konkreten Himmel vermutet, schließt er folgerichtig, dass dieser sein Senfbrot sehen müsse und dreht es ebenso folgerichtig um. Der Umgang mit der Vorstellung gelingt Bruno auch ganz gut.

Interessant ist aber noch eine andere Facette, die bei Kindern nicht ungewöhnlich ist: Der ältere Bruder Xaver hat seinen Sinn für's Unendliche bereits verloren. Er hält die „Theologie“ Brunos für eine Kinderei, Bruno ist „blöd“. Bruno zieht aber eine andere Konsequenz, als sein Bruder gern hätte: Er bleibt in seinem Weltbild und versucht, die Aussage des Bruders in dieses zu integrieren: Nicht etwa zieht er den Schluss, dass Opa gar nicht so, wie er sich das dachte, im Himmel ist. Diese Vorstellung bleibt Bruno erhalten; nur versucht er, sich zu erklären, warum der Bruder ihn für blöd hält. Die naheliegende Erklärung: Opa ist kurzsichtig, die Entfernung ist zu groß.

Was ist religionspädagogisch aus dieser Episode zu lernen? Die Geschichte von Bruno ist so angelegt, dass sie unterhaltsam ist und zu einem guten Ende führt, obwohl Brunos Be-

21 Fried/Gleich, op. cit., keine Seitenangabe.

zugspersonen es sich teilweise zu leicht machen („Opa ist im Himmel“) oder die dann ihm, der sich ein von den Eltern angeregtes Deutungssystem erarbeitet hat, dieses Deutungssystem wieder zerstören („Du bist so blöd“). In der Geschichte hat Bruno eine hohe Resilienz und ist in der Lage, die Trauerbewältigung weitgehend allein zu vollziehen. Das muss aber in der Realität keineswegs so sein. Religionspädagogisch unachtsames Handeln kann Krisen, eventuell sogar psychische Störungen hervorrufen. Wie jedoch kann es vermieden werden?

Was die genannten Reaktionen, auch die Reaktion „Dafür bist du zu klein“, eint, ist, dass eine gründliche Diagnose fehlt. Was genau eigentlich bewegt Bruno, der stellvertretend für andere Kinder steht? Für eine Diagnose des Entwicklungsstandes wäre es hilfreich, Bruno selbst zu befragen. Wie stellt er sich eigentlich vor, wie es mit dem Großvater weitergeht? Welche kognitiven Kenntnisse hat er bezüglich des Todes (vgl. oben I.)? Welche emotionalen Reaktionen zeigt er?

Es gibt viele Möglichkeiten der Diagnose. Man kann ein Kind erzählen lassen und durch Fragen anregen: „Was meinst Du, was mit Opa ist?“ Gegebenenfalls ist nachzufragen: „Wo ist der Himmel?“ oder „Kann Opa dich auch hier, in diesem Raum sehen / ist er auch hier bei dir?“ usw.

Kinder können malen, wie sie sich vorstellen, was mit dem Toten ist oder wie sie sich den Tod generell vorstellen. Man kann sie ein letztes Bild für Opa malen lassen, das sie bei der Beerdigung mit ins Grab geben. Ein Kind, das schreiben kann, kann auch einen Brief schreiben, in dem es ausdrückt, was es bewegt. All diese Maßnahmen dienen nicht nur der Diagnose des Entwicklungsstandes – sie sind bereits Hilfen zur Trauerbewältigung für das Kind und haben als solche einen hohen Eigenwert.

Ist der Entwicklungsstand diagnostiziert, kann ihm entsprechend gehandelt werden. Es bringt nichts, einem Kind etwas beibringen zu wollen, was es nicht verstehen kann.

2. „Du bist ja so blöd!" – Vorstellungen von Kindern korrigieren?

Die Debatte, ob Kinderäußerungen einfach nur zur Kenntnis genommen werden sollen oder zu korrigieren sind, ist genauso alt wie der Ansatz, dass Kindern überhaupt zugetraut wird, sich eigenständig theologisch zu äußern. Bereits vor über 20 Jahren sind die Kernargumente von Anton Bucher und Bernhard Grom vorgetragen worden. Anton Bucher plädoyierte energisch dafür, Kinder in einer „Ersten Naivität" zu belassen.[22] Wie kommt er dazu? Bucher schildert eine typische Unterrichtsszene, in der eine Lehrerin die Vorstellung eines Kindes, man komme in die Hölle, wenn man nur tief genug grabe, umgehend korrigiert.[23] Bucher kritisiert das Verhalten der Lehrerin und fordert, kindliche Religionsvorstellungen ernster zu nehmen. Kinder seien nicht in der Lage, religiöse Symbole wie Himmel und Hölle als Symbole zu deuten und daher in ihren Vorstellungswelten zu belassen.[24]

Bernhard Grom, der von Bucher massiv angegriffen wurde, wehrte sich in der gleichen Zeitschrift mit einer kurzen, aber inhaltsreichen Replik, die den Gegenpol für die folgende Debatte markierte.[25] Buchers Absicht führe „in ihrer Stoßrichtung zu einer Naivität nicht der Kinder, sondern der Erzieher ..., zu einem Zurück zur althergebrachten Art, über Bibel und Glauben zu sprechen.[26] Buchers Ansicht verkenne das Potential der Kinder – bei aller Tendenz zu naiven Vorstellungen habe das Kind auch „eine intuitive Ahnung von einem übermenschlichen Schöpfer".[27] Nur diese könne eine solide Grundlage für

22 A. Bucher, „Wenn wir immer tiefer graben ... kommt vielleicht die Hölle". Plädoyer für die Erste Naivität, in KatBl 9/1989, S. 654-663.

23 Vgl. ibid., S. 654.

24 Vgl. ibid., S. 662f.

25 B. Grom, „Zurück zum alten Mann mit Bart? Zu Anton A. Buchers Plädoyer für die ‚Erste Naivität'", in KatBl 11/1989, S. 790-793.

26 Vgl. ibid., S. 790.

27 Vgl. ibid.

den späteren Glauben sein; Grom schließt sich hier, ohne ihn zu nennen, Schleiermacher an. Nach Grom will Bucher die Naivität fixieren – Ziel eines guten Religionsunterrichts aber sei es, das Kind weiterzuführen.

Grom stellt ein Alternativkonzept zu Bucher vor: Die Vorstellung eines liebenden Gottes solle nicht „begrifflich andoziert", sondern „ganz innerhalb des Erlebens" geweckt werden[28] und dieses religiöse Erleben solle vom Erzieher gefördert werden.

Damit ist religionspädagogisch die gesamte Bandbreite des Handelns eröffnet. Buchers Vorgehen, Kinder prinzipiell nicht zu korrigieren, führt den Pädagogen zu erheblichen Belastungen. Im Kind könnten falsche Hoffungen Raum gewinnen: Der Tote wird beispielsweise biologisch nicht wieder lebendig. Hier Hoffnungen zu wecken oder zu belassen, kann sich zum pädagogischen Bumerang entwickeln. Auch ist es zumindest fraglich, ob Vorstellungen, die leicht überprüfbar falsch sind – wie die von Bucher genannte Vorstellung, man komme in die Hölle, wenn man nur tief genug grabe – einem Kind wirklich nutzen.

Ausgehend von dem oben Beschriebenen scheint Groms Ansatz weiterführender zu sein. Es geht darum, das Kind ernstzunehmen und ihm, mit Schleiermacher gesprochen, seine Fenster zum Übersinnlichen, seinen Sinn für's Unendliche nicht zu verrammeln. Insoweit gilt: So wenig Korrektur, wie möglich. Das gilt auch und gerade dann, wenn das Kind Vorstellungen äußert, die für Erwachsene, gerade solche, die praktizierende Christen sind, befremdlich oder abergläubisch erscheinen mögen: Wenn beispielsweise das Kind von Wiedergeburt redet oder sich Höllenstrafen ausmalt, die für die meisten Erwachsenen zumindest nicht Kernbestandteil des eigenen Glaubens sind, so ist das ebenso wenig „schlimm", wie der

28 Vgl. ibid., S. 792.

Umstand, dass ein Kind ein totes Haustier im „Schuhkarton-Sarg“ auf Watte betten möchte, damit es weich liegt.

Es gibt aber sehr wohl Fälle, wo die Korrektur angebracht ist. Solche liegen vor allem dort vor, wo ein Kind Dinge behauptet, die leicht mit den Mitteln des Kindes falsifiziert werden können: Ein Kind kann durch Graben leicht feststellen, dass nicht die Hölle kommt. Eine Korrektur in diesem Fall muss im übrigen keineswegs so erfolgen, dass man dem Kind gegenüber die Falschheit seiner Aussagen behauptet, sondern mit ihm gemeinsam die Stichhaltigkeit seiner These „ausprobiert“.

Wo genau die Grenze ist, kann nur mittels der Diagnose des Entwicklungsstandes festgestellt werden. Diese Entscheidung kann daher nur individuell gefällt werden. Die Vorstellung, Opa sitze hinter einer Wolke, kann, wie oben gezeigt, entwicklungshemmend und entwicklungsfördernd sein. Gleiches gilt für Handlungen, die aus dieser Einstellung resultieren: Es kann passieren, dass Kinder bis ins Erwachsenenalter aus der Vorstellung, Opa sei im Himmel, auf einen bestimmten Berg oder Hügel klettern, um ihm näher zu sein. Auch wenn hier ein Missverständnis des Wortes Himmel (sky statt heaven) vorliegt, heißt das nicht, dass das Gefühl der Nähe, das auf dem Berg erlebt wird, nicht sukzessive in ein von dem ursprünglichen Missverständnis gelöstes allgemeines Gefühl transformiert wird.

Zusammengefasst kann man eine pragmatische religionspädagogische Handlung auf die Faustregel bringen: „Korrektur dann, wenn das Kind etwas sagt, das für es selbst nachprüfbar falsch ist.“ Das heißt im Umkehrschluss: Keine Korrektur, wenn es sich um Glaubensansichten handelt, also solchen, die sich der Überprüfbarkeit entziehen.

3. Von der Dauer kindertheologischer Vorstellungen

Kindertheologische Vorstellungen haben eine sehr unterschiedliche „Haltbarkeit". Manche sind nach wenigen Wochen wieder verschwunden, weil sie einer anderen Deutung Platz gemacht haben; andere bleiben über Jahre, vielleicht sogar Jahrzehnte. Man kann kaum vorhersagen, welche sich zu dauerhaften religiösen Vorstellungen entwickeln und welche nicht.

Dennoch gibt es Prozesse, die sich zumindest mit starken Wahrscheinlichkeiten beschreiben lassen. Eine solche Wahrscheinlichkeit betrifft Vorstellungen, die man als Mythos bezeichnen kann. Mythos in diesem Sinn sind solche Vorstellungen, in denen eine Gottheit direkt in das Weltgeschehen eingreift, dabei die innerweltliche, durch Naturgesetze gegebene, Kausalität durchbricht und den Lauf der Dinge nach einem eigenen Plan verändert. Beispiele für solche Mythen sind Wundergeschichten, die Eingriffe der griechischen und römischen Götter in den Heldensagen der Antike, Geschichten von Dämonen und Geistern, die irgendwo lauern, um den Menschen zu schädigen oder ihm zu helfen usw.

Wir haben an anderer Stelle nachgewiesen, dass eine hohe Wahrscheinlichkeit besteht, dass Kinder solche mythologischen Vorstellungen bereits während der Grundschulzeit ablegen, nicht erst mit der Pubertät.[29] Kinder neigen schon früh dazu, eine rational-naturwissenschaftliche Erklärung eines Sachverhalts (der Arzt hat den Patienten geheilt) einer mythologischen Erklärung (es geschah ein Wunder) vorzuziehen. Eine Konkurrenz rational-naturwissenschaftlicher und mythologischer Weltdeutungen wird in aller Regel zugunsten der rational-naturwissenschaftlichen aufgelöst. Dieser Effekt ist immerhin bei rund 70% von Fünftklässlern nachweisbar; mit

29 Vgl. K. Jung, *Die Mythos-Falle. Religion (ver)lernen im mehrheitlich konfessionslosen Kontext*, Berlin 2009.

steigendem Alter dürfte die prozentuale Anteil weiter steigen.[30] Sofern die Kinder in einer solchen Konkurrenz-Situation keine Anregung bekommen, dass es religiöse Deutungen von Ereignissen gibt, die ohne Mythos auskommen, identifizieren sie Religion und Mythos und halten die Religion für Kinderkram: „Du bist so blöd", wie Xaver seinem jüngeren Bruder Bruno sagt. Xaver ist in die Mythos-Falle getappt: Er hat seinen Sinn für's Unendliche abgelegt, weil er nicht gelernt hat, zwischen Mythos und Religion zu unterscheiden.

In der Konsequenz heißt das, dass Vorsicht geboten ist, wenn Kinder stark mythologische Deutungen vortragen. Hier liegt eine Aufgabe, das mythologische Weltbild in ein nicht-mythologisches zu transferieren, ohne dabei aber den Sinn für's Unendliche zu zerstören. Geschieht der Transfer nicht, weil mythologische Vorstellungen nicht beizeiten korrigiert wurden, ist die Wahrscheinlichkeit hoch, dass die Kinder ihre natürliche religiöse Begabung verlieren und dies für einen Entwicklungsschritt in Richtung der Erwachsenenwelt halten.

4. Von Leben und Tod erzählen

Menschen leben in Geschichten, die erzählt werden müssen. Geschichten, die von Widersprüchen, von Erfolgen und Misserfolgen, von geraden und krummen Wegen und schließlich vom Tod geprägt sind. Darauf hat vor Jahren Odo Marquard hingewiesen.[31] Kinder lieben Geschichten – gerade solche, die Lebenswege aufzeigen, die nicht gradlinig sind. In ihnen sind ihre Helden vorhanden, die Sinnmuster zeigen, an denen sich Kinder orientieren. Der pädagogische Nutzen der Erzählung ist nicht zu unterschätzen.

Eine Fülle von kindgerechten Geschichten zum Tod ist auf dem Markt vorhanden. Kinderbücher, wie das oben bereits

30 Vgl. ibid., S. 69ff.

31 Vgl. O. Marquard, „Narrare necesse est", in: ders., *Philosophie des Stattdessen*, Stuttgart 2000.

beschriebene „Hat Opa einen Anzug an?" thematisieren den Tod für Kinder direkt. Aber auch das Erzählpotential biblischer Geschichten sollte nicht unterschätzt werden.

Wie sind Geschichten zu erzählen und was hat man zu erwarten? Einen entscheidenden Hinweis hat 2006 Volker Drehsen gegeben: „Eine gewissermaßen über die Intention der Geschichten nicht hinausgehende „Absichtslosigkeit" im Umgang mit Geschichten ist eine wesentliche Voraussetzung dafür, dass sich bei den Zuhörern das Betreffende, das Beziehungsreiche, das Anspielende, das Evidenz Erzeugende erst eigentlich einstellt. Es geht nicht – jedenfalls nicht primär – um die Applikation von Geschichten außerhalb des Erzählten in einem bestimmten praktischen Lebenszusammenhang, sondern vor allem um die Approbierung des Erzählten als einer eigenen sinnbildenden Vorstellungswelt."[32]

Freilich: In den seltensten Fällen erzählt man eine Geschichte ohne Anlass und die Erzählung muss in den Erlebnisrahmen von Erzähler und Zuhörer passen. Es versteht sich von selbst, dass der Tod eines nahestehenden Mitmenschen einen Anlass bildet, Geschichten zu erzählen, in denen der Tod eine Rolle spielt. Die religionspädagogische Pointe, die Drehsen aufzeigt, ist jedoch eine andere: Es kann bei religiösen Vorstellungen nicht um Belehrungen gehen, in dem Sinne, dass man eine Geschichte erzählt, sie verstanden wird und das Thema dann erledigt ist. Gerade in einer Situation, in der das Verstehen schwerfällt, weil es um Dinge geht, die die Grenzen des Verstehens sprengen, geht es vielmehr um ein Nachfühlen, ein Nachempfinden.

In der Arbeit mit Kindern kommt es darauf an, „sinnbildende Vorstellungswelten" als eine Möglichkeit zu erzählen und mit den Erzählungen der Kinder (vgl. oben IV, V.1 und V.2) in Dialog zu bringen. Die Erwartung, Kinder übernähmen

32 V. Drehsen, „Narrare necesse est", in: PThI, 26. Jahrgang, Heft 2006/2, 64-78, S. 71f.

eine erzählte Geschichte, ist wirklichkeitsfremd. Sie übernehmen Sinnbeispiele und integrieren sie in ihre eigenen Sinnwelten. Damit das funktioniert, ist es, wie oben dargelegt, notwendig, die Kinder selbst zu Wort kommen zu lassen, sie ihre Geschichten erzählen zu lassen.

Drehsens Votum steht in Kontinuität zu den Beobachtungen Schleiermachers: Religion kann nicht aufgepfropft werden. Sie ist als natürliche Anlage in Kindern vorhanden und gelungene religionspädagogische Arbeit wird versuchen, diese natürliche Anlage weiterzuentwickeln, ohne sie in die oben genannten Fallen tappen zu lassen.

VI. Zusammenfassung

Es ist an der Zeit, die Gedanken zusammenzufassen. Wir sind von der Beobachtung ausgegangen, dass ältere Menschen Kinder mit dem Tod nicht gern belasten wollen und das Thema lieber meiden. Wir haben gesehen, dass Kinder entwicklungspsychologisch durchaus schon früh in der Lage sein können, etwas vom Tod zu verstehen und Ahnungen dessen entwickeln, welche Bedeutung der Tod über das Ende des Lebens hinaus haben könnte. Diese Ahnungen haben wir als Stärke und nicht als Defizit verstanden: Im biblischen Sinne geben sie über den Tod jedenfalls mehr Aufschluss, als ein materialistisches Konzept des Todes.

Wenn das so ist, dann gilt es, diese Chance religionspädagogisch wahrzunehmen und die Ahnungen der Kinder fruchtbar zu machen. Es gilt, die Kinder zum Theologisieren zu ermutigen, sie ihre Sinnwelten kreieren zu lassen. Dabei erschöpft sich die Aufgabe des Pädagogen aber nicht darauf, dem Kind nur zuzuhören: Ohne seinen Sinn für's Unendliche zu verrammeln, soll das Kind angeregt werden, seine Deutungen weiterzuentwickeln. Ohne in den Mythos zu verfallen, soll es zu religiösen Deutungen ermutigt, mit Erzählungen aber aus Sackgassen hinausgeführt werden.

Es bleibt zum Schluss der Gedanke, der uns in II. begegnete: Den Gedanken, dass das Leben mit dem Tod nicht endet, als conditio humana zu verstehen. Dies insofern, als dass er die Einsicht voraussetzt, dass der Mensch mehr ist, als ein bloßer Organismus. Er ist ein Individuum, das in Beziehungen lebt. Beides hört für denjenigen, der religiös zu denken weiß, mit dem Tod nicht auf: „Es ist wie in der Schule, wenn wir weiter in eine andere Klasse gehen".

Suffering in the New Testament – Some ethical perspectives

ELNA MOUTON

Introduction

The suffering of humankind and creation has become such a dire issue in the 21st century that we can rightly speak of "an age of suffering". Apart from the atrocities of violence and war and the persistence of poverty, famine and disease that constantly plague the well-being of humanity worldwide, the earth suffers deeply from all forms of exploitation and abuse. Christian communities are furthermore challenged to "reconcile" God's creative power and caring love with phenomena of suffering and evil in the world (the so-called *theodisee* problem). Closely related to these are questions on the relation between suffering and sin, faith and healing, faith and culture, faith healing and medical treatment, faith and euthanasia, etc. Through the ages theologians and philosophers responded in various ways to these complex issues. My focus here is not to deal with these questions in detail, but rather on broad perspectives from the New Testament writings on suffering and illness, and on some ethical implications for presentday contexts.

At the moment—broadly speaking since World War I—Christianity is going through a phase during which many believers worldwide are rediscovering the power of the bible for their daily lives, in many diverse ways, places and institutions. The growing debate worldwide with respect to the functioning of scripture in Christian ethos and ethics needs to be appreciated within this context. It forms part of a much broader discussion among scholars on 'the ethics of interpretation', which requires that people take responsibility for their acts of reading—both with regard to the nature of the literature involved *and* the socio-historical contexts within which it is read. This challenge becomes even more urgent when it comes to canonised (religious) texts. That this is by no means a straightforward issue speaks from the wide variety of ways in which the bible has been appropriated during its history of interpretation.

For Christians, the bible constitutes the foundational documents of their faith. From different times and contexts, these ancient texts witness to a dynamic *relationship* between a living God and people in their concrete socio-cultural realities. Analogous to the Hebrew scriptures (Old Testament), the New Testament offers alternative perspectives to contemporary religions and philosophies on the supernatural and everyday living. These writings describe the relationship between God and creation as mediated by Jesus of Nazareth, whom they metaphorically refer to as *Son of God*, *Messiah*, *Saviour*, *High Priest*, *Shepherd*, *Comforter*... In and through Jesus, the wisdom and concern of God for humanity and the rest of creation is revealed. In fact, Jesus' entire earthly ministry can be decribed as a response to the suffering of creation. The central narrative of the New Testament is the shocking yet surprising suffering, death and resurrection of God's Son—a story that would offer radical perspectives on the many faces of human suffering through the course of history. The story of Jesus is retold and reinterpreted in the New Testament by means of different *genres*, from different perspectives, as a response to various contexts and circumstances.

Presentday readers thus have to respect the nature and intentions of these documents as products of their time—compiled by specific authors for specific (first century Mediterranean) audiences, as a response to the urgent needs of their time, and with specific rhetorical effects in mind.

God amid suffering?

In general, the New Testament is acutely aware of multiple expressions of suffering and illness, death and dying, as well as their disruptive, often devastating effects on the lives of people.

According to the synoptic tradition, Jesus' first public speech is the proclamation of the good news of God's kingdom that has come near (Mk 1:15; Mt 4:17; Lk 4:43). In the ensueing chapters the encompassing nature of this kingdom unfolds dramatically through Jesus' teachings and parables, his healing of adults and children challenged by various physical and mental illnesses, his forgiveness of sins, and his control over natural elements. Jesus is often described as being among the sick and needy, as having compassion for them and curing them (Mk 2;10; 3:7-12; Mt 4:23-25; 9:35-36; 14:14; Lk 6:17-19). People cried out to him for help (Mk 10:47; Mt 20:29), but the crowds and even Jesus' own disciples were inclined to rebuke and silence them (Mk 10:13,48; Mt 20:31; Lk 18:38-39). Jesus' response, on the contrary, was that of *seeing* distressed people, stopping by the roadside, acknowledging their humanity and need, having compassion for them and touching them (Mk 10:16,49-52; Mt 20:32-34; Lk 18:40-43). In contrast to the aloofness and apathy of contemporary (Greco-Roman) deities, and to the hierarchical structures of first century societies, dominant values of honour and shame, and the aspirations of his own disciples, Jesus proclaims that He "came not to be served but to serve, and to give his life a ransom for many" (Mk 10:45; cf 9:33-35; 10:35-45).

Time and again the synoptic gospel writers report that people were overwhelmed with amazement of what they experienced, that Jesus' authority caught them by surprise, and left them in awe (cf Mk 1:22,27; 2;12; 4:41; 5:42; 6:2,51; 7:37; etc). However, it would be very hard for them to understand that all of this would be enabled by a *suffering* messiah who would lay down his life for them. When John the Baptist, for instance, enquired from prison about Jesus' identity ("Are you the one who is to come?), Jesus responded by reminding him of the signs of God's kingdom, yet also by warning him not to be offended by the strange ways through which this new kingdom would come on earth:

> The blind receive their sight, the lame walk, the lepers are cleansed, the deaf hear, the dead are raised, and the poor have good news brought to them. And blessed is anyone who takes no offence at me (Mt 11:4-6/Lk 7:22-23).

According to John's Gospel, the nature of God's presence in the world is made known *inter alia* through Jesus' miraculous signs *(semeia)*, "I am" sayings, and discourses. These three modes of revelation are often artistically interwoven in order to highlight God's loving care for creation. One such an example occurs where Jesus feeds a large crowd of people with five barley loaves and two fish, explains its significance, and pronounces that He is *the bread of life* (Jn 6). Another occasion is where Jesus heals a man blind from birth. Not only the miraculous sign of the healing, but also the accompanying discourses on the healer's authority refer to Jesus as *the light of the world* (Jn 9). In the opening scene of this narrative (9:1-2), Jesus' disciples ask him about the *cause* of the man's blindness: "Rabbi, who sinned, this man or his parents, that he was born blind?" (cf Lk 13:4-5). Jesus, however, wisely turns the question around by emphasising the *purpose* of his condition, namely "that God's works might be revealed in him" (v 3). There was a tendency in Israel socially and religiously to discriminate against people with chronic diseases such as leprosy, blind- or deafness, and physical or cerebral "retardation"—*inter alia* because of the general belief that such chronic conditions were the result of a sinful life (cf the cause and consequence theology of Job's friends and later even a confused Job himself—Job 4:7-9; 8:20; 27:13-23—and the accompanying images of an unapproachable, hard-hearted God—4:9; 5:7; 8:13; 18:5-21).

John 11:1-44 (uniquely) describes Jesus' empathy with Martha and Mary after their brother Lazarus passed away. When Jesus saw them weeping, "he was greatly disturbed in spirit and deeply moved" (11:33). As they showed Jesus where they had laid him, Jesus himself "began to weep" (11:35). The Jews interpreted this as a sign of his love for Lazarus. By subsequently raising Lazarus from the dead, Jesus established yet another sign of God's life-giving power, which would later be affirmed by his own resurrection from the dead. Another example of God's surprising presence in the world occurs when John (again uniquely) describes Jesus as taking on the form of a slave by washing his disciple's feet during supper before the festival of the Passover (Jn 13:1-17).

Also the Pauline writings are interspersed with accounts of suffering and affliction, including personal accounts of the apostle's own persecution and perseverance (2 Cor 11-12). As in the gospels, the relation between God and suffering is not explained in terms of cause and effect. As a very broad observation, this relation is mostly regarded as a *mystery* beyond human understanding (Rm 11:33-36). Instead, Paul pictures God as being in solidarity with human suffering through the death of Christ, calling believers to be of the same mind, having the same love as Christ who

> did not regard equality with God as something to be exploited, but emptied himself, taking the form of a slave, being born in human likeness. And being found in human form, he humbled himself and became obedient to the point of death—even death on a cross (Phlp 2:1-11).

According to Pauline tradition, God welcomes people amid their suffering, being accessible for them through Jesus Christ and the Spirit (Eph 2:18; 3:12). Elsewhere Paul describes God's Spirit as interceding for God's children with groans that words cannot express (Rm 8:26-27). In fact, because both Christ and the Spirit intercede on behalf of the believers, Paul can continue by assuring the believers in Rome that no hardship or distress can separate them from the love of God in Jesus Christ (Rm 8:31-39). He could therefore regard his own suffering as something to boast or be glad about (Rm 5:3-5). His earlier correspondence to the church in Corinth (especially 2 Corinthians) offers various perspectives on suffering that are rather unique in the New Testament. Paul seems to be acutely aware of the vulnerability of human existence in general, and his own in particular (2 Cor 4:8-18; 6:4-7; cf Phlp 4:10-14; Col 1:24). He was given a "thorn in the flesh" (2 Cor 12:1-10) which seems never to have been taken away. However, amid his and the Corinthian community's afflictions, his vision of a merciful, consoling God seems to have been paramount (1:3-7), to the extent that his own weakness caused him to boast in nothing else but the power of God's grace:

> Therefore I am content with weaknesses, insults, hardships, persecutions, and calamities for the sake of Christ; for whenever I am weak, then I am strong (2 Cor 12:10).

Another surprising image of God according to the Pauline tradition is the idiomatic expression found in Rm 2:11; Gal 2:6; Col 3:25 and Eph 6:9, "For God does not show favouritism" (NIV) or "God shows no partiality" (NRSV). Literally it means that 'God does not lay hold of someone's face,' that is, 'God does not esteem anyone according to face value' (cf Mk 12:14; Mt 22:16; Lk 20:21; Acts 10:34). It probably originated in the context of slavery, where slaves were chained to one another while waiting to be sold on the market. As inferiors they were not allowed to lift up their heads until a potential buyer would do so, sometimes brutally, in order to examine their teeth and general health. In the forementioned New Testament texts, as well as parallel expressions in Deut 10:17; 16:19 and Lev 19:15, this phrase typically occurs in contexts which emphasise God's sovereignty and almighty power. In contrast to the often abusive power of contemporary authorities, God's power is defined in terms of God's loving care and concern for people—particularly by God's restoring what was lost to them, their dignity and humanity. In Col 3:25 and Eph 6:9 the author thus seems radically to reverse the patriarchal connotation of submission (as imposed loyalty and obedience) to reflect not only the relationship between Christ and the church (in terms of willing honour and reverence), but also among the members of the body itself. It relates to the guiding principle for wise living in the covenant of the Hebrew scriptures, namely the "fear of YHWH," which is reinterpreted in the New Testament as motivation for relations and wise Christian living in God's new community (Eph 1:8,17; 5:15). It is an attitude that looks to Christ in awe at his overwhelming love and power.

In the Catholic Epistles and the book of Hebrews, followers of Christ are constantly reminded of their Lord's suffering and glory. They are encouraged to endure their trials, "for to this you have been called, because Christ also suffered for you, leaving you an example, so that you should follow in his steps" (1 Pt 2:21; cf 2:18-25; 3:13-22; 4:12-19; Js 5:10-11). Hebrews encourages its audience to endure their trials as a form of discipline (12:4-13), because "later it yields the peaceful fruit of righteousness to those who have been trained by it" (12:11). Analogous to the Pauline tradition, the emphasis here is also on the invitation to approach God's throne of grace with boldness (4:14-16), knowing that Christ intercedes on behalf of his followers as their eternal high priest (Heb 2:18; 7:25; 10:11-25, 32-39; 12:1-13).

In the final analysis, the New Testament writings dramatically witness to God's victory over illness and death through the resurrection of the crucified messiah. According to Peter's speech on the day of Pentecost, "God raised him up, having freed him from death, *because it was impossible for him to be held in its power*" (Acts 2:24). At the same time the New Testament looks forward to a time (dispensation) in future where God's creation will be completely liberated from the effects of death and dying, of the atrocities of violence and war, of social and structural injustice, and where everyone and everything will be made new according to God's will. In the language of the book of Revelation, the New Testament envisions a new heaven and a new earth where

> the home of God is among mortals. ... He will dwell with them as their God; ... he will wipe every tear from their eyes. Death will be no more; mourning and crying and pain will be no more, for the first things have passed away. And the one who was seated on the throne said, 'See, I am making all things new' (Rev 21:1-5).

These images of a compassionate, caring God in solidarity with creation, identifying with human suffering in and through Jesus, have been extremely powerful and influential in the lives of Christian believers through the ages, in many different contexts.

Suffering in God's kingdom of peace?

The powerful concept of *shalom* in the Hebrew scriptures (encompassing well-being and wholeness in terms of one's relation with God, others, oneself and creation) is translated by New Testament authors by means of various terms such as *eirene* (peace), *soteria* (salvation, health, goodwill), and *dikaiosune* (righteousness). These are encompassing terms characteristic of life in God's new kingdom, referring to reconciliation, liberation and healing relating to physical health, peace of mind, human relations, social justice, peace with God, and ecological well-being. Jesus' ministry to the sick and demon-posessed has to be appreciated within this encompassing manifestation of God's kingdom in the world. His healings and exorcisms were in fact signs of a paradigmatic shift in the power controlling people's lives and fate on earth.

The synoptic gospels describe the kingdom life in relation to God as a life of *discipleship* and loyalty to Jesus (Mk 8-10), a life of *righteousness* (Mt 5-7), a life of *freedom and wholeness* (Lk 4:18-21). Luke, for example, retells the narrative of Jesus in a socio-political context probably after the Jewish-Roman war of 66-70 CE. It was a devastating time economically and religiously, which would pose great challenges to *how* the Jesus followers imagined and embodied the memory of their crucified, risen Lord. The story unfolds according to the programme that Jesus announced in Nazareth (4:16-21), introduced by "The Spirit of the Lord is upon me". Accordingly, his earthly ministry would focus on his encompassing power to *heal*, to *forgive sins* and to *release* all kinds of captives (such as poor and socially disowned people, the sick and demon-possessed, strangers and outsiders). The Greek noun *aphesis (acquittal of debt* or *release from a prison)* is the most common metaphor Luke uses for the forgiveness of sins, the upliftment of the weak and the healing of illness. The essence of Jesus' ministry, according to Luke, is *to set people free.* In fact, he describes Jesus' entire ministry in terms of the suffering messiah showing compassion to people and saving them.

The synoptic tradition therefore does not treat physical healing in isolation from the forgiveness of sins and other expressions of well-being (cf Lk 5:17-26). The Johannine writings witness to this encompassing life in relation to God as life in *abundance* (Jn 10:10). Paul refers to the new person in Christ as "a new creation" (2 Cor 5:17), and to the newly reconciled community of Jewish and Gentile believers as "a new humanity" (Eph 2:15). In the Pastoral Epistles God's *soteria* (encompassing kingdom of health and goodwill) is compared to a transformed household (1 Tm 1:4; 3:15).

Significant of these life-restoring images about God in relation to creation, is that Jesus' disciples are called to be a unified body who—*like Jesus*—take care of one another and the world (Mk 3:13-15; Mt 10:1, 25:34-40; Lk 6:12-19). According to John 20:21-22, Jesus explicitly authorises his disciples by saying, "As the Father has sent me, so I send you", whereafter he breathes on them and says to them: "Receive the Holy Spirit". Also in the Pauline tradition, people are redeemed by Christ and gifted by God's Spirit in order to edify the body of believers, and to care for one another and the world. The recipients of 1 Corinthians 12-14, for instance, are encouraged to live in peace with one another, so that the church may be unified in love, restored, built up, and encouraged (1 Cor 12-13; 14:3-5,12,17,26; cf Eph 2:21; 4:12,16,29).

While these visions describe quality life in God's kingdom, suffering and death however persists as a mysterious reality in the interim. While the death and resurrection of God's messiah opened up new possibilities for humanity and the rest of creation, they still have to wait with eager longing and yearning for the fulfilment of God's promises, "groaning in labour pains" in order to be set free from their bondage to futility and decay (Rm 8:18-27). What needs to be emphasised here, is that God's empathy and compassion for creation are nowhere in the New Testament offered as cheap consolation for the complex mystery of suffering that persists in the world.

Jesus' death and resurrection as central motif in the NT

What are the New Testament writings after all? Why do they exist in the first place? What were the circumstances that gave birth to them, and that led to their canonisation in centuries that followed?

In general, one may say that these texts are the result of very real human processes which sought to *understand* and to *interpret* transforming experiences arising from the authoritative yet paradoxical life and death of Jesus of Nazareth. For the early church, the Christ event would amplify and reconfigure all previous experiences and interpretations of the God of the Jewish scriptures. In Jesus of Nazareth God is found in places where God would not be perceived. In Jesus God is dramatically present at the margins of human existence. In showing compassion to children, tax-collectors, Samaritans, and women, Jesus subverts the established values of power in the moral world of first century Palestine. He dies violently at a place where criminals were executed. Through the trauma, humiliation and shame of Jesus' death on a cross, a shocking vision of God is presented. The ultimate site where God would *not* be perceived, paradoxically *becomes* the site of God's presence. In this way God's concrete presence in Jesus becomes a radical moment of surprise, inviting people to *look* differently, to adopt new roles, and to revisit their under-standing of God and their traditions.

Yet, it is particularly in the radical and overwhelming experience of the *resurrection power* of Jesus as the crucified messiah that the origins of Christianity and the New Testament writings have to be sought. "If Christ has not been raised, your faith is futile", Paul writes to the young congregation in Corinth (1 Cor 15:14,17). Although the concept of resurrection after death was a popular theme in Greek and other mythological narratives, the resurrection of a *crucified messiah*—and especially the life-changing *effects* of Jesus' resurrection—seem to have been shockingly and surprisingly new to the Mediterranean symbolic world.[1]

Because the resurrection faith of the early Jesus followers was rooted in paradox, it created an urgent need for *interpretation*. That a man who died a scandalous death as a "sinner" (cf Deut 21:22-23) was now alive and perceived to be the source of forgiveness of sins for all others, was a conviction and an experience that created multiple problems for human understanding—particularly for those whose lives were transformed by it. Continuous experiences of God's life-giving Spirit in the present—in diverse and changing social contexts—would constantly challenge them to (re)interpret inherited traditions, and to (re)imagine the future. The living, collective *memory* of Jesus' life, death and exaltation would thus be inextricably intertwined with the formation of the early Christians' identity and ethos as a community.

Any interpretation, including the interpretation of 'religious' experience, obviously happens in the light of available symbols. This would also be the case with the early Jesus followers. They were forced to interpret new experiences and changing circumstances in the light of a pluralistic first-century Mediterranean symbolic world, constituted by diverse and complex combinations *inter alia* of Roman rule, Greco-Roman (specifically Hellenistic) culture, and the religious symbols of Judaism (the torah, prophets and 'writings'). The rapid spread of the movement by many messengers further required flexible adjustment to new settings. In the process they did not so much invent a new language, but rather *reinterpreted* and *reappropriated* available symbols and traditions, particularly from within the symbolic world of torah. In fact, the New Tes-

1 L.T. Johnson, *The writings of the New Testament: An Interpretation*. Rev. ed. Minneapolis 1999.

tament *radicalised* inherited images from the root—especially those related to *power* and *authority*—by describing the early Christian communities as completely *recreated* by God in Jesus Christ, made alive with Christ and seated with him in the heavenly places (Eph 1:19-21; 2:4-10), with a new identity and ethos. As an eschatological event the resurrection of Jesus thus paved the way for "a new humanity" (2 Cor 5:17; Eph 2:15; 4:23-24).

Similar processes of *experience* and *interpretation* continued during the collection, selection and canonisation of these documents by the early church fathers. Through these processes the early church affirmed that those writings—*particularly* in their being addressed to, and conditioned by specific historical contexts—possessed enduring authority and relevance for them. For them those texts had the power to liberate and to heal, to bring the church into being, and to shape it in its many personal and public manifestations according to the 'mind of Christ' (cf 1 Cor 2:16; Phlp 2:5).

During the sixties of the previous century, Adolf von Harnack[2] made a careful analysis of the Christian church's involvement with the sick and the poor, orphans, slaves and prisoners during its first three centuries. He discovered a remarkable story of the early church's 'gospel of love and charity' and concluded:

> The new language on the lips of the Christians, was the language of love. But it was more than a language, it was a thing of power and practice.

The 'relevance' of these writings would, however, not (necessarily) be the same in every context. It is particularly in their *diversity* of settings, genre and style (representing a huge chorus of voices, speaking from various times, places and circums-

2 Quoted by D.J. Bosch, *Good News for the Poor… and the Rich*, Pretoria 1993.

tances, witnessing to the relationship between a living, speaking, acting God and living, speaking, acting human beings in the *everyday reality* of their lives) that these texts would be able to address different socio-cultural contexts through the ages. For this reason, the *whole* collection of writings—in all its diversity and even divergence, complexity and coherence—has to be kept alive if the church is to affirm its identity in every time and place.

Such an interactive dynamic provides presentday believers with a useful framework—namely to act in continuation with those interpretive processes of the early church, while accounting critically for our own acts of interpretation in different times and places. Let me explain this by means of perspectives from Luke's Gospel.

At the beginning of Luke's Gospel God appears through an angel on three occasions – to Zechariah (1:11), Mary (1:28), and the shepherds (2:9). Every time Luke focuses on *God* doing something which people would normally consider *impossible.* No wonder they're all terrified and perplexed. When Mary, who was to give birth to the 'Son of the Most High', is overwhelmed by this calling, the angel reminds her: *"Nothing will be impossible with God"* (1:37). At the end of Luke's gospel, God again appears to people on three occasions—to the women at the tomb (24:4), to the two Jesus followers on their way to Emmaus (24:15), and to the disciples (24:36). In the last two instances the risen Lord himsélf appears to people, affirming them as "witnesses of these things" (24:48). Again Luke's focus is on *God* doing something which people would normally consider *impossible.* Though cruci-fixion was a fairly routine matter in the Roman Empire at the time, resurrection was not—certainly not the resurrection of a crucified messiah!

The *hope* of the Emmaus disciples (that Jesus would redeem Israel politically) has been shattered. When the resurrected Lord joins them on the way, they do not recognise him—probably because they do not *expect* him there! Such a possibility just does not fit *their categories.* I don't think mine would either! In this regard David Ford says that "the resurrection of the crucified Jesus—the huge mystery of it, the unprecedented energies flowing from it—was *a God-sized event...* It fits with a creator God who is *free to surprise* people—which involves love, trust, compassion, forgiveness and radically inclusive hospitality". And, he adds, if we think *we* have a framework that contains it, we might not have grasped the sort of event it is![3]

As the Emmaus disciples (ironically) tell Jesus about the events in Jerusalem, he directly confronts them with: "How slow of heart you are to believe that!" (24:25). It must have been very difficult for them to take that leap! Yes, *knowing* the facts does not guarantee any insight or understanding. Only the eyes of *faith and trust* can recognise the living Lord. And when *this* happens, their hearts burn within them, and an ordinary journey and supper become holy ground, are transformed into extraordinary experiences.

Eugene Peterson describes the church as "a congregation of embarrassingly ordinary people in and through whom God chooses to be present in the world".[4] What a difference could it make if Christian believers of the 21st century—through their health professions, amid multiple overwhelmings of suffering, false hope and despair in the world—respond *faith*-fully by choosing to be overwhelmed by the resurrected Lord at the core of our lives!

3 D.F. Ford, *The Shape of Living*, Grand Rapids 1997.

4 E.H. Peterson, *Practice Resurrection: A Conversation on growing up in Christ*, Grand Rapids / Cambridge 2010.

Living boldly with vulnerability

The transformative potential of the New Testament texts lies in their ability to continuously reorient their audiences in accordance with the radical example of Jesus Christ. During his earthly ministry, Christ—as a living parable in his moral world—reversed, reordered and upset the familiar, con-ventional preconceptions of God and humanity by consistently practising an ethos of *love* and *compassion*. The New Testament authors translate this shift in various contexts—not in terms of a new *law* or an ethics of *duty*, but in terms of *new relations* and responsibilities-in-relation, facilitated by *a new Spirit*—the Spirit of wisdom and revelation (Eph 1:17), *a new mind* and *a new person* (Phlp 2:1-2; Eph 4:23–24). This implies a new identity and corresponding ethos—not defined by ethnicity, gender or social status, but by a relationship of trust in the living God, Christ and the Spirit.

All human expressions and interpretations of the Christian faith are fragile and all too often fragmented embodiments of the mystery of God revealed in Jesus Christ. Appropriating New Testament perspectives in (post)modern contexts is therefore not the prerogative of a privileged or marginalised few. It involves every person and community who interprets and experiences the living faith mediated by these texts. For this reason 'ordinary' *and* 'professional' readers—biblical scholars, theologians, Christian health practitioners—all share the *moral obligation* to engage the creative tension between the dynamics of these texts and the multiple needs, suffering, fears, and hopes of presentday audiences. Those who have chosen to inhabit their strange, alternative world, desperately need one another in the process of understanding and sense-making.

Following Jesus Christ in health professions today—beit medical, legal or social—would mean to ask ourselves what the radical self-giving love and freedom of Jesus would require from us in decision-making processes and the carrying out of our daily responsibilities. Even though the pre-scientific symbolic world of the New Testament—representing first century Jewish and Hellenistic thinking—may differ radically from our (post)modern individualistic thinking, we live by the same fundamental identity as disciples of Jesus. Even though the ethical expressions of that identity may not be "the same" in different contexts, it would have to be "likewise" in order to be truthful to the primary identity that we share with the early Christians.

A modern medical practitioner can, for instance, not simply and mechanically be compared to a healer in New Testament times. Analogously, there would be important differences between Jesus' ministry of healing and modern practices of faith healing. As it is, modern hospitals owe their existence to the ministry of the early church and monastries as expressions of Christ's encompassing salvation. A significant shift occurred during the Middle Ages, however, when the ministry of healing gradually became isolated from the rest of the church's ministry. Moreover, during the European Enlightenment the human body was increasingly treated as an object isolated from the biblical concept of *shalom*. Peace with God was now regarded as separate from social justice, healthy human relations, and physical well-being. To "heal" simply meant to heal *physically*. The medical profession gradually focused more on physical well-being and the church on so-called "spiritual" well-being.

There is, therefore, a dire need for the New Testament to be interpreted imaginatively and creatively in new circumstances today. To view human beings in relation to their physical, social, religious and ecological realities, and not in isolation from their total environment, would be in continuation and in harmony with Jesus' encompassing ministry of liberation and healing. In this sense congregations (and their representatives in healing professions) are called to be "healing communities"—a concept that grew in popularity during the past decades. In this regard South African theologian John de Gruchy[5] succinctly states:

> A concern for health cannot be separated from a commitment to social justice and transformation. Hence the connection in the Bible between social justice and 'shalom'. A healing ministry requires a prophetic-critical ministry; the one without the other distorts the gospel of judgment and grace.

Reading the New Testament (in Europe or Africa) today, with a view to finding "guidelines" for church and societal ministries of health and healing, leads us at least to acknowledge a threefold thrust of rich yet complex perspectives, challenging 21st century believers in numerous ways:

- A ministry of Christian healing would, according to its core identity, be characterised by the impartial, unconditional *love and compassion* of God in Jesus Christ—expressed through minds, words and deeds of humble yet powerful service and care;
- A ministry of (Christian) healing would always be challenged to work towards a vision of *health and healing as encompassing concepts*, involving human beings in all their relations to God, themselves, society, and creation;
- A ministry of Christian healing would always be challenged to remember backward and forward—living from the memory that God removed the sting of death through the *cross and resurrection of Jesus Christ* (1 Cor 15:54-58) while reckoning with God's promises of a new heaven and earth which are yet to be fulfilled.

5 As quoted by C. Allwood, "Mission as healing the sick: Christian medical missions in South Africa", *Missionalia* 17/2 (1989), p. 124.

> Meanwhile, Christian healers are encouraged to be "living reminders"[6] of Christ's resurrection power.

If such are the sensibilities required by the New Testament—as requisite for its persuasive thrust and healing power—its appropriation in new contexts suggests, according to its very nature, deeply sacred and sacramental spaces. I therefore believe that we as New Testament interpreters in the health professions are meant to be blessed by God's Spirit with the gift of *listening*—to scripture and to our contexts. Right through scripture priority is given to acts of *hearing*, of *recognising*, of *discerning*—particularly in the sense of *receiving*, of *believing*, of *being moved by*, of *obeying* God's will (cf the *Shema* in Deut 6:4, foundational to Old Testament covenantal thinking, and affirmed by Jesus as 'the greatest command'—Mt 22:37).

A hermeneutic of listening implies the willingness to hear with openness and receptivity, with 'ears of the heart' (St Benedict). It includes *paying attention to*, *acknowledging*, *submitting to* the paradoxical, life-giving authority of God's words in human language. It reclaims the transformative potential of the New Testament writings as an invitation to accomplish a healed and healing body of Christ. It therefore embraces and enables (public) responsibility and *action*, knowing that those texts are the result of actions and are intended to produce action. A hermeneutic of listening will pay attention to all the voices represented in New Testament interpretation, refusing mentally to block out the voices that have not been considered important in the past, including the silenced voices within the biblical texts themselves. It therefore does not offer universal, absolutistic, final and unalterable answers, decisions and certainties, but rather seeks for solutions that would be truthful to, and that would make sense in individual contexts. It challenges us to live patiently and humbly with the tension of

6 H.J.M. Nouwen, *The Living Reminder: Service and Prayer in Memory of Jesus Christ*, New York 1977.

risk—the risk to remember, to forgive, to hope, to heal—the tension of paradox, ambiguity, ambivalence, even ridicule and pain.

Ultimately, a hermeneutic of listening gives *priority* to the imaginative possibilities of God's radical love and compassion over the vulnerable, broken realities of our lives and the world. In this way it allows for moral confidence instead of (absolute) certainty. It challenges "wounded healers" (Nouwen) to be bold and steadfast in the interim, "always excelling in the work of the Lord, because you know that in the Lord your labor is not in vain" (1 Cor 15:58). The early Christians were overwhelmed and surprised by God's presence in the resurrected Jesus and the Spirit, even though they could not understand fully. Perhaps those who identify with the perspectives of the New Testament today should simply prepare to experience this likewise.[7]

7 Other works consulted: B.R. Gaventa, Romans, in C.A. Newsom/S.H. Ringe (eds), *Women's Bible Commentary*. Expanded ed. with Apocrypha, Louisville 1998, 403-410 ; E. Mouton, "The pathos of New Testament Studies", *Theologia Viatorum*: Journal of Theology and Religion in Africa 30/1 (2006), p. 50-86; E. Mouton, "Human dignity as expression of God images? Perspectives from/on 1 Corinthians 14 and Ephesians 5", *Neotestamentica* 45/2 (2011), p. 275-292.

Abstract

Das Leiden der Menschheit bleibt eine Herausforderung im 21. Jahrhundert. Für die Christen stellt sich diese in der Aufgabe, die Realität von Armut, Hunger, Krankheit, aber auch Gewalt und Missbrauch mit der Vorstellung von Gottes Schöpfungskraft und Liebe auszusöhnen.

Der subjektive Rahmen, den auch interpretatorische Vorstellungen haben, nötigt zu einer ethischen Verständigung angesichts der kontextuellen Probleme, mit denen sich Exegeten der Bibel konfrontiert sehen. Die Entwicklung einer an dem Kontext des Leidens orientierten *Ethik der Interpretation* entspricht dabei dem Anliegen des NT, die Jesu irdisches Dasein als Antwort auf das Leiden der Menschheit darstellt. Die neutestamentlichen Schriften stellen den Sieg Gottes über Tod und Leiden in den Mittelpunkt.

Dabei stellt das NT den ganzheitlichen Charakter dieses Sieges in den Mittelpunkt: Heilung beschränkt sich nicht allein auf die Physis, sondern auch auf den durch Jesus erwirkten Loskauf von das Leben und das Wohlergehen beschränkenden Faktoren, wie der Sünde.

Die frühe Christenheit stand vor der Aufgabe, das Jesusgeschehen mit den Symbolen zu interpretieren, die die hellenistische und jüdische Tradition bereithielt. Dafür benutzte das frühe Christentum, einer Analyse von Harnack folgend, die Rede von der Liebe, die allerdings nicht bloße Rede blieb, sondern sich wirkmächtig in der Praxis zeigte.

Diese Liebe zeigt sich dort, wo sie nicht erwartet wurde und wird: bei Maria, bei den Hirten, den Deklassierten, schlussendlich bei den Emmausjüngern.

Infolgedessen ist der ethische Ansatz des NT keine neue Gesetzlichkeit, sondern gründet in der durch Jesus vollkommen neuen Beziehung zwischen Gott und Mensch, die mit dem Wort Liebe umschrieben werden kann.

Für Menschen, die mit Heilung professionell zu tun haben, bedeutet Nachfolge Christi daher in erster Linie die Selbstüberprüfung des eigenen Handelns im Angesicht der selbstaufgebenden Liebe Jesu.

Die nachaufklärerische Selbstverengung des Heilens auf die Physis und damit verbundene Aufgabe der biblischen Einsicht, dass Heil, gedacht als *shalom*, eigentlich mehr umfasst, ist zu revidieren. Heilung von Leiden umfasst mehr: es kann nach John de Gruchy nicht getrennt werden von Fragen der Gerechtigkeit, der Liebe, der Gnade, der Vergebung.

Der Bibelleser muss, wenn er diese biblische Einsicht nicht verlassen will, seinen Blick sowohl auf die biblischen Texte wie auf seinen Kontext richten: er muss Gott um die Gabe des Hörens bitten, seine Mitmenschen und die lebensspendende Wahrheit des Wortes Gottes gleichermaßen wahrzunehmen. Eine sachgerechte Exegese der Bibel wird daher gerade im Hinblick auf das Leiden immer dieser „Hermeneutik des Hörens" folgen.

Krankheit und Sterben aus religionssoziologischer Perspektive[1]

Gert Pickel

Krankheit und Sterben als Auslöser einer Verbindung zwischen dem Heiligen und der Gesellschaft?

Erfahrungen von Krankheit und Sterben sind für den Menschen unvermeidlich. Sie gehören elementar zu seinem Leben und stellen zwei der zentralsten kritischen Lebensereignisse dar (wie man sie in der Psychologie bezeichnet). Krankheiten können einen selbst betreffen, sich aber auch, gleichsam wie der Tod und das Sterben, im nahem Umfeld konkretisieren – und das Individuum an die existentiellen Fragen des Lebens erinnern. In beiden Fällen kommt es, wie in keiner anderen Lebenssituation, zu einer Berührung zwischen der Sphäre des Religiösen bzw. Transzendenten auf der einen und der Sphäre des Säkularen, dem Diesseits bzw. Immanenten, auf der anderen Seite. Zu kaum einem anderen Zeitpunkt tritt auch das „Numinose"[2] und Unbegreifliche so stark in das eigene Leben

1 Für die hilfreichen Kommentare und Anregungen zu diesem Aufsatz, danke ich Claudia Götze, Yvonne Jaeckel und Ulrich Schmiedel.

2 Zur Begriffseinführung des „Numinosen" und Unbegreiflichen siehe R. Otto, *Das Heilige. Über das Irrationale in der Idee des Göttlichen und sein Verhältnis zum Rationalen*, München 2004 (original 1917), 17. Auflage. Er identifiziert das „Heilige" oder „Göttliche" als etwas unverfügbares Transzendentes, welches sich dem Bewusstsein der Menschen radikal entzieht. Dabei beinhaltet das „Heilige" sowohl abstoßende wie auch anziehende Elemente.

ein. Krankheiten wie auch der Tod eines Menschen, der einem nahe steht, erzeugen Irritationen im zumeist rationalen Selbstbild des Individuums in modernen Gegenwartsgesellschaften. Gerade in ihnen wird üblicherweise von einer weitgehenden Planbarkeit und individuellen Beherrschbarkeit des Lebens ausgegangen. Anders gesagt: Krankheit und Tod erzeugen Kontingenzen und Unsicherheit im Lebensalltag.

Da der Mensch nur schwer mit Unsicherheiten, speziell lebensbegrenzenden Ausmaßes, leben möchte, sucht er nach Strategien, um mit diesen Kontingenzen umzugehen. Zu deren Bewältigung trug über viele Jahrhunderte die Religion, ob als Glaubenssystem oder in konkreter Gestalt von innerweltlicher Betreuung (wie in den konkreten Tätigkeiten in Seelsorge oder Diakonie) und verfügbaren Ritualen, in umfassender Form bei – und tut dies auch heute noch an vielen Stellen. Gerade in nahezu aussichtslosen Situationen wird (wieder) auf Hilfen aus dem sonst eher fernen Jenseits gehofft. Der Rückgriff auf den Glauben soll in diesen unsicheren Lebensphasen Halt und Trost geben und von dem kaum zu bewältigenden oder irritierenden Diesseits abzulenken helfen. Bemerkenswerterweise wird dann sogar oft versucht, diese Hilfen durch interventionistische Praktiken im Diesseits (Gebete, Fürbitten und Rituale) zu erreichen. Es entfaltet sich religiöse Kommunikation. Gleichzeitig machen diese religiösen Praktiken religiöse Hoffnungen sichtbar.

Die Aktivierung religiöser Vitalität durch kritische Lebensereignisse ist nichts grundsätzlich Neues. Es ist bekannt, dass bereits in frühen Zeiten Magie und Religion großflächig zum Zweck der Kontingenzbewältigung in existentiellen Krisenlagen dienten. Angelehnt an das alte Sprichwort „Not lehrt Beten" fördert scheinbar gerade das Bewusstwerden der eigenen Endlichkeit, welche in Krankheitsphasen und der unerwarteten Konfrontation mit dem Tod unweigerlich auftritt, die Auseinandersetzung mit dem Kontingenten und die Suche nach Hilfe jenseits des Immanenten (also in der Transzendenz). Hier erlangen vor allem größere religiöse Sinnsysteme, die einem bei der Suche nach Möglichkeiten zur Kontaktaufnahme mit dem Transzendenten helfen und in der Lage sind, ein gewisses Maß an Sicherheit zurückzubringen, seit jeher große Bedeutung.

Diese Leistung der Religion scheint in modernen Gesellschaften manchmal ein wenig aus dem Blick geraten zu sein. So reduzierte sich die Auseinandersetzung mit Krankheit und Tod durch die faktische Verschiebung des Letzteren in eine immer spätere Phase des Lebens. Die enorme Verbesserung der medizinischen Möglichkeiten in der Neuzeit sowie eine immer bessere materielle Versorgung im Rahmen der Modernisierung sind Gründe dafür. Als einfacher Belegindikator kann die kontinuierliche Steigerung des durchschnittlichen Lebensalters in den westeuropäischen Industriegesellschaften angeführt werden. Der Tod wird ferner und tritt erst später ins Leben. Zusätzlich wird er räumlich verlagert, findet das Sterben doch nur noch selten im Umfeld anderer Menschen eingebettet in die Familie statt, sondern eher im Krankenhaus.

Ein zweiter Grund für die gewachsene Distanz zur Kraft der religiösen Kontingenzbewältigung liegt in einer über die Zeit stattgefundenen Verschiebung der Art des Umgangs mit Krankheiten. Wie in vielen anderen Feldern des Lebens haben Prozesse der Rationalisierung – und damit Säkularisierung – hier ihre Wirkung entfaltet. Wird ein Mensch krank, dann denkt er im „normalen" Lebensalltag zuerst nicht mehr gleich an Gott, sondern zumeist an einen Arzt. Erst wenn der Betroffene das Gefühl hat, dass ein Mediziner nicht mehr in der Lage ist, helfen zu können, kommt das Transzendente ins Spiel. Doch selbst dann ist dies nicht unbedingt sicher. So wird selbst der Tod vielerorts rationalistisch als unvermeidbares Ende des Lebens angesehen. Diesen gilt es zwar in der Regel so lange wie möglich hinauszuzögern, aber wenn er dann eintritt, wird er aber rational als biologisches Ende – und damit als endgültiger Schlusspunkt des Lebens – akzeptiert. Und die Debatten über Sterbehilfe und deren Inanspruchnahme, zum Beispiel in der Schweiz, zeigen, dass viele auch bewusst das Recht für sich in Anspruch nehmen ihr Leben selbst zu beenden, wenn es nicht mehr lebenswert scheint.

Doch gelegentlich scheinen sich auch Widersprüche zu dieser säkularisierten Sicht auf den Tod aufzutun. Nicht wenige Menschen, deren Lebenspraxis rein rational oder säkular geprägt zu sein scheint, zeigen, wenn es zu existenziell gefährdenden Krankheiten oder der Auseinandersetzung mit dem Tod kommt, bemerkenswerte Reflexionen und Rückgriffe auf Religiöses. Ein solcher Rückgriff auf Religion scheint auch faktisch im Diesseits hilfreich. So zeigten verschiedene, in den letzten Jahren durchgeführte medizinische Studien günstige Effekte eines positiven Gottesbildes auf das psychische Befinden und eine bessere Strategie der Verarbeitung belastender Ereignisse. Auch eine geringere Angst vor dem Sterben sowie eine geringere Neigung zu Depressionen seien diesen Studien zufolge mit Religiosität verbunden.[3] Und eine relativ breite Debatte im angelsächsischen Raum kreist darum, ob nicht der Glaube an sich der Gesundheit förderlich ist, wenn ein positives Gottesbild sowie eine Einbindung in die jeweilige Gemeinschaft gegeben sind. Könnte es also sein, dass Prozesse der Säkularisierung auch für das Leben im Diesseits ungünstige Wirkungen entfalten? Und könnte es sein, dass gerade die kritischen Lebensereignisse (Sterben und Krankheit) sogar die zentralen Argumente für das Überleben der Religion in modernen Gesellschaften entfalten?

3 M. Schowalter/S. Murken, „Religion und psychische Gesundheit – empirische Zusammenhänge komplexer Konstrukte“, in: C. Henning/S. Murken/E. Nestler (Hrsg.), *Einführung in die Religionspsychologie*, Paderborn 2003, S. 156-157; auch M. Utsch/S. Ehm, „Glaube und Gesundheit – Historische und aktuelle Befunde“, in: S. Ehm/M. Utsch (Hrsg.), *Kann Glauben gesund machen? Spiritualität in der modernen Medizin*, EZW-Texte, Berlin 2005, S. 5-16.

Existentielle Not und Religiosität – ein Dauerbrenner?

Die traditionelle Verbindung zwischen Notlage, Trostsuche und Religiosität wurde auch in der Religionssoziologie bereits seit ihren Anfängen Ende des 19. Jahrhunderts immer wieder behandelt. So hat schon Karl Marx das Wechselspiel zwischen (sozioökonomischen) Notlagen und dem religiösen Angebot von Trost ins Zentrum seiner Betrachtung von Religion gestellt. Dabei kam er zu dem Schluss, dass es sich wohl doch eher um ein instrumentelles Verhältnis handele: Religion, der „Seufzer der bedrängten Natur", diene als „Opium des Volkes", welches die wahre Herkunft von Not verschleiere und die Bürger in darauf ausgerichteten kapitalistischen Herrschaftssystemen nur beruhigen solle.[4] Als von ihm unbeantwortete Frage bleibt, warum die Individuen an dieser Form von Trostgewinnung festhalten, auch wenn sie deren Nutzlosigkeit einsehen, nachdem ihnen die Augen geöffnet wurden. Doch auch andere Überlegungen konstruieren einen Zusammenhang zwischen existentieller Not und Religiosität. Selbst neuere Studien stellen positive Beziehungen zwischen ungünstigen sozioökonomischen Situationen und religiöser Vitalität heraus.[5] Das alte Sprichwort „Not lehrt beten" scheint also heute noch durchaus aktuell zu sein. So ist die Anzahl an religiösen Personen in ungünstigeren sozialen Bedingungen beispielsweise höher als die in günstigeren sozialen Lagen; und die Länder mit dem höchsten Anteil an Religiosität (und auch Kirchgang) sind in der Regel nicht die wohlhabenden. Zumeist wird die Notlage in diesen Zusammenhängen an der sozioökonomischen Lage festgemacht. Die Probleme in den angesprochenen kritischen Le-

4 Siehe G. Pickel, *Religionssoziologie. Eine Einführung in zentrale Themenbereiche*, Wiesbaden 2011, S. 66-74.

5 Zuletzt P. Norris/R. Inglehart, *Sacred and Secular. Religion and Politics Worldwide*. Cambridge.

benslagen werden zwar als bedeutsam qualifiziert, aber dann doch eher selten ausführlich untersucht. Sie sind möglicherweise zu persönlich – und im Gegensatz zur sozioökonomischen Lage für die Gesellschaftsbetrachtung schlicht zu schwierig quantitativ-empirisch zu erheben.

Dabei ist die Frage nach dem Zusammenhang zwischen Religiosität und kritischen Lebensereignissen, wie sie auch Krankheit und die Konfrontation mit dem Tod ist, eine Frage, die sowohl theologisch als auch religionssoziologisch von großem Interesse ist. Denn wo sonst als am Ende des Lebens beziehungsweise in der Konfrontation mit der Endlichkeit kommt das Transzendente ins Spiel? Und ist nicht ein großer Bereich der Seelsorge speziell auf Menschen genau in diesen Problemlagen ausgerichtet? So findet sich ein mittlerweile stetig zunehmender Organisationsbereich in den Kirchen, der sich mit Fürsorge (z.B. in der Seniorenbetreuung) beschäftigt, Sterbebegleitung vornimmt und auch für das Ritual der Beerdigung immer noch als „Marktführer" angesehen werden kann. Dabei steigt die Zahl der zu Betreuenden kontinuierlich an. Zwischen 2000 und 2050 wird von einer Steigerung der Zahl der Pflegebedürftigen um 45 Prozent ausgegangen, wobei diese sich weit überproportional in der stark zunehmenden Altersgruppe der über 80-jährigen finden wird.[6] Auf der praktischen Ebene der Gesellschaft ist der Bedarf an Leistungen, auch kirchlicher Wohlfahrtsverbände, erheblich – und steigend.

Doch welche Bedeutung spielt das Religiöse, wenn Krankheit und Sterben in Gesellschaften mit einer immer stärkeren säkularen Prägung in den Fokus des Denkens von Individuen rücken?

Religionssoziologisch ist die Bedeutung des Geschilderten problemlos begründbar, da mittlerweile Einigkeit darüber

6 C. Oelschlägel, „Diakonie: Handlungsfelder – Image – Finanzierung", in: J. Hermelink/T. Latzel (Hrsg.), *Kirche empirisch. Ein Werkbuch*, Gütersloh 2008, S. 244.

herrscht, dass speziell dem Gedanken der Kontingenzbewältigung eine zentrale Bedeutung für die Notwendigkeit von Religion im Diesseits zukommt.[7] Ansätze, die einen funktionalen Religionsbegriff verwenden, und Religion von ihrer Leistung für die Gesellschaft her bestimmen, sehen gerade in den Angeboten von Religionen für die Bewältigung von Kontingenzen ihre zentrale Daseinsberechtigung.[8] Kontingenzen entstehen durch die Unsicherheit, die der Umgang mit Krankheit und Sterben für das Individuum hervorbringt. Dabei bedeutet Kontingenz nichts anderes als die Wahrnehmung eines Zustandes, der so ist, wie er ist, gleichzeitig aber auch hätte anders sein können. Die – oft den Einzelnen belastende – Frage ist die danach, warum aus einer Vielfalt von Optionen gerade die eine eintritt. Gerade die Manifestation des Zustandes der Krankheit oder der Einbruch des Todes in das eigene Leben erzwingt eine Begründung für das Eintreten dieser Situation – und keiner der Alternativen. Warum hat diese Krankheit mich getroffen? Warum musste mein Vater so früh sterben? Warum kann die Krankheit meines Bekannten Michael nicht geheilt werden? Dies sind Fragen, welche Auflösung oder zumindest eine plausible Antwort verlangen. Die Antworten müssen dabei in der Lage sein, das eigene Leben zumindest in Teilen von dieser Kontingenz zu entlasten.

Nun zeichnen sich moderne Gesellschaften in den letzten Jahrzehnten durch weitreichende Säkularisierungsprozesse aus.[9] Kirchen, aber auch religiöse Wertvorstellungen verlieren

7 Siehe insbesondere N. Luhmann, *Die Religion der Gesellschaft*, Frankfurt/Main 2000 oder auch T. Luckmann, *The invisible Religion: The Problem of Religion in Modern Society*, New York 1967.

8 Dafür maßgeblich D. Pollack, „Was ist Religion? Probleme der Definition", in: Zeitschrift für Religionswissenschaft 3. S. 163-190; auch G. Pickel, op. cit., S. 16-24.

9 Zusammenfassend für viele siehe D. Pollack, *Säkularisierung – ein moderner Mythos? Studie zum religiösen Wandel in Deutschland und Europa* I, Tübingen 2003; D. Pollack, *Rückkehr des Religiösen? Studien*

– ungeachtet mancher Betonung einer Rückkehr des Religiösen oder „der Götter“[10] – stetig an sozialer Bedeutung. Ihre Leitfunktion für die Gestaltung des menschlichen Lebens erodiert. Hier muss nun die Frage nach der Relevanz für Kontingenzbewältigung durch Säkularisierung gestellt werden. Große religiöse Sinngebungssysteme, wie sie die etablierten Großreligionen allesamt darstellen, scheinen immer weniger zur Kontingenzbewältigung beizutragen. Natürlich ist zur Bewältigung von Kontingenzproblemen eine soziale Institutionalisierung von Religion nicht zwingend erforderlich. Glaube kann auch individuell wirken und benötigt möglicherweise keine von religiösen Experten ausgedeuteten großen Sinnsysteme. Thomas Luckmann sieht eine konsistente Relevanz von Kontingenzproblemen auch unter Bedingungen der Transformation der Religion von einer traditional organisierten Form hin zu einer quasi unsichtbaren Religiosität.[11] An den existentiellen Problemen kommt keiner vorbei und auch das Transzendieren ist in Luckmann'scher Betrachtungsweise in der Natur des Menschen verankert. Auch Anhänger des religiösen Marktmodells, die religiöse Vitalität im Sinne von Handlungen als Produkt des religiösen Angebotes sehen, würden dieser Grundannahme zu großen Teilen folgen. Sie setzen den Glauben gerade aus Gründen der Unlösbarkeit der Frage nach dem Tod als Konstante für jeden Menschen an. Einzig die Umsetzung dieser stetigen Nachfrage in religiöse Handlungen hängt von der Mannigfaltigkeit der religiösen Angebote ab. Letztendlich schrecken selbst Säkularisierungstheoretiker – die Anhänger

---

zum religiösen Wandel in Deutschland und Europa II, Tübingen 2009; auch G. Pickel, „Contextual Secularization – Theoretical Thoughts and Empirical Implications“, in: Religion and Society in Central and Eastern Europe 4/1 (2011), S. 3-20 oder S. Bruce, *God is Dead: Secularization in the West*, Oxford 2002.

10 F. W. Graf, *Die Wiederkehr der Götter. Religion in der modernen Kultur*, Bonn 2004.

11 T. Luckmann, *Die unsichtbare Religion*, Frankfurt/Main 1991.

des letzten der drei aktuell dominierenden Ansätze der Religionssoziologie[12] – aus gleichen Gründen oft davor zurück, über den sozialen Bedeutungsverlust hinaus das konsequente Szenario eines weitreichenden Glaubensverlustes mit Endpunkt einer vollständig säkularen Gesellschaft aufzuzeichnen. Doch tangiert nicht doch die Säkularisierung das Verhältnis der Menschen zur Religion in Zeiten der Betroffenheit von Krankheit und Tod? Ist vielleicht selbst die transzendente Hilfe des Glaubens so manchem nicht mehr als notwendig und ließe sich das Kontingenzproblem nicht auch immanent lösen?

Gesundheit, Krankheit und Sterben als innerweltliche Problemlage?

Immerhin geben in der internationalen Studie der World Values Surveys fast 70 Prozent der Befragten an, zumindest gelegentlich über den Sinn des Lebens nachzudenken. Kann man nun daraus schließen, dass dann gerade in Krisenphasen des Lebens ein Rückgriff auf die kulturell erlernten Muster der Kontingenzbewältigung stattfindet?

Bereits einfache Fragen nach dem Sinn des Lebens lassen uns hieran zweifeln: Die meisten Menschen sehen sich vorrangig selbst für ihr Leben selbst als verantwortlich an. Über 80 Prozent gehen davon aus, dass man dem Leben nur selbst einen Sinn geben kann. Der weitgehend innerweltliche Charakter dieser Aussage wird deutlich, wenn man eine weitere Frage hinzunimmt: Nur wenige (ein Fünftel in Westdeutschland und ein Siebtel in Ostdeutschland) finden, dass man den Lebenslauf kaum verändern kann (siehe Abb. 1). Es handelt sich also beileibe nicht um Fatalismus, wenn man die eigene Gestaltungs-

12 Siehe Pickel, op. cit., S. 137-217.

fähigkeit und Gestaltungspflicht so hoch betont. Das Leben wird weniger als von außen (also auch von einer imaginären höheren Macht) gesteuert als vielmehr von eigenen Entscheidungen abhängig angesehen. Es entscheidet sich immanent. Das der sozialwissenschaftlich gerne betonte Prozess der Individualisierung durchschlägt, ist wenig überraschend, stellt dieser doch in modernen Gesellschaften eine neuere Form der Normierung des Lebens dar. Begründungsverweise auf externe Instanzen für eigenes Handeln in privaten wie öffentlichen Diskussionen sind kaum mehr statthaft. Stattdessen ist die rationale Begründung der eigenen Entscheidung quasi Pflicht. Und dies trifft auch auf den Sinn des Lebens zu: Nur eine Minderheit sieht diesen als durch Gott gegeben an.

Abb. 1: Sinn des Lebens

	West	Ost
Sinn des Lebens		
Das Leben dient keinem Zweck.	8-89	6-86
Der Mensch kann den Lebenslauf kaum verändern.	22-65	13-77
Das Leben hat nur Sinn, wenn ihm Gott einen gibt.	23-60	6-86
Dem Leben kann man nur selbst einen Sinn geben.	83-10	85-10
Aspekte des Glaubens		
Glaube an den Himmel	43	17
Glaube an die Hölle	29	9
Glaube an ein Leben nach dem Tod	52	16
Glaube an die Wiedergeburt	27	10
Glaube an übernatürliche Kräfte von Ahnen	22	12

Quelle: Eigene Berechnungen auf Basis Allgemeine Bevölkerungsumfrage der Sozialwissenschaften (Allbus) 2008; Werte „Sinn des Lebens" sind zustimmende Werte versus ablehnende Werte (Residualkategorie unentschieden); Aussagen zu Glauben sind zustimmende Werte auf einer 4-Punkt-Skala. Angaben in Prozent.

Damit wird gleichzeitig erkennbar, dass nicht allein die vieldebattierten Prozesse der funktionalen Differenzierung, in denen Religion, speziell auch in ihrer organisierten Form, an übergreifender sozialer Bedeutung verliert, in modernen Gesellschaften greifen. Auch der Prozess der Rationalisierung des Lebens trägt zu einer individuellen Form der Säkularisierung, im Sinne eines Glaubensverlustes, bei. Dies trifft gerade auch die Zeit nach Ende des Lebens. So glaubt selbst in Westdeutschland 2008 nur noch die Hälfte der Menschen an ein Leben nach dem Tod.[13] In den neuen Bundesländern beträgt die Zahl gerade mal 16 Prozent. Der Glauben an Wiedergeburt und die Hölle liegt sogar noch deutlich niedriger. Da ist es auch kein Wunder, wenn die katholische Kirche 2007 die Vorhölle offiziell abschafft. Ist der Glauben an das „Heilige" insgesamt bröckelnd in modernen Gesellschaften, so scheinen die Vorstellungen für die Szenarien nach dem Tod einer weitgehenden Erosion zu unterliegen. Dies bestärkt natürlich die Konzentration des Menschen auf sein innerweltliches Leben und lässt den Einfluss der Kirchen, die ja früher oft auch auf Drohszenarien zurückgriffen, auf der Ebene moralischer Vorgaben für das Alltagsleben des Individuums kontinuierlich sinken.

Vermutlich gehen Plausibilitätsverluste religiöser Erklärungsangebote Hand in Hand mit einer Übernahme von neuen Normen und Verhaltensweisen in modernen Gesellschaften. Diese sind maßgeblich durch die individuelle Entscheidung über die Auswahl der gewachsenen Optionen der Lebensgestaltung geprägt. Ob es sich bei dieser Verschiebung um eine

13 D. Pollack/G. Pickel, „Deinstitutionalisierung des Religiösen und religiöse Individualisierung". In: Kölner Zeitschrift für Soziologie und Sozialpsychologie 55/3, S. 459.

Folge eines „Mythos der Säkularisierung“[14] handelt, wie es José Casanova betont, muss hier offen bleiben.[15]

Doch trifft diese innerweltliche Problembewältigung nun auch dann noch zu, wenn Krankheit und Sterben in das Leben der Individuen tritt? Generell liegen hier nicht viele belastbare Daten vor. Eine Möglichkeit sind die Daten der 4. Kirchenmitgliedschaftsuntersuchung der Evangelischen Kirche in Deutschland (EKD). Sie reduzieren nun die Betrachtungen auf die evangelische Kirche und Konfessionslose. Allerdings kann davon ausgegangen werden, dass sich viele der Erkenntnisse über die protestantischen Kirchenmitglieder gut auf die Mitglieder der katholischen Kirche übertragen lassen. Möglicherweise ergeben sich aus der Haltung der Menschen zur Gesundheit – und damit spiegelbildlich Krankheit – sowie zum Umgang mit dem Sterben Hinweise auf unsere Fragestellung. Betrachtet man das Verhältnis ihrer Kirchenmitglieder zu Gesundheit und vergleicht es mit der Referenzgruppe der Konfessionslosen, dann werden einige interessante Unterschiede, aber auch Gemeinsamkeiten ersichtlich (siehe Abb. 2).

14 Der Mythos der Säkularisierung bezeichnet den Anschein, die Gesellschaften wären einem Bedeutungsverlust der Religion unterlegen. Tatsächlich aber sei dies nur der öffentliche Anschein, der die Menschen wiederum dazu führe, sich nicht offen zu ihrer eigentlich vorhandenen Religiosität zu bekennen.

15 J. Casanova, *Europas Angst vor der Religion*, Berlin 2009.

Abb. 2: Bedeutung der Gesundheit für evangelische Kirchenmitglieder und Konfessionslose

	West Evangelisch	Ost Evangelisch	West Konfessionslose	Ost Konfessionslose
Haltung zu Gesundheit und Krankheit				
Dimension: Individuelle Zuschreibung				
Ob ich gesund bleibe oder krank werde, hängt in erster Linie von meinem Verhalten ab. (F1)	52-4	49-5	53-7	59-4
Um gesund zu bleiben, ist es am wichtigsten in allen Dingen Maß zu halten. (F1)	55-3	69-2	45-4	56-4
Durch eine bewusste Ernährung kann ich meinen Körper gesund halten. (F1)	56-1	62-1	48-3	58-1
Dimension: Fügung				
Krankheit und Gesundheit sind eine Fügung Gottes. (F2)	18-28	24-36	4-66	3-81
Wenn ein Mensch krank wird, hat dies oft einen tieferen Sinn. (F2)	20-27	29-26	14-37	17-36
Wer von Medizin die Heilung aller Krankheiten erwartet, leugnet die Endlichkeit des Lebens. (F2)	34-16	51-17	22-29	33-23
Naturheilverfahren sind besser für die Gesundheit des Menschen als die moderne Medizin. (F2)	18-13	17-16	16-21	14-14

Dimension: Innerweltlicher Klärungsglaube				
Wer krank ist, kann darauf vertrauen, dass ihn ein guter Arzt wieder gesund macht.	23-14	33-14	22-17	37-11
Fragen zu Sterbehilfe				
Ob Sterbehilfe gestattet sein soll oder nicht, sollte man danach entscheiden, ob ein Leben in Würde noch möglich ist.	57-7	52-12	60-6	72-3
Ich finde, jeder sollte grundsätzlich selbst entscheiden können, wann er sein Leben beenden will.	39-17	43-21	56-9	58-7
Die Entscheidung über das Ende des eigenen Lebens liegt nicht bei uns, sondern bei Gott.	31-20	40-23	9-55	4-79

Quelle: Eigene Berechnungen, Werte = stimme stark zu (6+7) – lehne stark ab (1+2) auf einer Skala von 1-7; Frage Gesundheit = „Über die Frage, wie man gesund bleiben kann und welche Bedeutung Gesundheit für den Menschen hat, gibt es unterschiedliche Ansichten, die wir auf der Liste aufgeführt haben"; F = Faktorenzuordnung in Faktorenanalyse (Ergebnis 3 Dimensionen; Eigenwertmethode Wert=1; rotierte Hauptkomponentenanalyse); Frage Sterbehilfe = „In Holland und Belgien sind Gesetze verabschiedet worden, die aktive Sterbehilfe, also eine Tötung auf Verlangen, bei unheilbar Kranken zulassen".[16]

16 Siehe auch M. Wohlrab-Sahr/F. Benthaus-Apel, „Weltsichten", in: W. Huber/J. Friedrich/P. Steinacker (Hrsg.), *Kirche in der Vielfalt der Lebens-bezüge. Die vierte EKD-Erhebung über Kirchenmitgliedschaft.* Gütersloh 2006, S. 279-330 (hier S. 289).

Zwischen Konfessionslosen und Kirchenmitgliedern besteht faktisch kein Unterschied hinsichtlich der Dominanz der individuellen Selbstzuschreibung von Krankheit.[17] Inwieweit „der Glauben" an die Nützlichkeit einer bewussten Ernährung dabei nicht sogar quasireligiöse Elemente aufnehmen kann, sei einmal dahingestellt. Wie bereits beim Sinn des Lebens ist auch bei der Gesundheit das individuelle Verhalten und die subjektive Entscheidung die maßgebliche Instanz. Eher wenige halten Krankheiten für eine Fügung Gottes oder sehen in ihnen einen tieferen Sinn verborgen. In dieser Annahme unterscheiden sich – wenig überraschend – die Mitglieder der evangelischen Kirche deutlich von den Konfessionslosen. Letztere lehnen eine transzendente Deutung von Krankheit mit großer Mehrheit ab. Aber auch für die Mitglieder der evangelischen Kirche stellt sich zumindest an dieser Stelle kaum das Theodizee-Problem. Zieht man bei dieser doch recht groben Unterteilung zwischen religiös und nicht-religiös noch den Aspekt hinzu, dass die Zahl der Konfessionslosen steigend und die der Konfessionsmitglieder sinkend ist, dann bekommt man einen guten Eindruck hinsichtlich der zukünftigen Entwicklung der Bewältigung von Krankheit und dem Umgang mit Gesundheit in der Gesamtbevölkerung.

Doch rein immanent können Kontingenzprobleme wohl doch nicht abgebaut werden. So haben zwar sogar mehr Konfessionsmitglieder Vertrauen in die Effektivität medizinischer Behandlungen hinsichtlich Heilung als sie an eine göttliche Fügung von Krankheiten glauben, für die meisten ist diese Hoffnung aber scheinbar mit Grenzen verbunden. Zwar besitzt man nicht geringes Vertrauen in die Medizin, aber ihre Fähigkeiten werden trotzdem als begrenzt wahrgenommen: Auch Ärzte sind nicht allmächtig. Selbst Naturheilverfahren, die aus individualisierungstheoretischer Perspektive gelegentlich als ersatzreligiös angesehen werden, können aus Sicht der Befrag-

17 Siehe ibid.

ten ebenfalls nur ungenügend zur immanenten Kontingenzbewältigung beitragen. Vielmehr findet sich – in gewisser Hinsicht konform zu Annahmen der Individualisierungstheorie des Religiösen – ein Hinweis auf eine gewisse ersatzreligiöse Wirkung der Naturheilverfahren in der Antwortnähe zu den Aussagen „wenn ein Mensch krank wird, hat dies einen tieferen Sinn" und „Krankheit und Gesundheit sind eine Fügung Gottes". Diese Bezüge können anhand von Faktorenanalysen festgestellt werden.[18]

Die Diskrepanz zwischen Konfessionsmitgliedern und Konfessionslosen wird auch in der Haltung zur Sterbehilfe sichtbar. Abgesehen davon, dass man sich in beiden Gruppen weitgehend einig ist, dass die konkrete Situation und die Würde des Lebens über die Entscheidung für oder gegen Sterbehilfe von zentraler Bedeutung ist, betonen die Konfessionslosen stärker die individuelle Entscheidung des Zeitpunktes für das Lebensende. Bei den Konfessionsmitgliedern hält sich der Anteil deren, die die Entscheidung Gottes als vorrangig ansehen und derjenigen, welche die subjektive Entscheidung betonen, die Waage.[19] Faktisch liegen die zentralen Entscheidungskriterien auch beim Umgang mit dem Sterben – und dies unterscheidet nun Konfessionslose und Konfessionsmitglieder kaum – im Diesseits. Mit stärkerer Nähe zum Tod scheinen aber die moralischen Grundlagen des Religiösen eine stärkere Wirkung zu entfalten. Insbesondere dann, wenn damit manifeste Entscheidungen und Handlungen verbunden sind. Dies lässt sich gleichzeitig als Hinweis darauf deuten, dass erst wenn eine wirkliche Existenzbedrohung auftritt oder eine solche einen über die eigene Endlichkeit nachdenken lässt, das Transzendente ins Spiel kommt. Erst wenn die Krankheit das Leben be-

18 Faktorenanalysen sind statistische Verfahren, welche sogenannte latente Dimensionen über ähnliches oder unterschiedliches Antwortverhalten zu bestimmen suchen.

19 Auch Wohlrab-Sahr/Benthaus-Apel, op. cit., S. 291.

droht, ist man gezwungen, die Hoffnung auf diesseitige Heilungskapazitäten einzuschränken oder durch transzendente Hoffnungen zu erweitern.

Die Bedeutung von Religion für Krankheit und Sterben als Sozialisations- und Inkulturationsproblem?

Was sagt uns dies nun? Zuerst wohl, dass die Auseinandersetzung mit Krankheit primär ein innerweltliches Problem darstellt. Krankheit oder Gesundheit wird dem Individuum und seinem Verhalten zugerechnet und erfordert individuelle Entscheidungen. Kontingenzen werden zuerst im Diesseits zu bearbeiten versucht. Hier ist auch zwischen Krankheit und Sterben zu unterscheiden. Scheint ersteres weitgehend im Diesseits bewältigbar, ist es letzteres selbst wenn es andere betrifft nicht. Doch selbst beim Umgang mit Krankheit ist die Hoffnung auf die Segnungen der modernen Wissenschaft limitiert, sieht doch das Individuum bewusste Grenzen der innerweltlichen Eingriffsmöglichkeiten. Tritt eine existentielle Gefährdung des Selbst oder einer nahe stehenden Person auf, dann können, aber müssen nicht, alternative, transzendente Mechanismen der Kontingenzbewältigung zur Anwendung kommen. Vor diesem Stadium ist ein solcher Rückgriff eher selten der Fall. Doch auch dann unterscheiden sich die Menschen. Der eine empfindet den Rückgriff auf Religion als tröstlich, der andere nicht. Und die Zugehörigkeit zu der einen oder der anderen Gruppe ist nun wieder hochgradig kulturabhängig.

So wird ein Mensch zur Bewältigung der aus schweren Krankheiten und dem Tod resultierenden Kontingenzen vor allem dann auf Religion zurückgreifen, wenn er dies (in seiner Kindheit und Jugend) „erlernt" hat. Oder anders gesagt: Hat ein Mensch in seiner Jugend nicht erfahren, dass es die Möglichkeit des Trostes durch Gott überhaupt gibt, dann wird er im Alter kaum darauf zurückgreifen Schon die Wahrnehmung einer gewissen Unplausibilität religiöser Erklärungen währende der Jugendphase, wie sie durch Blick auf die Erwachsenen oder einfach im Umgang mit Gleichaltrigen Raum greifen kann, unterläuft die erhoffte Wirkung eines Spendens von Sicherheit in einer unsicheren Situation. Die Sozialisation von religiösem Wissen legt die Grundlage für einen späteren Rückgriff. Dies bedeutet weder, dass man Zeit seines Lebens ein religiöser oder gar stark religiös vitaler Mensch sein muss, noch eine stetige Distanzierung zu alternativen innerweltlichen Mustern der Kontingenzbewältigung. Allerdings benötigt man die Existenz einer kulturellen Verfügbarkeit des Trostangebotes im Sinne einer „vicarious religion", wie sie Grace Davie beschreibt. Zumindest ein rudimentäres Verständnis der Rituale und Wissenskontingente der Religion muss für den Einzelnen noch greifbar sein. Hierzu dienen gerade auch religiöse Experten, die diese Zugriffstraditionen bewahren. Genauso muss die reale Vermittlung des Glaubens und seiner Inhalte gesichert sein.[20] Schließlich ist Kontingenzbewältigung vor allem durch stabile und vertrauenswürdige Deutungsangebote möglich. Sie stellen Sinndeutungsmuster wie Glaubenssysteme bereit. Für die Tradierung der Grundprämissen dieser Sinndeutungsmuster ist eine Institutionalisierung nötig.

Gerade hier liegt jedoch das Problem in modernen Gegenwartsgesellschaften, denn an dieser Stelle kommt die Säkularisierung ins Spiel. So tröstlich der Rückgriff auf die Religion in den kritischen Lebenssituationen sein kann, so wenig ist er ein „Selbstläufer" oder eine anthropologische Konstante, auch wenn dies manchem religionssoziologischen oder theologischen Zugriff lieb wäre. Vielmehr handelt es sich auch hier um sozio-kulturell erlernte Formen des Umgangs mit existenz-

20 Siehe G. Davie, *Religion in modern Europe – A Memory Mutates*, Oxford 2000.

gefährdenden Situationen wie Krankheit und Sterben. Und lässt die Inkulturation im Zuge der bereits thematisierten Säkularisierungsprozesse nach, dann sind solche Rückgriffe auch alles andere als selbstverständlich. Aller vielbeschriebenen Nachfrage nach Spiritualität und Trost der Individuen zum Trotz führt ein Abbruch religiöser Sozialisation auch zu einem Bedeutungsverlust des Sinnsystems Religion für die Kontingenzbewältigung des Individuums. Die Sicherheiten des Glaubensangebotes in den Krisenphasen des Lebens werden unsicher – und verlieren damit eben genau die zentrale Funktion der Kontingenzbewältigung – Gewährung von Sicherheit.

Individualisierungstheoretisch muss jetzt der Verweis erfolgen, dass der Einzelne ja nach Bewältigung der Kontingenz sucht und unter der Maßgabe eines sozialen Bedeutungsverlustes der traditionalen Großreligionen eben andere Formen des Transzendierens für sich in Anspruch nimmt. Dieser Einwand mag richtig sein, doch Sinnsuche allein beinhaltet nicht zwangsläufig eine religiöse Antwort. Nicht alles, was dem Menschen beim Umgang mit Kontingenzen in seinem Leben hilft, ist religiös; und nicht jeder individueller Umgang mit Kontingenzen muss einen religiösen Charakter haben. Insbesondere nicht, wenn er innerweltlich ist. Doch selbst wenn man hierüber noch trefflich streiten könnte, ist eines doch ersichtlich: Die großen christlichen Religionen Europas können nicht darauf setzen, dass das Bestehen (christliche) Religiosität aufgrund der unhintergehbaren Fragen der Kontingenz gesichert ist oder gar zu einer Rückkehr zu den sozialen Formen des Religiösen führt. Ein sozialer Bedeutungsverlust ist von einem kulturellen Bedeutungsverlust genauso wenig zu trennen, wie ein kultureller Bedeutungsverlust von einem Verlust religiöser Bearbeitungsmechanismen von Kontingenz. Denn sie werden durch religiöses Wissen, religiöse Rituale und religiöse Erfahrungen weitergegeben.

Fazit – Krankheit, Sterben und Religion in modernen Gesellschaften

Insgesamt ist nicht zu leugnen, dass gerade der Tod und die Beschäftigung mit ihm den Menschen auf seine Endlichkeit und damit auf Fragen verweist, die er nicht einfach für sich unter Rückgriff auf rationale Bewältigungsstrategien beantworten kann. Zu Kontingenzen mit Bezug zum Tod führen auch Krankheiten, sobald sie die Existenz zu gefährden beginnen. Bis zu diesem Zeitpunkt wird den Krankheiten meist innerweltlich begegnet. Bedroht die Krankheit dagegen die biologische Existenz, werden religiöse Angebote der Kontingenzbewältigung für viele Menschen relevant. Der Tod schlägt somit eine Brücke zwischen Immanenz und Transzendenz. Religiöse Deutungsmuster sind also immer noch hilfreich bei der Bearbeitung von Sinnkrisen, die mit den physischen Krisen einhergehen, und werden von Individuen mit einem Bezug zu Religion genau dann auch zur Anwendung gebracht. Diese Wahrnehmung beim Einzelnen wird durch ein Ineinandergreifen von psychischem (Glauben) und physischem (Seelsorge, Diakonie, Caritas) religiösem Heilungsangebot sogar noch gestärkt.

Gleichzeitig haben Prozesse der Säkularisierung zu einer weit stärkeren innerweltlichen Ausrichtung des Lebens geführt als es wohl jemals zuvor der Fall war. Viele Menschen hoffen bei der Überwindung von Krankheiten auf die vielversprechenden Leistungen der Medizin, zumindest bis zu bestimmten Grenzen ihrer Wirkung. Wichtiger noch: Mitglieder moderner Gesellschaften nehmen sich das Recht heraus, über den Umgang mit Krankheit und Tod selbst zu entscheiden. Die Verantwortung für das eigene Leben liegt zuerst einmal bei einem selbst. Religiöse und moralische (wie auch manch andere externe) Instanzen besitzen nur noch einen nachgeordneten Rang bei Handlungsentscheidungen über den Umgang mit existentiellen Krisenlagen des Lebens. Erst wenn die dann in Krisensituationen gewählten immanenten Strategien keine Hilfe mehr zu versprechen scheinen, wird der Rückgriff auf das Transzendente und göttliche Hilfe erwogen. Dazu muss das Wissen über die Möglichkeit dieser Hilfen vorhanden sein – und ein gewisses Vertrauen, dass diese auch eine Wirkung besitzen. Dies muss nicht immer eine Beseitigung der Krankheit sein. Auch die Bereitstellung von Sicherheiten, die entweder das aufkeimende Gefühl der existenziellen Unsicherheit soweit einhegen können, dass ein nicht zu belastetes Weiterleben möglich ist, oder zumindest die Hoffnung auf eine postmortale „Lebens"phase bieten, dienen diesem Zweck. Doch solche Rückgriffe auf Religiöses sind in modernen Gesellschaften eben keine zwangsläufige Folge des Bewusstseins der eigenen Endlichkeit – sondern ebenfalls ein Wahlprozess.

Die Suche nach Mechanismen der Kontingenzbewältigung, welche gerade durch Verweise auf das gestiegene Interesse an Spiritualität gestützt werden sollen, stellen dabei noch nicht per se Religiosität dar. Verfahren der Naturheilkunde und der alternativen Medizin greifen zwar auch auf gewisse Komponenten des Glaubens zurück, doch als religiöse Alternative oder Ersatzreligion taugen sie zumeist nicht. Entweder greift der Einzelne ohnehin auf die Angebote religiöser Sinnsysteme zurück, die man in Kindheit und Jugend erlernt hat, oder er versucht, die Probleme erst einmal innerweltlich zu lösen. Dies heißt nicht, dass ein Rückgriff auf religiöse und spirituelle Angebote für eher Kirchendistanzierte und Konfessionslose gänzlich ausgeschlossen ist. Je aussichtsloser die Lebenssituation ist, desto weiter schweift der Blick bei der Suche nach Hilfsangeboten. Doch eines ist sicher: Ohne die Kenntnis der religiösen Hilfe, welche soziokulturell verankert sein muss, wird diese auch nicht als Antwort auf Kontingenzprobleme der persönlichen Krisenphasen von Krankheit und Sterben genutzt werden können. Diese soziokulturelle Verankerung hat jedoch in den letzten Jahrzehnten abgenommen. Was die Zukunft für die gesellschaftliche Bedeutung der Religion bringen wird, ist offen, die Verbindung zwischen allgemeiner sozialer Bedeutung von Religion und ihrer Bedeutung für das Individuum scheint aber weiterhin stark zu sein. Das bedeutet: Ohne seine sozialkulturelle Verankerung wird auch der individuelle christliche Glaube kaum einfach so überleben, selbst wenn die Gefährdung der menschlichen Existenz im Alltag der Menschen immer irgendwann einmal gegenwärtig wird. Sterben und Krankheit können das „Heilige“ mit dem Menschen in der Gegenwartsgesellschaft verbinden – sie müssen es aber nicht.

Krankheit und Erlösung im ‚Parzival' Wolframs von Eschenbach: Anfortas' Leiden

Bernhard Dietrich Haage

Der ‚Parzival' Wolframs von Eschenbach, entstanden um 1200–1210[1], ist mit über 80 Handschriften und dem Frühdruck von 1477[2] der bestüberlieferte deutsche höfische Roman. Er basiert auf dem ‚Perceval' – Fragment des Chrétien de Troyes (um 1140–1190). Wolfram von Eschenbach (im Folgenden W.v.E.) erweiterte die Handlung nicht nur, sondern führte sie in ungeahnte, gelehrte Dimensionen. Wie der ‚Perceval' ist der ‚Parzival' ein Doppelroman: Als höfischer Vertreter der Artus-Sippe agiert Parzivals Vetter, der Tafelrunden-Ritter Gawan, während Parzival, in dem väterlicherseits Artus- und mütterlicherseits Gral-Sippe zusammenlaufen, Gralkönig wird. Gott und der Welt gefallen – dieses Zentralthema der höfischen Dichtung, das W.v.E. am Ende des ‚Parzival' geradezu sentenzenhaft formuliert (827,19-24), klingt hier an. Gawan und Parzival stehen für zwei Seiten des höfischen Menschen. Vorbildlich bewährt sich Gawan auf seinem Weg durch diese Welt, und Parzival findet nach vielen Wirrnissen den inneren Weg zum Gral.

Die Leiden des wundsiechen Gralkönigs Anfortas und dessen Erlösung durch Parzival stehen im Zentrum der Parzival-Handlung.[3] Der Weg des Protagonisten bis hin zum ersten

1 Vgl. J. Bumke, *Wolfram von Eschenbach*. 6., neu bearbeitete Auflage. Stuttgart 1991, S. 168-170.

2 Vgl. ibid., S.170-173 und 203f.

3 Kommentierende Nacherzählung und Vergleich mit Chrétiens de Troyes ‚Perceval' sowie Forschungsliteratur bei Bumke (1991). Spezifisches zur Heilkunde im ‚Parzival' bei B.D. Haage: *Studien zur Heil-*

Gralbesuch (in Buch V, 224,1-248,30) ist der eines in jeder Hinsicht ungebildeten Toren. Sein Vater Gahmuret fiel im Dienst des Kalifen von Bagdad. In einem vorangegangenen Abenteuer mit der Mohrenkönigin Belakane zeugte Gahmuret Parzivals Halbbruder, den schwarz-weiß gefleckten Feirefiz. Nach Gahmurets Tod wendet sich Königin Herzeloyde, Parzivals Mutter, ab von der Ritterwelt und zieht in die Abgeschiedenheit von Soltane, um den Sohn abseits von Kampf und Leid zu erziehen, das heißt jedoch auch abseits von der ihm zustehenden höfischen Ausbildung. Den Knaben rührt die Schönheit des Vogelsangs zu Tränen, worauf seine Mutter versucht, alle Vögel töten zu lassen. Er jedoch verlangt, dass man die Tiere in Ruhe lasse. Seine Mutter sieht ihren Irrtum ein und sagt (119,13-119,14): „Warum breche ich das Gebot des höchsten Gottes?" Hierauf stellt der Knabe die Frage, die als Grundthema die gesamte Parzival-Erzählung durchtönt (119,17): „ôwê muoter, waz ist got?", d.h. „ach Mutter, was ist das, Gott?". Sie erklärt ihm, Gott sei heller als der Tag (119,19), dessen Gegenspieler sei der schwarze Teufel, und Parzival solle sich immer ohne Schwanken für Gott entscheiden. Das ist vereinfacht die Botschaft des Elsterngleichnisses in W.s v.E. Prolog (1,1-14). Als Parzival Ritter in hell leuchtenden Rüstungen im Wald trifft, hält er sie für Götter und betet sie an, will aber danach, obwohl er ausgelacht wurde, unbedingt Ritter werden. Im Narrenkleid,

---

kunde im ‚Parzival' Wolframs von Eschenbach. Göppingen 1992. Alle im Folgenden verwendeten Zitate aus dem ‚Parzival'-Text und der Übersetzung nach der Ausgabe von K. Lachmann, übersetzt und hrsg. von W. Spiewok: *Wolfram von Eschenbach. Parzival.* Mhd./Nhd., 2 Bde. Stuttgart 1981. Verglichen wird die Ausgabe von J. Bumke: *Wolfram von Eschenbach. Parzival.* Auf der Grundlage der Handschrift D. Tübingen 2008. Der ‚Perceval' wurde herangezogen in der Ausgabe von F. Olef-Krafft: *Chrétien de Troyes. Le Roman de Perceval ou Le Conte du Graal. Der Percevalroman oder die Erzählung vom Gral.* Übersetzt und herausgegeben. Stuttgart 1991. Die hier gebotene Übersetzung von ‚Parzival'-Textstellen folgt W. Spiewok, enthält jedoch immer wieder Korrekturen von B.D. Haage.

mit dem ihn seine Mutter schützen wollte, und bewaffnet mit seinem Speer zieht er auf einem klapprigen Pferdchen hinaus in die Welt und bemerkt nicht, dass seine Mutter hinter ihm vor Kummer tot zusammenbricht.

Seine Mutter hatte ihm Lebenslehren mit auf den Weg gegeben, deren Sinn er nicht versteht. Er bringt so Leid über Menschen, denen er begegnet. Jeschute, Ehefrau des Grafen Orilus, erfährt Erniedrigung durch ihren Ehemann, weil Parzival ihr dummdreist Kuß und Ring stahl, wo doch Herzeloyde meinte, er solle zusehen, eine schöne Frau zu heiraten. Sein Ritterwahn führt dazu, dass er am desolaten Artushof unwissend seinen Verwandten Ither, den roten Ritter, mit seinem Wurfspeer tötet und in dessen Rüstung nun selbst zum roten Ritter wird. Ganz verhängnisvoll wirkt sich für ihn die Mahnung der Mutter aus, dem Rat alter, weiser Männer zu folgen, denn er hält sich beim ersten Gralbesuch ganz vordergründig an die höfische Etikette, die ihm Gurnemanz neben Ritterkampf und Ritterethik beibrachte: er solle nicht zu viel fragen in höfischer Gesellschaft (171,17). Parzival gelangt nach Belrapeire, wo er die Königin Condwiramurs, so wie seinerzeit Gahmuret die Mohrenkönigin Belakane, vor Angreifern rettet und sie heiratet. Die Liebesbeziehung der Eheleute steht im Mittelpunkt, und W.s v.E. Hohes Lied der Liebesehe begleitet Parzival bis in sein Gralkönigtum hinein. Zunächst aber verlässt er seine schwangere Frau mit deren Einverständnis, angeblich um nach seiner Mutter zu sehen (223,17-19).

Noch am selben Tag gelangt er abends zum See Brumbane, wo ihm ein Fischer den Weg zur nahen Burg weist. Er kommt nach Munsalvaesche, und sein erster Gralbesuch nimmt seinen tragischen Lauf. Im prächtigen Festsaal begegnet er dem Fischer, dem Gralkönig Anfortas, wieder. Die Hofgesellschaft trauert. Große Aloefeuer brennen wegen der Krankheit des

Königs. Ein blutiger Speer wird hereingetragen. Dann beginnt ein zeremonieller Aufzug (232,9-236,22)[4]:

> „An der Stirnseite des Palastes tat sich eine stählerne Tür auf, und zwei liebliche Mädchen betraten den Saal. ... Jede hielt einen goldenen Leuchter mit brennenden Kerzen in der Hand, ... das Kleid der Gräfin von Tenabroc und das ihrer Gefährtin war in Rotbraun gehalten ... Den beiden Mädchen folgte eine Herzogin mit ihrer Gefährtin. Sie trugen zwei zierliche Elfenbeinstützen. Mit vollendeter Anmut stellte nun das zweite Paar die Elfenbeinstützen vor den Burgherrn. Dann traten die vier, alle von gleichem Liebreiz und in gleicher Weise gekleidet, beiseite. Doch seht, acht andere, zu diesem Dienst berufene Edeldamen ließen nicht auf sich warten. Vier von ihnen trugen große Kerzen, die anderen vier eine kostbare Steinplatte, die bei Tage das Sonnenlicht hindurchließ: es war ein ungeheuer großer Granathyazinth. Genau nach der Vorschrift traten alle vor den Burgherrn und verneigten sich. Vier legten die Platte auf die bereitstehenden Stützen aus schneeweißem Elfenbein. Dann traten die vier Damen mit höfischem Anstand beiseite und gesellten sich zu den ersten vier. Diese acht Damen trugen grasgrüne Kleider. ... Auch die Töchter der Grafen Iwan von Nonel und Jernis von Ril waren hier – meilenweit entfernt von ihrer Heimat – zum Hofdienst ausersehen. Die beiden Fürstinnen erschienen in prachtvollen Gewändern, und sie trugen jeweils auf einem Mundtuch zwei sehr scharfe wunderbare Messer herbei. Diese Messer waren aus gehärtetem blitzendem Silber, kunstreich gearbeitet und so sorgfältig geschärft, dass man Stahl damit schneiden konnte. Vor ihnen schritten vier gleichfalls zum Hofdienst berufene Edeldamen. Es waren junge, makellos reine Jungfrauen, und sie begleiteten das blitzende Silber mit brennenden Kerzen. Feierlich schritten die sechs heran. ... Nachdem sie sich verneigt hatten, trugen zwei von ihnen das Silber zur farbenprächtigen Tafel und legten es darauf nieder. Dann traten die sechs Jungfrauen zu den erstgenannten zwölf, so dass – wenn ich recht gezählt habe – nun achtzehn Edeldamen beisammen standen. Seht, da erschienen bereits wieder sechs Damen in kostbaren Gewändern aus golddurchwirkter Seide und Seidenstoff von Ninive. Wie die letzten sechs Edeldamen trugen sie Kleider aus verschiedenfarbigen Stoffen, die sehr teuer sind. Jetzt endlich erschien die Königin. Ihr Antlitz strahlte so hell, dass alle meinten, der neue Tag sei angebrochen. Ihr Ge-

4 Der Kommentar basiert auf Haage, op. cit., S. 70-73.

wand war aus arabischer Seide, und auf grünem Seidentuch trug sie den Inbegriff paradiesischer Vollkommenheit, Wurzeln und Reis allen menschlichen Strebens. Dieses Ding wurde Gral genannt und übertraf alle Vorstellungen irdischer Glückseligkeit. Die Edelfrau, die allein den Gral herbeitragen durfte, hieß Repanse de Schoye. Mit dem Gral hatte es nämlich folgende Bewandtnis: Wer ihn hütete, musste unberührt und makellos sein. Vor dem Gral trug man kostbare Leuchter herein: es waren sechs große, durchsichtig klare Glasgefäße, in denen Balsam brannte. Nachdem sie in feierlichem Zug den Saal betreten hatten, verneigten sich die Königin und die Jungfrauen, die jene Balsamgefäße trugen. Die makellose Königin stellte den Gral vor den Burgherrn. … Gemessen schritten die sieben zu den anderen achtzehn Damen. Man nahm die vornehmste in die Mitte, so dass ihr zur Seite je zwölf Edeldamen standen, und die gekrönte Jungfrau im Glanz ihrer Schönheit strahlte."

Dass W.v.E. den Gral als die Erscheinung der alldurchwirkenden göttlichen Kraft, die man in Chartres ‚nous' nannte, als Gefäß des Heiligen Geistes verstand, ist nicht nur an der Taubensymbolik (470,3-5, also in Buch IX), sondern auch an dem kosmischen Bild der feierlichen Prozession verschieden gekleideter Jungfrauen beim Hereintragen des Grals (232,10-235,15 und 808,25 ff.) ablesbar: der Gral ist heraklitisch gesehen ‚eins und alles'. Der ganze Kosmos enthält ihn und er den Kosmos. Zuerst treten 4 Jungfrauen in dunkelrotbraunen Kleidern ein, danach 8 in grünen und dann 12 in golddurchwirkten, schließlich aber Repanse de Schoye. Die Unterscheidung der Farben und die Reihenfolge weisen aus, dass hier das herrschende kosmologische System des Mittelalters ins Bild gesetzt wird: Die ersten 4 Jungfrauen stellen die 4 Elemente der sublunaren Welt dar: Erde (kalt-trocken), Wasser (kalt-feucht), Luft (warm-feucht) und Feuer (warm-trocken). Die zweite Gruppe, 8 Jungfrauen, symbolisiert die 7 Planetensphären – Mond, Merkur, Venus, Sonne, Mars, Jupiter, Saturn – und zusätzlich den Fixsternhimmel. 4 Jungfrauen tragen Kerzen, 4 dagegen einen großen, dünn geschliffenen Granathyazinth, der bei Tage das Sonnenlicht durchlässt. Diese Edelsteinplatte dient dem

Gralkönig als Tisch, nachdem sie auf 2 Stollen gelegt wurde. Versinnbildlicht wird der Tageslauf der Sonne zwischen Aufgangs- und Untergangspunkt. Sie leuchtet nur am Tage wie durch den Granathyazinth des Anfortas. Sie befindet sich jedoch immer in der Mitte, nämlich auf der 4. Planetensphäre, gerechnet vom Fixsternhimmel wie von der Erde, der sublunaren Welt, aus. Daher die Unterteilung der Großgruppe in 2 Untergruppen zu je 4 Jungfrauen, von denen die eine, mit Kerzen ausgestattete, den nächtlichen, die andere den Tageslaufteil der Sonnensphäre repräsentiert. Die dritte Gruppe, der 12 Jungfrauen zugeteilt sind, stellt die 12 Tierkreiszeichen dar. Zuerst kommen 6 Jungfrauen, von denen die ersten 2 jene scharf schneidenden Messer aus gehärtetem weißglänzenden Silber herbeitragen, die der Schmied Trebuchet angefertigt hat, und mit denen der Gifteispanzer von der giftheißen Spitze der herumgetragenen blutenden Lanze geschabt wird, die zuvor in des Gralkönigs ‚kalte' Wunde gestoßen wurde (490,11-24). Was die Messer eigentlich bedeuten, wird erst klar, wenn man die Einteilung der 12 Jungfrauen in 2 Gruppen von je 6 als die Teilung des Tierkreises durch die Äquinoktialpunkte (21. März und 23. September) in 6 Herbst- / Winter- (Waage, Skorpion, Schütze, Steinbock, Wassermann, Fische) und 6 Frühling- / Sommerzeichen (Widder, Stier, Zwillinge, Krebs, Löwe, Jungfrau) versteht. Die ersten beiden Jungfrauen entsprechen Waage und Skorpion. Sie tragen die Messer herein, die scharf und silberweiß glänzend die Qualität Kälte bezeichnen, die im Herbst und im Winter mit Schnee und Eis regiert und den Tisch des Anfortas als weißglänzendes Silber bedeckt. W.v.E. sieht den Kosmos in Gegensatzpaaren: sublunare Welt – astrale Welt, Kälte – Wärme, Nacht – Tag, Sommer – Winter, so wie Repanse de Schoye, die verkörperte Freude, und Anfortas, das verkörperte Elend. Dem Gralkönig ist der Tisch in einem permanenten Winter mit Kälte gedeckt, die ihn peinigt und ihm die Sonne verdunkelt, die Freude, das Leben.

Erst im IX. Buch erfährt Parzival, dass er vom „epitafum" (470,24), der verlöschenden Schrift auf dem Gral, ausersehen war, seinen Onkel Anfortas durch die Frage nach dessen Leiden zu erlösen. Er versagte, weil er der Lehre des Gurnemanz, er solle bei Hofe nicht zu viel fragen, mechanisch folgte und nicht sein Mitgefühl sprechen ließ, worauf die Gralgesellschaft gewartet hatte. Am nächsten Morgen wird er verflucht, als er die leere Burg verlässt. Dieselbe Behandlung erfährt er von seiner Cousine Sigune, die er zum zweitenmal trifft. Sie trauert um ihren toten Geliebten Schiunatulander, den sie im Arm hält, und sie klärt Parzival über Anfortas und Munsalvaesche auf. Wegen seines Versagens empfindet nun Parzival Reue (256,3), verfällt jedoch in eine Trotzhaltung gegen Gott. Vor seinem zweiten Gralbesuch besiegt er Orilus und befreit dadurch Jeschute – eine erste Wiedergutmachung. Auf seinem Weg zum Artushof fällt der saturnische sommerliche Schnee. Ein Falke verwundet eine Wildgans, und drei Blutstropfen im Schnee[5], die Farben der Schönheit und Liebe, lassen ihn derart intensiv an Condwiramurs denken, dass er in Geistesabwesenheit verfällt und kaum die anreitenden Artusritter abwehren kann. Sein Vetter Gawan deckt geistesgegenwärtig die Blutstropfen zu, und Parzival gelangt zu Artus, der ihn als Ritter in die Tafelrunde aufnimmt. Der Artushof erscheint nun im Gegensatz zum ersten Besuch Parzivals voller Würde und Glanz. Doch jäh zerstört Kundrie, die hässliche Gralbotin, die Harmonie, indem sie Parzival verflucht: sein Schweigen in Munsalvaesche sei eine Sünde (316,23). Den Vorwurf der Falschheit weist W.v.E. jedoch sofort zurück (319,8) – wohl ein Reflex der im Humanismus des 12. Jahrhunderts aufgekommenen Gewissensethik des Petrus Abaelardus. Parzival wird von innerer Zerknirschung und von Mitleid dem Oheim Anfortas gegenüber ergriffen (330,29 f.), hadert jedoch mit Gott, der ihm seiner Meinung

5 Vgl. J. Bumke, op. cit., S. 79. W.v.E. integriert hier einen ausführlichen Minne-Exkurs (291,1-293,16).

nach den Beistand versagte, und kündigt ihm seinen Dienst auf (332,7 f.). Er fragt wieder: „Ach, was ist Gott?“ (332,1).

Alle bisher offenen Fragen um Anfortas' Leiden, dessen mögliche Erlösung und den Gral beantwortet Trevrizent – den Namen leitete W.v.E. von (Hermes) Trismegistos ab[6] – seinem Neffen Parzival, als dieser seinen Einsiedler-Onkel zum zweiten Mal besucht. Zuvor trifft er ein drittes Mal Sigune, die sich, um Askese zu üben und zu beten, mit ihrem toten Geliebten in einer Klause hat einmauern lassen. Sie versöhnt sich mit Parzival und weist ihm den Weg nach Munsalvaesche, auf dem Trevrizents Einsiedelei liegt. W.v.E. berichtet, kurz bevor Parzival Trevrizent um Einlass und Rat wegen seinen Sünden bittet, von der Gralgeschichte, die Trevrizent im Folgenden ergänzt[7]: Der provenzalische Sänger Kyot (453,11 ff.) habe die Erzählung vom Gral zu Toledo in einer arabischen Handschrift gefunden – W.v.E. steht in der Zeit der großen arabisch-lateinischen Übersetzungsbewegungen vornehmlich in Spanien. Kyot las vom berühmten heidnischen Naturforscher Flegetanis, einem Meister der Astronomie, der berichtete, es existiere ein Ding, das Gral heiße (454,21). Diesen Namen habe er in den Sternen gelesen. Eine Schar reiner Geistwesen habe den Gral auf der Erde zurückgelassen (454,21-30). Der gelehrte Kyot suchte nun in lateinischen Chroniken ein Geschlecht, das würdig war, den Gral zu hüten, und fand es in Anjou, nämlich dasjenige des Ahnherrn Titurel, dem auch Parzivals Mutter angehört. Anfortas sowie Trevrizent sind deren Brüder. Die Gralgesellschaft besteht aus Jungfrauen und Gralrittern, den „templeisen“[8] – beide dürfen nur außerhalb des

6 Vgl. B.D. Haage, op. cit., S. 238, Anm. 190.

7 Zum Gral vgl. folgende Textstellen: 235,20-24; 454,21-30 (neutrale Engel); 468; 469,7 („lapsit exillîs“); 472; 483 (die verlöschende Schrift); 501,29-30 (Unsterblichkeit: Titurel); 810 (Feirefiz sieht den Gral erst nach seiner Taufe); 813; 818). Vgl. J. Bumke, op. cit., S. 94f. und B.D. Haage, op. cit., S. 48-73.

8 W.v.E. spielt mit dem Namen auf den Templerorden an.

Gralbereichs heiraten –, sowie dem Gralkönig, der nur diejenige heiraten darf, die im „epitafum" (470,24) zuvor angegeben wurde. Der Gralkönig selbst wird von dieser verlöschenden Schrift bestimmt. Der Gral erhält seine Wunderkräfte jeden Karfreitag durch eine Oblate, die eine weiße Taube (470,3-5) – übrigens das Wappen der „templeisen" (474,5) und Symbol des Heiligen Geistes – auf dem Gral, der bei W.v.E. als Edelstein (469,4) beschrieben ist, niederlegt. W.v.E. spricht lediglich von einem einzigen Rand des Steins (470,23), so dass am ehesten an eine wohl runde Steinschale zu denken ist. Dies entspräche dem hermetischen ‚krater', dem entsprechenden Sternbild und den romanischen Ableitungen von lateinisch ‚crater' (Schale zum Mischen von Wein und Wasser) wie dem altfranzösischen ‚graal'. W.v.E. nennt ihn denn auch „gral" (235,23 u.ö.) und „lapsit exillîs" (469,7), was vom lexikalischen Morphem her bedeuten könnte: ‚etwas, das von weither herabfiel'. Der Gral wird auf Munsalvaesche in einer Taufkapelle (816,15) aufbewahrt. Nur Repanse de Schoye kann ihn tragen. Seine göttliche Kraft manifestiert sich in folgenden Auswirkungen: 1. Er speist die Gralgesellschaft (238,15-17). 2. Er enthält und übertrifft alle Herrlichkeit dieser Welt (235,24 und 470,11). Mit dem Lapis philosophorum der Alchemie hat er u.a. die Decknamen ‚radix et rami' – „wurzeln unde rîs" (235,22) und ‚gloria huius mundi' – „erden wunsches überwal" (235,24) und gleichbedeutend „wunsch von pardis" (235,21) gemein. 3. Einem sündigen Menschen ist der Gral zu schwer (477,17). 4. Der Gral ist ausschließlich für Getaufte sichtbar (810,3 ff., 813,9 ff.). 5. Er entzieht sich allen, die nicht berufen sind (468,12 ff., 470,21 ff., vgl. auch 250,26 ff.). 6. Er verleiht ewige Jugend und ewiges Leben (469,14- 18), ist also Allheilmittel, Panazee. 7. Die Kraft der ewigen Erneuerung wird versinnbildlicht im Symbol des Phoenix (469,8-13): „Durch dieselbe Kraft, die dem Stein innewohnt, verbrennt der Phoenix und entsteht aus der Asche zu neuem Leben...". Besonders deutlich stellt W.v.E. hier seinen immer wiederkehrenden Grundgedanken von der zyklischen

Natur der Lebensabläufe in der Schöpfung dar, der Ewigkeit alles Seienden im Wandel.

Der Gesamtkomplex der Anfortas-Krankengeschichte und -Therapie, den W.v.E. iatromathematisch in kosmischen Bezügen ablaufen lässt, wird von Trevrizent so erklärt (478,1-493,30), dass er 1. auf die Vorgeschichte eingeht (478,1-480,1), 2. auf therapeutische Verfahren abhebt, die eine endgültige Heilung bezwecken (480,2-483,18), und 3. therapeutische Maßnahmen beschreibt, die nur noch zur Linderung eingesetzt werden (484,13-18), denn der Gral hatte zwischenzeitlich verkündet (483,19-484,12), Anfortas könne nur durch die Mitleidsfrage eines von den Zusammenhängen nicht unterrichteten Ritters geheilt werden, der dann selbst Gralkönig werde, und er müsse „zur richtigen Zeit“ fragen. Parzival versagt, und Anfortas muß weiter leiden, 5 saturnische Jahre lang.

Trevrizent berichtet in der Vorgeschichte, dass Anfortas ohne Erlaubnis des Grals auf Minnefahrt – wegen Orgeluse (616,14) – auszog und zur Strafe im Kampf von dem vergifteten Speer eines heidnischen Nebenbuhlers bezeichnenderweise an den Hoden verletzt wurde (479,9-12). Soweit folgt W.v.E. Chrétien de Troyes. Alles Weitere ist W.s v.E. eigene Zutat. Trevrizent fährt fort (ab 479,25):

> „„Dein Oheim errang zwar den Sieg..., doch er trug in seinem Körper die Lanzenspitze...Der Heide blieb tot auf dem Kampfplatz zurück...Als der König totenbleich und mit schwindenden Kräften bei uns angelangt war, untersuchte ein Arzt die Wunde und fand die Lanzenspitze. Auch ein Splitter des Bambusschaftes steckte noch in der Wunde, und der Arzt zog beides heraus. ... Man trug den König schnell vor den Gral, damit ihm Gott helfe. Dass der König den Gral ansehen musste, vermehrte seine Qualen, denn nun konnte er nicht sterben. ... Die Wunde des Königs war vergiftet, und obwohl wir eifrig in zahlreichen medizinischen Werken nachschlugen, blieb alles vergeblich. Alle Mittel gegen den Biß von aspîs, ecidemon, ehcontius, lisîs, jêcîs, mêatrîs, gefährliche Schlangen mit starkem Gift, und von anderen Giftschlangen, alle Heilkräuter, die in der Arzneikunde erfahrene Ärzte hierfür anwenden, halfen nicht. ... In der Hoffnung auf Hilfe begaben

wir uns zu den Flüssen Geon, Fison, Euphrat und Tigris, ganz nahe an ihrem Austritt aus dem Paradies, wo ihr lieblicher, heilsamer Duft noch nicht verflogen war. Vielleicht fanden sich darin heilkräftige, uns hilfreiche Kräuter. Das war alles jedoch verlorene Mühe, und unser Herzeleid dauerte an. Wir versuchten es auf vielerlei Art. So beschafften wir uns jene Pflanze, die Sibylle Äneas als Schutz gegen die Höllenpein, den Dunst des Phlegeton und anderer Unterweltflüsse empfahl. Wir mühten uns lange Zeit, bis wir die Heilpflanze endlich fanden, da wir nicht wussten, ob nicht die grässliche, all unsere Lebensfreude tötende Lanze etwa im Höllenfeuer vergiftet oder gehärtet worden war. Doch das war nicht der Fall. Dann gibt es den Vogel Pelikan. Wenn seine Brut ausschlüpft, umhegt er sie mit so überschwänglicher Liebe, dass er sich in treuer Fürsorge in die eigene Brust beißt und das Blut in den Schnabel der Jungvögel fließen lässt. Er selbst geht dabei zugrunde. In der Hoffnung, seine Treue könnte Heilung bringen, beschafften wir solches Blut und strichen es auf die Wunde, so gut wir es verstanden. Aber es brachte auch keine Hilfe. Ein Tier, das Einhorn, fühlt sich von der Reinheit einer Jungfrau so angezogen, dass es in ihrem Schoß einschläft. Für die Schmerzen des Königs beschafften wir uns das Herz des Tieres und den Karfunkelstein, der im Stirnknochen unter dem Horn wächst. Erst führten wir den Stein nur über die Wunde, dann drückten wir ihn hinein, doch die Wunde behielt ihre giftige Färbung, und wir litten mit dem König. Danach beschafften wir uns das Heilkraut Natterwurz, von dem es heißt, es sprieße aus dem Blut eines erschlagenen Drachen und es besitze die Qualität der Luft (feucht-warm). Wir versuchten nun aus der Kreisbewegung des Drachen therapeutisch Nutzen zu ziehen, um einem bestimmten Gestirnstand und dem Mondwechsel zuvorzukommen, denn beides bewirkte unerträglichen Wundschmerz. Doch trotz seiner edlen, erhabenen Art brachte uns das Heilkraut keine Hilfe. Schließlich warfen wir uns betend vor dem Gral auf die Knie. Da zeigte sich auf seinem Rand eine Schrift: ein Ritter würde kommen. Sollte er nach dem Geschick des Königs fragen, dann hätte alles Elend ein Ende. Doch dürfe ihn niemand auf die Wichtigkeit der Frage hinweisen, sonst würde sie nicht helfen. Doch die Wunde bliebe dann unverändert, ja sie bereite noch größere Schmerzen als vorher. … ‚Und fragt er nicht gleich in der ersten Nacht, dann ist die Gelegenheit verpasst … Fragt er jedoch zur rechten Zeit, dann soll er die Herrschaft über das Königreich übernehmen … Anfortas wird dann genesen, doch er soll nicht König bleiben.' Wir lasen also am Gral, Anfortas könne nur durch die Frage gesunden. Nun behandelten wir die Wunde mit schmerzlindernden Mitteln, so mit der trefflichen Nardensalbe, mit theriakhaltigen Mitteln und mit dem Rauch von Aloeholz. Doch Anfortas litt weiter. ... Parzival sagte zu seinem Gastgeber: ‚... Der Ritter, der nach Munsalvaesche kam, das jammervolle Elend sah und dennoch keine Frage stellte, war ich Unglückseliger. Herr, es war mein Vergehen.' ... Da rief der Hausherr: ‚Was sagst du, Neffe? ... Gott hat dich nicht verlassen. In seinem Namen stehe ich dir mit Rat und Hilfe zur Seite. Sag, hast du die Lanze in der Burg Munsalvaesche gesehen? Als der Saturn „sîn zil" erreichte (also den Punkt, von dem aus er bei Erschaffung der Welt seinen Lauf begann, d.h. in seine Häuser eintrat), merkten wir das am Zustand der Wunde und am Schnee zur Sommerszeit. Damals hat der Frost deinen lieben Oheim besonders gepeinigt. Man musste die Lanzenspitze in die Wunde stoßen, damit eine Schmerzursache (heißes Gift) gegen die andere (Kälte der Wunde) half. Das erklärt, warum die Spitze blutgerötet war. Wenn nämlich bestimmte Planeten, die hoch über einander stehen und sich ungleichmäßig weiterbewegen, sich einem bestimmten Stand nähern, ertönt beim Gralvolk jammervolle Klage. Auch bei Mondwechsel verschlimmert sich der Zustand der Wunde. Zu solchen Zeiten findet der König keine Ruhe, starke innere Kälte quält ihn, sein Körper wird kälter als Schnee. Dann legt man auf die Wunde das Lanzeneisen, das mit einem Gift von heißer Qualität bestrichen ist, womit es die Kälte aus dem Körper zieht. Das Eisen bedeckt sich mit einer glasklaren, eisähnlichen Schicht, die sich nur mit den beiden von Trebuchet kunstvoll geschmiedeten Silbermessern entfernen lässt. ... Mancher behauptet zwar, Asbest brenne nicht, doch lässt man ein Stück von diesem Glas darauf fallen, dann lodern Flammen auf, die selbst Asbest verzehren. Erstaunlich, welche Wunderkraft dieses Gift besitzt. ... Nun liegt in der Nähe der See Brumbane. Dorthin bringt man ihn dann, damit die wohlriechenden Lüfte über dem See den üblen Geruch der Wunde vertreiben. Das nennt er seinen Jagdtag. ... So entstand die Mär, er sei ein Fischer.'"

Alles Nachschlagen in zahlreichen medizinischen Fachbüchern (481,6)[9] und alles ärztliche Wissen um die Kraft von Heilkräu-

9 Dass W.v.E. selbst am Schreibtisch arbeitete – entgegen H. Grundmann: „Dichtete Wolfram von Eschenbach am Schreibtisch?" In: Archiv für Kulturgeschichte 49, 1967, S. 391-405 – ist inzwischen nicht mehr zu bezweifeln. Vgl. J. Bumke, op. cit., S.156-176 und 181f. Vgl. besonders A. Groos: „Wolframs Schlangenliste (‚Parzival' 481) und Pseudo-

tern (481,15) gegen Schlangengift (481,8-10), das im Sinne der Qualitätenlehre als heiß angesehen wird, nützen nichts. Nach dem Misserfolg mit schulmedizinischen Mitteln wendet man sich auf der Gralburg abergläubischen Applikationen zu, die allerdings ebenso wenig helfen: 1. Man beschafft Wasser und auch Heilkräuter aus den Paradiesflüssen, und zwar dort, wo sie aus dem Paradies austreten und ihr lieblicher Duft noch nicht verflogen ist (481,19-26). 2. Man holt unter großen Mühen die Heilpflanze herbei, von der Aeneas einen goldenen Zweig auf Geheiß der Sibylle in die Unterwelt mitnahm, um gegen den Gifthauch höllischer Flüsse, besonders des Phlegeton, gefeit zu sein. Dies hat als Gegenmaßnahme zu gelten für den Fall, dass die Lanze des Heiden, der Anfortas verwundete, im Höllenfeuer vergiftet worden sein sollte (482,1-11). 3. Man appliziert das Blut des Pelikans[10], mit dem dieser sterbend seine Jungen aus übergroßer Liebe nährt (482,12-22). 4. Man appliziert den Karfunkelstein, der auf dem Stirnbein des Einhorns, des Tieres der Reinheit, unter dem Horn wächst, was jedoch an der giftigen Färbung der Wunde nichts ändert (482,24-483,4). Die Verbindung von Karfunkelstein mit dem Horn des Einhorns ist so selten nicht[11]. Am bekanntesten wird in Deutschland diese Kombination aus dem Alexanderlied des Pfaffen Lamprecht und aus dem ‚Lucidarius' gewesen sein. Der Karfunkel führt auch die 58 heilkräftigen (792,1-5) Edelsteine am Bett des Anfortas an (791,1-30). Sie haben die Funktion, die Sinnlosigkeit menschlicher Heilbemü-

---

Apuleius". In: J. Domes u.a. (Hgg.): *Licht der Natur. Medizin in Fachliteratur und Dichtung.* Festschrift für G. Keil zum 60. Geburtstag, Göppingen 1994, S.129-148, der die gesamte Giftschlangen-Liste Ws.v.E. im Herbarius des Pseudo-Apuleius nachweisen konnte.

10 W.v.E. zieht offenbar griechische Versionen der Pelikan-Geschichte heran, die Pelikanblut als Antidot gegen Schlangengift kennen. Vgl. B.D. Haage, op. cit., S.97.

11 Vgl. T. Ziolkowski: „Der Karfunkelstein", in: Euphorion 55, 1961, S. 297-326.

hungen ohne die Gnade Gottes noch einmal besonders sinnfällig in ihrem Gefunkel kurz vor der Erlösung des Anfortas durch Parzival vor Augen zu führen. 5. In einem letzten Versuch erhofft man sich von der Heilpflanze „trachontê", d.i. Natterwurz (auch: Schlangenknöterich, Polygonum bistorta L.) die Genesung des Gralkönigs. Sie wachse dort, wo ein Drache erschlagen worden sei[12], habe – nach der Qualitätenlehre – „al des luftes art" (483,11), ist also feucht-warm, und man versucht, aus „des trachen umbevart" (483,12), was soviel bedeutet wie: ‚die Kreisbewegung des Drachen', therapeutisch Nutzen zu ziehen, um einem bestimmten Gestirnstand und dem Mondwechsel zuvorzukommen, denn beides bewirkt besonders unerträglichen Wundschmerz (483,6-16). Interpretationsprobleme bereitet W.s v.E. Angabe, „des trachen umbevart" solle in Bezug auf die „trachontê" der Heilung zuträglich sein. Alle astrologischen Erklärungsversuche erweisen sich als nicht tragfähig. Hingegen scheint mir mein alchemistischer Ansatz in sich schlüssig. Danach wäre unter der ‚Kreisbewegung des Drachen' der Ouroboros (Drache, der seinen eigenen Schwanz verschlingt) zu verstehen, das Zeichen ewiger Erneuerung und Symbol des alchemischen Prozesses der Koagulation und Sublimation: aus der „trachontê" soll die Panazee, das Allheilmittel gewonnen werden.[13] Zeitlich gesehen liegt zwar eine Rezeption arabischer Alchemie durch W.v.E. relativ früh, nämlich mitten im Übersetzungsstrom arabisch tradierten griechischen Geistesgutes[14],

12 Es handelt sich um eine wörtliche Übernahme aus dem Herbarius des Pseudo-Apuleius: „Draconis sanguine nata fertur esse dracontea". Vgl. E. Howald/H.E. Sigerist (Hgg.): Antonii Musae de Herba Vettonica Liber; Pseudoapulei Herbarius; Anonymi de Taxone Liber; Sexti Placity Liber Medicinae ex Animalibus etc., Leipzig und Berlin 1927, S. 48.

13 Vgl. B.D. Haage, op. cit., S. 161.

14 Vgl. ders.: *Alchemie im Mittelalter. Ideen und Bilder – von Zosimos bis Paracelsus*, Düsseldorf und Zürich 1996 (2.Aufl. 2000), S. 143-157, bes. S. 150; vgl. auch ders.: „Wissenschafts- und bildungstheoretische Reminiszenzen nordfranzösischer Schulen bei Gottfried von Straßburg und

erscheint aber durchaus möglich. Wenn auch die königliche Kunst, die Alchemie, versagt, die den Drachen tötet, um durch fortgesetzte Läuterung der Ausgangsmaterie den Lapis philosophorum respective die Panacea zu gewinnen, dann hat Gott den Adepten seine Gnade entzogen. Der Gral verkündet, dass nur noch ein dazu berufener Ritter Anfortas erlösen kann. Daher ist man lediglich noch bestrebt, die Schmerzen des Gralkönigs zu lindern, und zwar mit der Narde, die zu den Fäulnishemmern sowie Emollientien bei der Wundbehandlung gehört, mit dem Antidot sowie Allheilmittel Theriak und mit dem erwärmenden sowie stärkenden Aloerauch.

Realistisch im Rahmen der damaligen Medizin erscheint auch die Therapie mit dem Giftspeer. W.v.E. beschreibt eindeutig die ,Kälte' der Wunde. Diese ,Kälte' breitet sich in Anfortas' Körper aus. Ganz unerträglich wird der Schmerz bei Mondwechsel (483,14-16; 490,7) und wenn sich die oberen Planeten Mars oder Jupiter (789,4-10)- diese beiden ,heißen' allerdings durch ihre Kraftentfaltung- und besonders der kalte Saturn (489,24-29;492,23-27;493,1-3) in ihrem „zil", also dort in ihren Häusern befinden, von wo sie bei Erschaffung der Welt ihre Umlaufbahn begannen (489,25;789,9). Gegen die extreme Kälte der Wunde gibt es, humoralpathologisch- allopathisch gedacht, nur ein Remedium: das heiße Gift der heidnischen Lanzenspitze (490,15; 492,28-30). Die Galenische und scholastische Ergänzung der Primärqualitäten der vier Elemente durch Kräfte, hier eine ,vis attractiva' des ,heißen' Giftes, erklärt W.s v.E. Therapievorstellung[15]: Heißes Gift erzeugt die Kälte

Wolfram von Eschenbach", in: Würzburger medizinhistorische Mitteilungen 8, 1990, S. 91-135.

15 Vgl. ders: „curatio aut ex contrariis, aut ex similibus" (Isidor, Etymologien, IV, IX,5). Zu ,Parzival' 489,22-490,30, in: M. Ehrenfeuchter/ T. Ehlen (Hgg.): „Als das wissend die meister wol". Beiträge zur Darstellung und Vermittlung von Wissen in Fachliteratur und Dichtung des Mittelalters und der frühen Neuzeit. W. Blank zum 65. Geburtstag, Frankfurt a.M. 2000, S. 163-168.

der Wunde und des ganzen Körpers, indem es durch seine Kraft, nämlich eine ‚vis attractiva', den beiden ‚heißen' Körpersäften Blut und Gelbe Galle Hitze entzieht, so dass Schleim und Schwarze Galle mit ihrer ‚Kälte' überwiegen, also fortschreitend Dyskrasie entsteht. Der Körper wird immer kälter und leidet natürlich vermehrt unter äußerem sowie astralem Kälteeinfluss. Das Gift wird indes immer heißer und damit wirkungsmächtiger. Zur Linderung wird nun dasselbe Gift am Speereisen herangezogen durch Auflegen oder Einführen der Lanzenspitze. Dabei entzieht das Gift am Lanzeneisen dem wesentlich heißer gewordenen Gift in der Wunde ‚Hitze' mit dem Ergebnis, dass dem in der Wunde verbliebenen Gift Wirkkraft genommen und somit die Dyskrasie gemildert wird und Linderung eintritt. Der dynamische Vorgang setzt sich fort. Folgerichtig ist das Gift auf der Lanzenspitze nach der Prozedur derart potenziert ‚heiß', dass der nur äußerlich wie Eis aussehende Panzer um sie herum extrem heiß wird, so dass er sogar Asbest verbrennt (490,13-30).

Parzival kennt nun die Geheimnisse um den Gral und damit seine Aufgabe, Anfortas zu erlösen. Er weiß nun, dass ihm vor allem Demut (473,4) fehlte. Derart geläutert zieht er von Trevrizent auf Gralsuche weiter (Buch XV und XVI). Am Artushof wird sein schwarz-weißer Halbbruder Feirefiz in die Tafelrunde aufgenommen. Kundrie, die missgestaltete Gralbotin, erscheint und verkündet, dass Parzival vom „epitafum" zum neuen Gralkönig berufen sei. Außerdem solle Condwiramurs mit ihren beiden Söhnen, den Zwillingen Loherangrin und Kanvoleiz, nach Munsalvaesche kommen. Parzivals Frage werde Anfortas erlösen (781,27). Als Gralkönig habe Parzival eine ins Kosmische reichende Machtfülle innerhalb der Umlaufbahnen der sieben (antiken) Planeten, die Kundrie auf Arabisch[16]

16 Vgl. C. Burnett: „Humanism and Orientalism in the Translations from Arabic into Latin in the Middle Ages". In: A. Speer/L. Wegener (Hgg.): *Wissen über Grenzen. Arabisches Wissen und lateinisches Mittelalter*,

nennt (782,1-12): „Zwâl" (Saturn), „Almustrî" (Jupiter), „Almaret" (Mars), „Samsî" (Sonne), „Alligafir" (Venus), „Alkitêr" (Merkur), „Alkamêr" (Mond). W.v.E. folgt hier einer in Europa verbreiteten Mode, im Zuge der Rezeption arabischen Wissens die Planeten mit ihren arabischen Namen zu belegen. Mit Feirefiz bricht Parzival nun nach Munsalvaesche auf. Anfortas leidet fürchterlich (788,21-789,19):

> „Der König hielt seine Augen oft vier Tage lang geschlossen, doch danach trug man ihn unerbittlich vor den Gral, ob es ihm lieb oder leid war. Von der Qual seiner Krankheit überwältigt, schlug er schließlich die Augen auf. So wurde er gegen seinen Wunsch am Leben erhalten. In der geschilderten Weise verfuhr die Gralgesellschaft mit Anfortas bis zu dem Tage, als Parzival und der schwarz-weiß gefleckte Feirefiz frohgemut auf Munsalvaesche zuritten. Es war gerade die Zeit, in der Mars und Jupiter die Stellen ihrer Bahn erreicht hatten, von denen sie ehedem ihren Lauf begannen, so dass es schlimm um Anfortas stand. In seiner Wunde wühlten furchtbare Schmerzen. Jungfrauen und Ritter hörten immer wieder seine Schmerzensschreie gellen und konnten ihm die Qual an den Augen ablesen... doch endlich nahte die einzig wirksame Hilfe."

Mars und Jupiter wirken durch verstärkte Kraft auf die Wunde ein, signalisieren durch ihre ‚heiße' Qualität die Wende, die W.v.E. gleich darauf ankündigt. Wieder spiegelt sich hier dessen zyklisches Denken. Das Negative, die Gottesferne, weicht dem Wirken der Kraft Gottes vor allem in der Gnade. Insofern sind Anfortas' Leiden Teil Parzivals, seine Unvollkommenheit, das Schwarze im Elsterngleichnis, das er überwindet, um geläutert aufzusteigen. Parzival fragt nun als Wissender demütig seinen Oheim nach dessen Leiden (795,20-796,4):

> „Unter Tränen sprach da Parzival: ‚Sagt mir, wo der Gral ist. Die Gralgesellschaft wird dann erfahren, ob Gott gewillt ist, durch mich seine Güte zu offenbaren.' Dreimal warf er sich zu Ehren der Trinität vor dem

---

Berlin, New York 2006, S. 22-31; insbes. S. 29-31: „the prestige of Arabic".

> Gral auf die Knie und betete um Hilfe für die Herzensnot des schwergeprüften Mannes. Dann richtete er sich auf und sprach laut und feierlich die Worte: ‚Oheim, worunter leidest du?' Gott, der auf die Bitte des heiligen Silvester einen Stier vom Tod erweckte und lebendig davontraben ließ, der dem Lazarus gebot, sich wieder aufzurichten, bewirkte nun, dass Anfortas genas und seine volle Gesundheit zurückerlangte."

Nur Parzival vermochte nach seiner eigenen inneren Gesundung den dahinsiechenden Gralkönig zu retten. W.v.E. bietet die mit Abstand umfangreichste und gelehrteste Beschreibung von Therapieversuchen, die es in der deutschen Dichtung des Mittelalters gibt: Humoralpathologische Heilverfahren, Theoreme der Qualitätenlehre, die ‚vis attractiva' Galenischer Sekundärqualitäten, operative Eingriffe, den Einfluß der Gestirne auf den Wundschmerz, die Applikation von Mitteln der ‚medicina magica' und 58 heilkräftige Edelsteine sowie empirisch gewonnene Medikamente. Abergläubische Applikationen werden nur solange herangezogen, als die Einsicht fehlt, dass eine Heilung ohne Gottes Zutun unmöglich ist. Erst nach dieser Einsicht werden Heilmittel appliziert, die zur Linderung beitragen. Es fällt auf, dass W.v.E. gerade dort abergläubische Heilverfahren einsetzt, wo er die Aussichtslosigkeit des Tuns zeigen will. Narde, Theriak und Aloe zur Linderung erscheinen dagegen im Rahmen des damaligen empirisch-medizinischen Wissens vernünftig. Diese Hinwendung zur ‚ratio' und die Betonung der innermenschlichen Vervollkommnung erinnern an die Forderungen der Renaissance des 12. Jahrhunderts insbesondere in den nordfranzösischen Hohen Schulen. Folgerichtig setzt sich W.v.E. über jeden Mechanismus hinweg, sogar über die Prognose des Grals, Anfortas könne nur durch die Mitleidsfrage eines nicht in die Zusammenhänge eingeweihten Ritters erlöst werden. Genial lässt er die Frage des nun geläuterten Parzival – ‚Oheim, worunter leidest du?' (795,29) – die Heilung des Gralkönigs bewirken. Parzival kommt als Wissender. Er kommt zur richtigen Zeit (483,19-484,12). Parzival hat mit Trevrizents Hilfe über Wissen und Erleuchtung – eine hermetische, gnostische Komponente in W.s v.E. Heilsdenken[17] – die menschliche Vollendung in der Demut Gott gegenüber erreicht. Kein Mechanismus kann die göttliche Gnade sozusagen auslösen, sondern der Mensch muß sich zum Gral hin öffnen, damit die göttliche Kraft einströmt, ihn erfüllt und segensbringend weiterwirkt.

Nun reitet Parzival seiner Frau Condwiramurs und seinen Söhnen entgegen. Zuvor kehrt er bei Trevrizent ein. Sein großer Lehrer erweist sich auch nicht als unfehlbar und bittet Parzival wegen seiner Irrtümer um Vergebung. W.v.E. lässt, wie die Großen der Schule von Chartres, keine Autoritäten gelten, sondern vertraut lediglich auf eigenes Wissen und eigenen Verstand (‚ratio'), die zur Gnade Gottes führen. Nach 5 Jahren – Trevrizent hatte über diese saturnische Zeit (Saturn weilt 5 Jahre in seinem Taghaus Steinbock und anschließend im Nachthaus Wassermann) Buch geführt – schließt Parzival nun seine Frau wieder in die Arme. Kardeiz wird König von Waleis, Norgals und Anschouwe. Loherangrin, der später nach Brabant geschickt wird, nehmen die Eltern mit nach Munsalvaesche. Auf dem Weg dorthin finden sie Sigune, die den Weg der Entsagung gegangen war, tot in ihrer Klause und lassen sie mit Schiunatulander zusammen bestatten. Auf Munsalvaesche erleben sie die Feierlichkeiten um den Gral. Feirefiz heiratet nach seiner Taufe Repanse de Schoye. Deren Sohn wird dereinst als Priesterkönig Johannes Indien missionieren. Es leuchtet zum Schluß eine große Vision auf von Frieden in Orient und Okzident und von allumfassender Harmonie.

17 Diese Komponente ist damals in nordfranzösischen Hohen Schulen, insbesondere in Chartres zu finden. Vgl. B.D. Haage: op. cit , 1990, S. 91-135.

Wie eine ausgerissene Pflanze ist einer, der als Kind weggerissen wird.[1]

Krankheit und Sterben im Alten Ägypten

Sigrid Hodel-Hoenes

Einleitung

Betrachtet man die archäologischen Zeugnisse Altägyptens, dominieren Tempel und Gräber. Logischerweise sind es letztere, die viele bildliche und textliche Informationen über die Vorkehrungen für die Zeit des Todes bzw. nach dem Tode liefern und so einen tiefen Einblick in diesen Aspekt altägyptischer Kultur gewähren. Darüber hinaus erweitern vor allem auf Papyri geschriebene Texte unser Wissen um Sterben und Krankheit.

Es wäre jedoch falsch anzunehmen, die Menschen dieser Epoche warteten voll Sehnsucht auf das „ewige Leben" im Jenseits und wären gar nicht am Leben gehangen, oder hätten es nicht genossen. Tod, wie auch Geburt – Vergehen und Werden – waren für jeden Ägypter allgegenwärtig.

Die Bezeichnung für den Tod als physiologischen Vorgang aber auch als Schicksal *š3w* (schai) ist das semito-hamitische *mwt*[2] – koptisch **MOOYT**[3]. Ein Wort, das jedoch sehr selten

1 Aus dem Grab des Petosiris. E. Otto, Biographische Inschriften der ägyptischen Spätzeit. Probleme der Ägyptologie 2, Leiden 1954, S. 49.

2 *Wörterbuch der ägyptischen Sprache* II, A. Erman und H. Grapow (Hgg.), Berlin/Leipzig 1957², S. 166.

3 W.E. Crum, *A Coptic Dictionary*, Oxford 1939, S. 159.

verwendet wird, da „Tod" und „sterben" meist euphemistisch umschrieben werden. So haftet einem „Dahingehen", einem „Landen", weniger Endgültiges an, denn das Sterben bildet den notwendigen Übergang bzw. die Umwandlung zum zweiten, ewigen Leben. Jenes im Diesseits dagegen ist kurz und flüchtig. „Die Zeit, die auf Erden verbracht wird, ist (nur) ein Traum...."[4] Oder: „... Der im Leben Glückliche, wie der in ihm Elende, er geht sofort davon, wie aus einem Traum. Man kennt den Tag nicht, an dem er kommt. Es ist Gottes Werk, die Herzen in Unkenntnis zu lassen."[5] heisst es zum Beispiel. Generell kommt hier das in Ägypten so häufige Sprachtabu zum Tragen, das unerwünschte oder schadenbringende Realitäten umschreibt. Diese Scheu das Negative festzuschreiben, damit es nicht für alle Ewigkeit gilt, erschwert uns oft den Zugang zu negativen Tatsachen oder Ereignissen.

Krankheit und Tod bei Kindern

Trotz einer hoch entwickelten Heilkunde, die hier nicht das Thema ist, kam der Tod von Mutter und Kind[6] bei der Geburt oder im Kindbett häufig vor. Zum anderen war die Kindersterblichkeit durch Unterernähung oder Krankheit sehr hoch. Meist dürfte medizinische Hilfe bei den Erkrankungen unmöglich gewesen sein, auch wenn es Mittel gegen Husten, Schleim, Harnverhalt, Bettnässen oder Durchfall usw. gab.[7] So versuchte

4 S. Schott, *Altägyptische Liebeslieder*, Zürich 1950, Nr. 101, S.137.

5 Ibid. Nr. 102, S. 138.

6 Ausführlich mit zahlreichen Beispielen über Krankheit und Tod bei Kindern: E. Feucht, *Das Kind im Alten Ägypten*, Frankfurt 1995, S. 116-123.

7 Grundlegend zur Medizin: H. Grapow, H. v. Deines, W. Westendorf, *Grundriss der Medizin der alten Ägypter*, Berlin 1954-1973 (9 Bände). W. Westendorf, *Erwachen der Heilkunst*. Medizin im Alten Ägypten, Zürich 1992.

man das Kind durch Amulette gegen Krankheiten und Gefahren zu schützen. Diese sind ebenso wie Magie oder Zauber nicht negativ besetzt, denn die Götter schufen den Zauber um den Menschen Schutz auf ihrem Weg zu gewähren. Daneben aber vertraute man sein Kind direkt dem Schutz der Götter an. „Dein Scheitel ist Re, du gesundes Kind; dein Hinterkopf ist Osiris, deine Stirn ist Satet, die Herrin von Elephantine, deine Schläfe ist Neith… Jeder Gott schützt deinen Namen…“[8] Dabei ist zu bedenken, dass die Kenntnis eines Namens einem Feind Macht über seinen Träger verleiht.[9] Solche Beschwörungen bzw. Zuweisungen existieren nicht nur für kranke Kinder sondern sind auch bei Erwachsenen bekannt.[10]

In der Vorstellung der Ägypter werden Krankheiten sehr häufig von Dämonen gesandt. Auch eine Tote oder ein Toter können das Kind oder den Erwachsenen mit einer Krankheit schlagen und dann rauben. Daher werden Krankheit oder Tod in Beschwörungen oft mit einem Räuber oder einer Räuberin verglichen. So sagt eine Mutter, die sich gegen die (Todes-) Gefahr auflehnt, die ihrem erkrankten Kind droht: „…Ich gebe Dich nicht hin, ich gebe meine Last nicht dem Räuber und der Räuberin des Totenreiches. …“[11]

8 A. Erman, *Zaubersprüche für Mutter und Kind*, Abhandlungen der Preussischen Akademie der Wissenschaften, Berlin 1901. U (Rs 4,6-6,1).

9 Am schönsten in der Geschichte von Isis und Re thematisiert: E. Brunner-Traut, *Altägyptische Märchen*, 1997[11], Nr. 16.

10 Pap. Leiden I 348. J.F. Borghouts, The Magical Texts of Papyrus Leiden I 348, Leiden. 1971. Vgl. J.F. Borghouts, *Ancient Egyptian Magical Texts*. Religious Texts Translation Series NISABA 9, Leiden 1978.

11 Erman, op.cit., (Rs 3,8-4,2). Vgl. Borghouts, op.cit. (Anm.8), Nr. 65. H. Grapow, „Der Tod als Räuber“, in: Zeitschrift für ägyptische Sprache und Altertumskunde 72, Leipzig, Berlin 1936, S. 76-77. J. Zandee, „Death as an Enemy according to Ancient Egyptian Conceptions“. Suppl. Numen, International Review for the History of Religions, Leiden 1960.

Bei dem hohen Stand der ägyptischen Medizin darf man annehmen, dass zumindest bessergestellte Leute bei Erkrankung ihres Kindes einen Arzt aufsuchten. Zusätzlich oder bei „Versagen" der Medizin wurden gewiss magische Rituale und Beschwörungen vollzogen, vielleicht sogar vom Heiler selber, der in Ägypten mehr als ein „Schulmediziner" war. Heil*kunst* umfasste mehr als „nur" Medikamente und ärztliches Können. Die Krankheit kann dabei personifiziert werden: „Laufe aus, du Asiatin, die aus der Wüste kommt, du Negerin, die aus der Fremde kommt. Bist du eine Dienerin, so komme in seinem Erbrechen. Bist du eine Vornehme, so komme in seinem Harn, komme im Niesen (?) seiner Nase, komme im Schweiss seiner Glieder."[12]

Gerne wird das Kind, dem Horuskind gleich, dem Schutz dessen göttlicher Mutter Isis, aber auch deren Schwester Nephthys anvertraut.[13] Solche Analogien sollten die Ereignisse und besonders den positiven Ausgang auf göttlicher Ebene in die Menschenwelt transponieren. Sorge für die kranke Kinder und natürlich auch Erwachsene, und deren Pflege darf man sicher als selbstverständlich ansehen.

Aber allen Amuletten, Sprüchen und Medizinen zum Trotz, der Tod eines Kindes war beinahe etwas Alltägliches, aber deswegen nicht weniger tragisch für die Eltern. So sagt Ani: „Sage nicht: ‚Ich bin noch zu jung, als dass er mich holen könnte', da du deinen Tod nicht kennst. Der Tod kommt, er raubt das Kind, das noch auf dem Schoss seiner Mutter ist ebenso

12 Erman, op. cit., D (2,6-10).

13 Erman, op. cit., 8f. A (1,1-4), 14f. D (2,6-10); 15ff. E(2,104,7); 50ff. V (Rs). Vgl. auch die Metternichstele. In den Texten dort wird die Geschichte von Isis und dem Horuskind auf den Kranken übertragen. C.E. Sander-Hansen, *Die Texte der Metternichstele.* Analecta Aegyptiaca VII, Kopenhagen 1956.

wie den Mann wenn er ein Greis geworden ist."[14] Auf den häufigen Tod eines Kindes weist folgende Aussage hin: „mehr als ein Kind ist zur Nekropole gegangen, während du alt geworden bist auf Erden"[15].

Interessanterweise haben wir keine bildliche Darstellung eines Kinderbegräbnisses. Einzig im Königsgrab des Echnaton in Amarna findet sich eine Abbildung der königlichen Eltern, die klagend vor einem aufgebahrten Mädchen stehen.

Jedoch sind, allerdings erst aus der Spätzeit, Totenklagen überliefert, die heute noch berühren und zeigen, dass sich die Gefühle der Menschen nicht geändert haben und auch damals der Tod eines Kindes schwer fassbar war. Sie machen nicht Gott einen Vorwurf, sie klagen nicht an, sie verraten auch nicht die Ursache des frühen Todes, wenn man diese überhaupt kannte. Sie widerspiegeln aber Furcht vor dem Jenseits, der Dunkelheit und dem dort herrschenden Mangel.

Thotrech, der Sohn des Petosiris sagt von sich: „... ich war ein kleines Kind zu Unrecht weggerissen, dessen [Lebens-] Jahre verkürzt wurden, als [ich noch] ein unwissenden Kind war, hinweggerafft als Kleines, wie ein Mann, den der Schlaf geraubt hat. Ich war ein Junges von [?] Jahren als ich zur Stadt der Ewigkeit hinweggenommen wurde. ..."[16] Den Vergleich des Todes mit dem Schlaf macht der Ägypter übrigens bereits über 2000 Jahre vor der Niederschrift dieses Textes in den sogenannten Pyramidentexten.[17]

14 Lehre des Ani 5,2-4. H. Brunner, *Altägyptische Weisheit*, Zürich, München 1988, S.202. Diesen Gedanken nimmt Taimhotep in der Spätzeit auf. Stele BM 147. Otto, op. cit. Nr. 46.

15 Papyrus Rhind I, 7, 2. Feucht, op. cit. S. 121.

16 G. Lefebvre, *Le tombeau de Petosiris*, Kairo 1923-24. I,114, II, Inschrift 56, 2-3. Otto, op. cit., Inschrift. 46. J. Assmann/A. Kucharek, *Ägyptische Religion*, Totenliteratur, Frankfurt/Main, Leipzig, 2008. S. 593. (Vorliegende Übersetzung basiert darauf.)

17 Vgl. z.B. Pyramidentext, 126b; 875, a-c; 1877-1878; 1927b. K. Sethe, *Die altägyptischen Pyramidentexte*, 4 Bände, Leipzig 1908-1922.

Noch eindrücklicher ist die Klage des jungen Mädchens Isisemcheb, die zeigt, dass allen Vorsorgen zum Trotz, der Tod angsterregend und schrecklich war. „Sie spricht: ‚Ich verehre deinen Ka, Herr der Götter, weil ich ein Kind bin, das geschädigt wurde. Dies befiel mich, als ich noch ein [kleines] unschuldiges Kind war, [dessen Wunsch] geschah, wenn es sprach. [Nun] ruhe ich im Wüstental, ein Mädchen, und leide Durst, obwohl Wasser neben mir ist. Ich wurde aus der Kindheit verdrängt, als die Zeit noch nicht gekommen war, indem ich aus meinem Haus entfernt wurde als Kleines, ohne [mich] daran gesättigt zu haben. Die Finsternis, der Abscheu des Kindes, wie nahe ist sie mir gekommen, als [noch] die Brust in meinem Mund war. Die Gnädigen [?] des Tores wehren alle [Menschen] von mir ab [obwohl] nicht die Zeit des Alleinseins ist. …“[18]

In diesem Text wird deutlich gesagt, dass Kinder unschuldig sind.[19] Für den Ägypter waren kleine Kinder unwissend, ihre Vergehen verzeihbar. Sie waren nicht fähig eine Sünde zu begehen. Erst im Alter von etwa 10 Jahren wurden sie als reif genug angesehen Sünde, Leben und Tod zu verstehen, denn: „Zehn Jahre verbringt man als Kind, indem man Leben und Tod nicht kennt.“[20] Daher entfällt für Kinder die Notwendigkeit sich dem Totengericht zu stellen, bei dem der erwachsene Verstorbene Rechenschaft ablegen musste. So ist es in Ägypten auch undenkbar, dass eine Krankheit, die unter Umständen zum Tode führte, bei einem Kind als Strafe für ein (religiöses) Vergehen angesehen werden kann. Es war sein vorherbestimmtes Schicksal.

18 Stele Leiden V, 55, Otto, op. cit., 46ff und 187ff, Inschrift 52. Assmann/Kucharek, op. cit., S. 592. (Vorliegende Übersetzung basiert darauf).

19 Vgl. Feucht, op. cit., S. 374-377.

20 pInsinger 17,22. Brunner, op. cit., S.324.

Tod und Krankheit als vorbestimmtes Schicksal

Allgemein glaubte der Ägypter, dass das Schicksal (*š3ỉ*, eigentlich: „das Bestimmte“) eines Menschen von den Göttern vorherbestimmt war. Bereits im Mutterleib war die Lebensbahn festgelegt, die Lebensjahre und die Todesursache bestimmt. „Der Mensch ist Lehm und Stroh, (der) Gott ist sein Töpfer. Er zerstört und erbaut täglich. Er macht tausend Geringe nach seinem Belieben. Er macht tausende Leute zu Aufsichtspersonal, wenn er in der Stunde seines Lebens ist.“[21] Ein Auflehnen gegen das Schicksal ist in diesem Konzept eigentlich undenkbar. Ob der Mensch gut oder böse ist, ist demnach gleichfalls vorgegeben. Wie kann er schuldig sein durch Nichtbefolgen der Normen? Wie kann Gott ihn mit Krankheit strafen, wenn er doch die Schlechtigkeit des Menschen geschaffen hat? Fragen, die nicht gestellt werden.

Der Begriff „Schicksal“ wird sehr häufig auf die Lebenszeit bezogen, die von Göttern festgesetzt wird. Der Mensch ist in der Hand Gottes. „Bereite dich heute nicht für den morgigen Tag vor, ehe er noch gekommen ist. Ist nicht gestern wie heute in den Händen Gottes?“[22] Daneben ist es der Schreiber- und Weisheitsgott Thot, der dem Menschen seine Lebenszeit festsetzt.[23] Gleichgültig ob ein Gott oder eine Göttin als Schickalsgottheit angesehen werden, man darf von ihnen wie in einem

21 Lehre des Amenemope, 24,13ff. Brunner, op. cit., S. 254. G. Burkard/H.J. Thissen, *Einführung in die altägyptische Literaturgeschichte* II. Neues Reich, Berlin 2008, S. 108-122. Grundlegend zum Gedanken des Schicksals: S. Morenz unter Mitarbeit von D. Müller, *Untersuchungen zur Rolle des Schicksals in der ägyptischen Religion.* Abhandlungen der sächsischen Akademie der Wissenschaften. Leipzig, phil.hist. Klasse Band 52, Heft 1, Berlin 1960. Er verfolgt diesen Gedanken bis zur jüdischen Weisheitslehre und Paulus.

22 J. Černy/A.H. Gardiner, Hieratic Ostraca Band I, Oxford 1957, T I, IA.

23 J. Quaegebeur, „Le dieu Egyptien Shaï dans la religion et l'onomastique“, Orientalia Louvaniensia Analecta 2, Löwen 1975, S. 103-105.

Amunshymnus sagen: „Die Jahre sind in seiner Hand.“[24] Und so ist auch die Todesstunde bereits bei der Geburt festgelegt, denn „sein Schicksal liess seinen Tod herannahen.“[25] Nicht nur der Zeitpunkt des Todes, auch die Todesursache wird bereits beim Eintritt in die Welt bestimmt. Es ist festgelegt, ob man durch Krankheit, Gewalt[26] oder durch ein Tier sterben wird.[27] Im letzten Beispiel zeigt sich jedoch, dass man vorhergesagtem Schicksal auch entrinnen kann, denn die Frau des Prinzen bewahrt ihren Gatten zweimal vor dem Todesschicksal. Vielleicht gelingt ihr dies sogar ein drittes Mal. Dies wissen wir jedoch nicht, denn das Ende der Erzählung ist nicht erhalten. So liegt die Sterbestunde zwar in Gottes Hand, aber es scheint doch eine Möglichkeit zu geben eine Modifizierung der Lebenszeit vorzunehmen. So vermag Amun vor dem Todesschicksal zu bewahren.[28] Amun kann die Lebenszeit verlängern oder verkürzen und ganz offensichtlich wird die Möglichkeit durch Gebete zu Amun zusätzliche Lebensjahre zu erhalten als real betrachtet.[29] So bezieht sich die Grundkonzeption des Schicksals „primär auf die Gabe der Lebenszeit, damit notwendig aber

24 Pap. Berlin 3049 XIII,2. J. Assmann, *Ägyptische Hymnen und Gebete*, Zürich 1975, Nr. 127B, S. 283.

25 Aus der Biographie des Ahmose, Sohn des Ebana. Urkunden des ägyptischen Altertums, G. Steindorff (Hg.), Abt. IV, 5. K. Sethe, *Urkunden der 18. Dynastie*, Nachdruck der 2. Auflage, Berlin und Graz 1961.

26 Im Zweibrüdermärchen wird der Frau von Bata von den sieben Hathoren vorhergesagt, dass sie eines gewaltsamen Todes sterben wird. P. d'Orbiney 9, 7-9. Brunner-Traut, op .cit., S. 66. Vgl. Burkard/Thissen, op. cit., S. 21.

27 Märchen vom verwunschenen Prinzen Burkard/Thissen, op. cit. S. 7-18. Brunner Traut, op.cit., Nr. 4.

28 Leidener Amunshymnus III, 17.

29 Wenamun, erbittet 50 Lebensjahre von Amun. A.H. Gardiner, Late Egyptian Stories. Bibliotheca Aegyptiaca I, Brüssel 1932. S. 57-58. Burkard/Thissen, op. cit., S.51.

auch auf den Tod, und der Zeitpunkt der Geburt spielt dabei eine bevorzugte Rolle."[30]

Trotz der vorherigen Aussagen sind es nicht allein nur Götter, die das Leben der Menschen bestimmen, sondern auch der Tag der Geburt. Der Mensch ist in jedem Fall den höheren Mächten ausgeliefert. An unglückbringenden Tagen geborene Kinder werden nicht leben oder sie werden von verschiedenem Unheil und Krankheiten heimgesucht.[31] Der Mensch jedoch ist in jedem Fall den höheren Mächten ausgeliefert.

Ursachen von Krankheit

Krankheiten können von Göttern geschickt werden. Vor allem die Boten der Sachmet, der Göttin, die die „Seuche des Jahres" sendet, ist zu nennen. Diese Seuche hatte einen konkreten Hintergrund. Mit der Nilschwelle im Sommer – zum Jahreswechsel – und ihrem Zurückgehen wurden die Ägypter von Ratten heimgesucht, die Krankheiten brachten. So gab es einen Spruch zum Reinigen von allem Möglichen von der Seuche. „Verbrennen sollen deine Boten, Sachmet. Zurückweichen sollen deine Messerdämonen, Bastet, nicht soll die Jahresgöttin vorbeistreichen um gegen mein Gesicht zu wüten! Nicht soll mich dein (böser) Hauch erreichen. …" Am Ende dieses längeren Textes stehen die Anweisungen was zu tun sei und wie der Spruch gesprochen werden müsse, damit ein „Entfernen der Seuche und ein Abwehren des Vorbeistreichens der Messerdämonen an irgendwelchen essbaren Dingen, ebenso an Betten" gewährleistet ist.[32] Daneben können Krankheiten durch

30 Morenz, op. cit., S. 35

31 Zur Tagwählerei: C. Leitz, *Das Buch* ḥ3t nḥḥ pḥ.wy ḏt *und verwandte Texte.* Wiesbaden 1994.

32 Pap. Edwin Smith, vs. 19,18-20,8. *Papyrus Edwin Smith. Ein medizinisches Lehrbuch aus dem alten Ägypten,* übs., komm. und hrsg.v. W. Westendorf, Bern, Stuttgart 1966. P. Eschweiler, *Bildzauber im al-*

Magie angehext werden oder ein „Hauch“ eines Gottes, Dämons oder Zauberers dringt in den Körper ein. Auch ein Incubus kann Ursache eines Leidens sein, besonders Beschwerden am Bauch und am Herzen werden durch seinen Giftsamen hervorgerufen. Das Opfer wird hierbei nachts mit dem Krankheitsstoff geschwängert.[33]

Als tiefere Ursache dieser Leiden galt jedoch oftmals eine religiöse Versündigung. Es liegt also eigentlich eine Strafe für Fehlverhalten vor.

Auf einer Stele ist eine Anbetungsszene zu sehen, der ein Lobpreis auf Amun-Re beigeschrieben ist. Aufschlussreich ist der eigentliche Stelentext. Er beginnt mit „Ich will Amun Lob spenden, ich will ihm Hymnen verfassen auf seinen Namen; ich spende ihm Lob so hoch der Himmel ist und so weit der Erdboden reicht…“ Nach dem langen Lobpreis erfährt man was geschehen war. Für Amun wurden Hymnen verfasst und Gebete gemacht „zugunsten des Vorzeichners Nachtamun, gerechtfertigt, als er krank darniederlag am Rande des Todes, als er in der Gewalt Amuns war wegen jener seiner Kuh. Da fand ich, dass der Herr der Götter gekommen war als Nordwind, süsser Lufthauch ihm voraus; er rettete den Schreiber des Amun, Nachtamun, gerechtfertigt, den Sohn des Vorzeichners des Amun in Der el-Medina, Nebre, gerechtfertigt, geboren von der Hausherrin Pasched, gerechtfertigt. Er (Nachtamun) sagt: ‚War zwar der Diener bereit, die Sünde zu tun, so ist doch der Herr bereit zur Gnade! … So wahr dein Ka dauert, wirst du gnädig sein und wir werden es nicht wieder tun.“ Nebre gelobt

ten Ägypten, Orbis biblicus et orientalis 137, Fribourg, Göttingen, 1994, S. 212.

33 W. Westendorf, „Beiträge aus und zu den medizinischen Texten“. III. Incubus Vorstellungen. Zeitschrift für ägyptische Sprache und Altertumskunde 96, Leipzig, Berlin 1970, S. 145-149.

diese Stele anzufertigen und den Hymnus auf der Vorderseite aufzuschreiben.[34]

Dieser Text sagt deutlich, dass die Krankheit, die nicht näher spezifiziert wird, auf eine religiöse Verfehlung des Sohnes zurückzuführen ist. Was er sich genau zu Schulden kommen liess, wird wegen des eingangs erwähnten Sprachtabus nicht gesagt. Möglicherweise hatte er sich am Tempel-Vieh des Gottes Amun vergriffen, sich bereichert (?). Eindeutig ist, er hat gesündigt und Gott hat ihm vergeben. Trotz der obigen Ausführungen über das vorherbestimmte Schicksal gibt es also auch in Ägypten Fürbitten um Heilung, die sogar mit einem Gelübde verbunden sein können, wie dieser Text zeigt. Diese Bitten zeitigten hier Erfolg und die Einhaltung des Gelübdes ist dann natürlich selbstverständlich. Es sind zutiefst menschliche Regungen, die sich hier manifestieren.

Ursache kann aber auch ganz einfach Missgunst eines verstorbenen oder noch lebenden Menschen sein.[35] So schreibt ein Witwer an seine verstorbene Frau warum sie ihm so Übles antue und ihn in den schlimmen Zustand (Krankheit) gebracht habe, in dem er sich befinde. Er sei sich keiner Schuld bewusst, habe nichts gegen sie gemacht und werde sie deswegen verklagen! Zu Lebzeiten hatte er sie in Ehren gehalten und an seinem beruflichen Aufstieg teilhaben lassen. Selbst drei Jahre nach ihrem Tode hatte er „nicht geheiratet, obwohl das einem wie meinesgleichen nicht ansteht. Sieh, ich habe es um Deinetwillen getan. Aber sieh, Du kannst Gutes nicht von Schlechtem unterscheiden. So wird man zwischen Dir und mir richten. Und sieh, die Schwestern (d.h. Frauen) im Hause, ich habe keine von ihnen geheiratet.“[36]

34 Stele des Nebre, Berlin 20377. Übs. Assman, op. cit., Nr. 148, S. 351-353.

35 Ausführlich: W. Westendorf, op. cit (Anm. 7), S. 27-31.

36 Leiden Papyrus 371. A.H. Gardiner/K. Sethe, *Egyptian Letters tot he Dead, mainly from the Old and Middle Kingdom*, London 1928. S. 8-9.

Der Tod als Übergang

Es liegt nur scheinbar ein Widerspruch in dem Pyramidentext „Geh, damit du wiederkehrst. Schlaf, damit du erwachst. Stirb, damit du lebst.“[37] Das (in eine andere Welt), Gehen und das Schlafen sind eng mit dem Sterben verbunden. Der Tod ist jedoch notwendige Voraussetzung um zu erwachen, um aufzuerstehen und des zweiten, des ewigen Lebens teilhaftig zu werden. All die bis heute erhaltenen Gräber, die Häuser des Schönen Westens, wie der Ägypter sie nannte, die Särge und Grabbeigaben sowie der durch Mumifizierung unversehrte Körper dienten neben den einst vollzogenen Riten und der materiellen Versorgung mit Nahrung, einem angenehmen, gesicherten zweiten Leben. So gut vorbereitet scheint es, hatte sich der Ägypter schon fast auf den Tod freuen können, zumindest keine Furcht vor ihm zu haben brauchen. War alles gerüstet und der Todesbote kam, dann konnte man beruhigt sagen „... ich, der ich komme, habe mich auf dich vorbereitet.“[38] Ganz ohne Zweifel, die sorgfältigen, korrekten Vorkehrungen für die Stunde des Dahinscheidens gaben Sicherheit und ermöglichten es dem Sterben gefasst entgegenzusehen. Diese materielle Sichtweise ist selbstverständlich nur ein Aspekt. Der andere, ist mindestens ebenso bedeutend: das gottgefällige Leben. Ohne dieses neigt sich die Waage beim Totengericht, dem sich jeder stellen muss, und man kommt nicht ins Gefilde der Seligen, sondern in die Verdammnis. „Die Richter, die die Bedrückten richten, du weisst, dass sie nicht milde sind an jenem Tage des Richtens der Bedrängten, der Stunde des Ausführens der Gewohnheiten. Schlimm ist ein Ankläger als Wissender. Vertraue nicht auf die Länge der Jahre. Sie sehen die Lebenszeit als einen Augenblick an. Ein Mensch bleibt nach

37 Pyramidentext 670, § 1975. Vgl. Anm. 17.

38 Lehre des Ani, 18,2-3. J.F. Quack, „Die Lehren des Ani“, Orbis biblicus et orientalis 141, Fribourg, Göttingen, 1994, S. 96-97. Burkard/Thissen, op. cit., S. 99-108.

dem Landen (d.h. Sterben) übrig, nachdem seine Taten als Endbetrag neben ihn gelegt wurden. Die Ewigkeit ist doch die Existenz dort. Ein Tor, wer macht, was man tadeln wird. Wer es aber erreicht, ohne Böses zu tun, der wird dort sein wie ein Gott, frei schreitend wie die Herren der Ewigkeit."[39] Die Idealbiographie, das bekannte Negative Sündenbekenntnis, in dem der Tote alle Untaten, die er nicht begangen hat, auflistet, legen Zeugnis von der ethischen Gesinnung der alte Ägypter ab. Dies alles widerspiegelt die Maat[40], das Grundprinzip ägyptischen Denkens. Sie beinhaltet die Ordnung im umfassendsten Sinn, die Einbettung in das soziale Gefüge, Recht und Gerechtigkeit – alles das und viel mehr. Alle, vom Herrscher bis zum Ärmsten, sind der Maat verpflichtet, denn auch sozialer Status und daraus folgend die Lebensweise, sind Teil der Maat, die auch über den Tod hinaus gültig ist. „Ma'at…erweist sich im Horizont der Fortdauer nach dem Tode als das Prinzip der Beständigkeit, also der Erlösung von Tod und Vergänglichkeit und damit als eminent religiöse Idee…..Der Mensch, der sich durch sein Tun und Sagen der Ma'at als ‚Mitmensch' bewähren konnte, bleibt auch über den Tod hinaus in die Gemeinschaft integriert. Der Tod vermag ihn nicht zu isolieren, aus der auf Ma'at gegründeten Gemeinschaft herauszulösen."[41] So geht der Verstorbene nicht endgültig fort – er bleibt wie im irdischen Leben seiner Gemeinschaft verbunden und sie ihrerseits löst die Verbindung nicht, denn „es dauert aber der Mann, der der Ma'at entspricht".[42]

39 Lehre für Merikare E 53-57. J.F. Quack, *Studien zur Lehre für Merikare*, Göttinger Orientforschungen Reihe IV, Ägypten, hrsg. v. F. Junge und W. Westendorf. Band 23, Wiesbaden, 1992, S. 34-37.

40 J. Assmann, *Ma'at. Gerechtigkeit und Unsterblichkeit im Alten Ägypten.* München 1990.

41 Assmann, op. cit., S. 92.

42 Lehre des Ptahhotep, 19. Maxime. Z. Žaba, *Les maximes de Ptahhotep*, 39f ; 85f; 141f.

Zugleich besteht Gefahr, dass der Tod die im Leben gewonnene Nähe zu Gott beendet. Die Gottesnähe kann zwar beispielsweise durch die Stiftung einer Tempelstatue über den Tod hinaus bewahrt werden, eine völlige Sicherheit scheint sie jedoch nicht geboten zu haben. Daher betet man zu Amun: „Der du bleibst beim ‚Landen' (d.h. Sterben), verhindere, dass wir uns von dir entfernen."[43] Die Gottesnähe bedeutet auch im Jenseits Leben und Seligkeit. Am deutlichsten tritt dieser Gedanke in den Unterweltsbüchern hervor. Die Dekoration der Königsgräber ist nahezu ausschliesslich dem Aspekt der Nachtfahrt der Sonne durch die Unterwelt gewidmet. Der Sonnengott, der die Unterwelt während der zwölf Nachtstunden durchfährt, erweckt die Verstorbene aus ihrem Todesschlaf, spendet Zuversicht und bringt die Erneuerung, die für das ewige Leben Voraussetzung ist.[44]

Das Weiterleben ist aber zusätzlich zu dem Gesagten auch an Riten geknüpft. Der Mumifizierung und den sie begleitenden Formalismen folgt die Bestattung mit eine Vielzahl von Vorschriften, wie sie uns in zahlreichen Bestattungsdarstellungen[45] der Gräber überliefert sind Selbstverständlich waren nicht nur kultische Handlungen vorgeschrieben, sondern auch die entsprechenden Sprüche, Formeln und wohl auch Klagen.[46] Diese Klagen obliegen gemäss den Bildern Klageweibern. Sie gehören einmal zur Familie der Verstorbenen, dann zu seiner Dienerschaft und endlich dürften wohl auch professionelle Klageweiber teilgenommen haben. Beigeschrieben sind forma-

43 Gardiner/Černy, op. cit., Taf. 39,1. Z. 10.

44 Ausführlich bei: E. Hornung, *Die Nachtfahrt der Sonne. Eine altägyptische Beschreibung des Jenseits*, Zürich und München 1991.

45 Einen sehr guten Einblick vermittelt: J. Settgast, *Untersuchungen zu altägyptischen Bestattungsdarstellungen*, Glückstadt, Hamburg, New York 1963.

46 E. Lüddeckens, *Untersuchungen über religiösen Gehalt, Sprache und Form der ägyptischen Totenklagen*, Mitteilungen des Deutschen Instituts für Ägyptische Altertumskunde 11, Berlin 1943.

le, offensichtlich rituell vorgeschriebene Klagerufe, die kaum Emotionen wecken. Noch formeller und kühler dünken die Klagen der männlichen Begleiter des Sargzuges. Hingegen sind der Witwe emotionale Wehklagen beigeschrieben wie „wohin soll ich gehen ohne meinen Herrn für ewig?"[47] oder „Ich bin Deine Schwester (d.h. Gemahlin) Merit Re! Du Grosser, verlass nicht die Merit-Re, Dein Verhalten war ja gut! Du guter Vater bist ja der Meine! Dich zu entfernen wie (kannst) du es nur tun? Ich gehe allein, und siehe, ich bin hinter Dir! Du, der es liebte, mit mir zu plaudern, Du schweigst, nicht redest Du."[48] Oder „Seine geliebte [Schwester(?)] Tai-imentet, sie sagt: Meine Augen sind voll Tränen mein Herz ist voll Trauer, mein Leib ist gefüllt mit Schmerz um meinen guten Bruder..."[49] Wie bei den Klagen um Kinder spüren wir in diesen zutiefst menschlichen Worten noch heute den Schmerz der Hinterbliebenen, den auch die Erwartung eines zweiten ewigen Lebens und die Gewissheit einer Wiedervereinigung dort nicht mindern können. Nicht vergessen werden darf jedoch, dass das Grab bereits zu Lebzeiten fertiggestellt oder zumindest begonnen wurde. Im Normalfall waren mindestens die Abbildungen fertig. So ist beispielsweise das Bild einer Frau (der Witwe?), die sich gramvoll über den Sarg beugt, wohl schon zu Lebzeiten angefertigt worden.[50] Ob alle Texte auch beim Tode bereits vollendet waren oder ob nur die ritualisierten Klagen bereits niedergeschrieben waren und es spontane Klagen gab, die nachträglich eingefügt wurden, können wir daher nicht sagen.[51]

Auf der anderen Seite gibt es den Zweifel am Nutzen und der Wirksamkeit all der Vorkehrungen. Nach der Amarnazeit werden Lieder in den Gräbern aufgezeichnet, die zum Lebens-

47 Lüddeckens, op. cit., Nr. 16c.

48 Ibid. Nr. 48.

49 Assmann/Kucharek, op. cit., S. 585.

50 Grab des Samut, genannt Kiki. Theban Tombs 409. Vgl. S. Hodel-Hoenes, *Leben und Tod im Alten Ägypten*, Darmstadt 1991, S. 195.

51 Vgl. Lüddeckens, op. cit., S. 174-183.

genuss aufrufen und indirekt die Wirksamkeit all der materiellen Vorsorge für das Jenseits in Frage stellen. Die Harfnerlieder rufen zum „carpe diem“ auf, denn keiner weiss was wirklich kommen wird, keiner kam je zurück. Das vielleicht bekannteste diese Lieder ist das sogenannte Anteflied, das entgegen früheren Ansichten, eher in die 19. Dynastie zu datieren ist.[52]

„Ich habe die Worte des Imhotep und des Hordejedef (Weise der Pyramidenzeit) gehört aus deren Sprüchen man überall zitiert. Wo sind ihre Stätten? Ihre Mauern sind zerfallen, ihre Plätze existieren nicht, als wären sie nie entstanden. Keiner kommt von dort, dass er ihren Zustand beschreibe und von ihren Bedürfnissen Kunde gebe, dass er unser Herz beruhige, bis (auch) wir dorthin gelangen, wohin sie gegangen sind.

Du aber erfreue dein Herz, um all das zu vergessen – es tut dir gut, deinem Herzen zu folgen, solange du lebst. Lege Myrrhen auf dein Haupt, kleide dich in feinstes Leinen, salbe dich mit echtem Öl vom Gottesbesitz. Vermehre dein Wohlbefinden und lass deinen Willen nicht müde werden! Folge deinem Herzen in Gemeinschaft mit deiner Liebsten, verrichte dein Werk auf Erden und kränke den Herz nicht, bis jener Tag der (Totenklage) zu dir kommt. Aber der ‚Herzensmatte‘ (d.h. der Totengott Osiris) hört ihre Schreie nicht und ihre Klagen retten das Herz eines Menschen nicht aus der Unterwelt. Nochmals: Feiere einen Festtag und werde dessen nicht müde! Bedenke: niemandem ist es gegeben seine Habe mit sich zu nehmen. Bedenke: niemand, der fortgegangen ist kehrt wieder.“ Bitterkeit über die nutzlosen Vorkehrungen spricht aus Texten wie diesem.

Andererseits kann der Verdruss an dem Zustand der diesseitigen Welt in dem Wunsch nach dem Tode münden. Die

52 E. Hornung, *Gesänge vom Nil. Dichtung am Hofe der Pharaonen*, Zürich, München 1990, S. 163-164. Vgl. J. Assmann, „Fest des Augenblicks – Verheissung der Dauer. Die Kontroverse der ägyptischen Harfnerlieder“, in: *Fragen an die altägyptische Literatur*, Wiesbaden 1977, S. 55-84.

Diskussion ob diesem nachzugeben sei oder ob es besser wäre, sich mit der Schlechtigkeit und dem Elend der Welt abzufinden ist in dem berühmten „Gespräch eines Lebensmüden mit seinem Ba" erhalten, das in das Mittlere Reich datiert wird und somit viel älter als das Lied des Antef ist.[53] Leider gibt es davon nur einen einzigen nicht ganz vollständig erhaltenen Text. Besonders der Anfang ist fragmentarisch und bleibt uns deshalb dunkel. Dieses grossartige, literarisch hochstehende Werk zeigt ein völlig anderes Verhältnis zum Tode, als wir es in Ägypten kennen und als gängige Ansicht betrachten. Die Parabeln des Ba, die Lieder des Mannes, enthalten tiefsinnige, allgemeingültige Gedanken, die noch heute berühren.

Ein Mensch, der angesichts der trostlosen Lage im Diesseits offensichtlich Todessehnsucht hat und Suizid begehen will, spricht mit seinem Ba.[54] Der Tod bedeutet Verheissung auf eine bessere Welt, in der kühles Wasser, Schatten und ewiges sorgenfreies Leben warten, wenn die Riten und Vorbereitungen für den „schönen Westen" ordnungsgemäss vollzogen wurden. Der Ba dagegen versucht den Mann zu überzeugen, dass der Tod wenig erstrebenswert ist und fordert zum Leben auf. „Wenn Du an das Begräbnis denkst, Ein Herzensjammer ist das, ein Hervorholen der Tränen ist das durch das Traurigmachen eines Menschen, das Herausholen eines Menschen aus seinem Haus, um ihn in die Wüste zu werfen. ...[55] Der Ba erscheint hier als Exponent der Lebenskraft. Er negiert all die materiellen Vorkehrungen für ein ewiges Leben, also

53 Der Text hat zahlreiche Deutungen erfahren. W. Barta, Das Gespräch eines Mannes mit seinem Ba (Papyrus Berlin 3024), MÄS 18, Berlin 1969, behandelt u.a. die diversen Deutungen. Für spätere Arbeiten vgl. G. Burkard/H. J. Thissen, *Einführung in die altägyptische Literaturgeschichte* I. Altes und Mittleres Reich, Berlin 2008, S. 154-160.

54 Zum Wesen des Ba: J. Assmann, *Tod und Jenseits im Alten Ägypten*, München 2001, S. 116-131; L. V. Žabkar, „Ba", in LÄ I, 588-590; Sh. Barta, op. cit., 68-100.

55 Übersetzung nach: J. Assmann, *Tod und Jenseits im Alten Ägypten*, München 2001, S. 497.

den Totenkult in seiner Gesamtheit. Es scheint bei diesem Gespräch um die Auseinandersetzung zwischen „Fortdauer", dem Standpunkt des Mannes, und „Unsterblichkeit", dem Standpunkt des Ba, zu gehen.

Für den Mann ist der Tod allen Parabeln des Ba zum Trotz erstrebenswert. In vier Liedern preist er den Tod. Im dritten heisst es:

> Der Tod steht heute vor mir
> wie das Gesunden eines Kranken,
> wie das Herauskommen nach dem Zurückgehaltenwerden.
> Der Tod steht heute vor mir wie der Duft von Myrrhe,
> wie das Sitzen unter ein Segeldach am windigen Tag.
>
> Der Tod steht heute vor mir, wie der Duft von Lotus,
> wie das Sitzen am Ort des Trinkens.
> Der Tod steht heute vor mir, wie das Aufhören des Regens,
> wie wenn ein Mann nach einem Feldzug nach Hause kommt.
> ....Der Tod steht heute vor mir
> Wie ein Mann sich danach sehnt, sein Haus wiederzusehen
> Nachdem er viele Jahre in Gefangenschaft verbracht hat...[56].

Das „Gespräch" endet mit der Einigung der beiden. „Das Ich (der Mann) hat begriffen, was ‚Westen' und ‚Jenseits' bedeuten, wenn man sie nicht im Zeichen der Fortdauer, sondern in dem der Unsterblichkeit in den Blick fasst und dem Ba ist daraufhin auch die Fortsetzung der Gemeinschaft mit dem Ich möglich geworden, die er am Anfang des Gesprächs aufkündigen wollte.[57]

56 Papyrus Berlin 3024, 130-142. Übersetzung nach Burkard/Thissen, op. cit., S. 157-158 und Assmann, op. cit., S. 498-499.

57 Ausführlich dazu: Assmann, op. cit., S. 496-500.

Krankheit und Sterben in der neueren Literatur

RUDOLF KÄSER

Lebendige Traditionen

Literatur verweist auf Literatur, gerade wenn es thematisch um letzte Dinge des Lebens geht. Wenn neuere Literatur sich auf Krankheit und Sterben bezieht, arbeitet sie in einem semiotisch vorgeprägten Feld, das heisst sie wiederholt und variiert oft bedeutende Szenen der Tradition, in denen der Umgang mit Krankheit und Sterben modellbildend zur Darstellung kommt. Die Klagen und Gebete des alttestamentarischen Hiob, der, von Gott grausam geprüft, seine Glaubenszuversicht nicht verliert und die Wiederherstellung erlebt, gehören zu diesem tradierten Bestand. „Der Herr hat's gegeben, der Herr hat's genommen; der Name des Herrn sei gelobt" (Buch Hiob 1.21)[1]. Diese Sätze prägen wohl wie kaum eine andere Bibelstelle die christlich-abendländische Haltung des Menschen angesichts von Krankheit und Sterben. Aber auch das Wehgeschrei des aus eiternden Wunden stinkenden Kriegers Philoktet gehört zur abendländischen literarischen Tradition, sein „pappapappapai", mit dem er in Sophokles Tragödie (Sophokles: Philoktetes, V. 754) seinen Gefährten derart lästig fällt, dass sie ihn auf eine einsame Insel verfrachten und dort aussetzen, bis sie ihn auf Geheiss eines Gottes zurückholen müssen, weil

1 Nachweise leicht zugänglicher Primärtexte erfolgen im Lauftext, in der Regel mit Autorname, Titel und Angabe des Entstehungsjahres. Fussnoten sind für Nachweise entlegener Zitate und Hinweise auf verwendete resp. weiterführende Forschungsliteratur reserviert.

ohne den Bogen des Ausgestossenen der Sieg über Troja nicht errungen werden kann.

Die Evangelien des neuen Testamentes zeigen Christus als den Heiland, den Wunder vollbringenden Arzt, der die Darniederliegenden aufrichtet. Das Gleichnis vom barmherzigen Samariter, der den Ausgeraubten und Verwundeten nicht am Wegrand liegen lässt, prägt Begriff und Namen des caritativen, pflegenden Umgangs mit Kranken und Sterbenden in der abendländischen Kultur. Christus selber, Gottes Sohn, wird als der gefolterte und gekreuzigte Schmerzensmann vorgestellt, der öffentlich seine Wunden zeigt. Barocke Bildsprache und barocke Passionsmusik stellen diesen Moment der „ostentatio vulnerum" immer und immer wieder dar für Auge und Ohr einer mitfühlenden, emotional geladenen Kontemplation und wirken so als wertvermittelnde, Einstellungen prägende Mächte bis in die Gegenwart hinein. Im Hollywood-Film „Philadelphia" zum Beispiel, der massenwirksam den politisch korrekten Umgang mit Aids-Kranken vermittelt, wird unverkennbar auf die „ostentatio vulnerum" der Passionsgeschichte angespielt, wenn der exemplarische Aids-kranke Anwalt Andrew Beckett, verkörpert durch Tom Hanks, vor Gericht die Brust entblösst und seine Wundmale in Gestalt der Läsionen durch das Kaposi-Sarkom öffentlich zeigt. Auch hier noch, im Massenmedium Film, kulminiert die ästhetische Wertvermittlung in der szenischen „ostentatio vulnerum", die dem Zuschauer zeigt, welche Haltung dem Kranken gegenüber einzunehmen sei, welche Haltung umgekehrt der Kranke, der Duldende, der Patient selber einzunehmen habe, um das Mitleid zu verdienen und es keiner übergrossen Belastung auszusetzten, das heisst die Grenzen des „caritaiven Vertrages" nicht zu sprengen.[2]

2 Zur Ikonographie von Aids vgl. B. Schappach, *Aids in Literatur, Theater und Film. Zur kulturellen Dramaturgie eines Störfalls*, Zürich 2012, dort bes. S. 153. Den Begriff des „caritativen Vertrags" prägt M. Pulver, *Der Tribut der Seuche. Seuchenmythen als Quelle sozialer Kalibrierung*, Frankfurt a.M. 1999.

Dass „caritas“, das Mitleid mit Kranken und Sterbenden, sich nicht von selbst versteht, sondern als gesellschaftliche Praxis gelernt werden muss, problematisiert eine andere der grossen literarischen Erzählungen des Abendlandes, Wolfram von Eschenbachs Epos „Parzival“. Parzival, Sohn eines früh im Zweikampf gefallenen Ritters, wird von seiner Mutter behütet und ängstlich vom Rittertum ferngehalten. Er wächst in kindlicher Naivität auf und muss erst spät durch einen seiner Mentoren lernen, dass ein angehender Ritter nicht zu viel fragen soll und besser schweige denn rede. Doch er lernt nicht zugleich, dass diese Norm auch ihre Grenze hat. Er versäumt es, seinen Onkel, den todeswunden Gralskönig Anfortas, nach dem Grund seines Leidens zu fragen. Deshalb muss er die Gralsburg wieder verlassen und auf einer zweiten Irrfahrt lernen, dass diese erlösende Mitleidsfrage zu stellen ist: „oeheim, waz wirret dir?“ Anfortas wird allein schon durch diese Frage wundersam geheilt.

Die erwähnten Texte der literarischen Tradition stellen das Kranksein des Menschen in den Horizont der Heilsbedürftigkeit und einer im Religiösen aufscheinenden Heilsgewissheit. Diese Heilserwartung wirkt weiter, auch und gerade dann, wenn die Glaubensgewissheit, die aus den alten Texten spricht, dem neuzeitlichen Menschen nicht mehr zugänglich ist. Wer im Sinne Sigmund Freuds das Religiöse als Illusionen ohne Zukunft sieht, muss mit der Kränkung des menschlichen Narzissmus durch Leiden und Sterben umgehen lernen. Psychoanalyse selbst bietet dazu Hilfe an, denn sie stellt sich gegen den Ausschluss des Krankseins und des Sterbens aus der menschlichen, sozialen Kommunikation. Diesen Ausschluss überwunden zu haben, das ist in moderner Interpretation der Sinn der Mitleidsfrage Parzivals. Sie zu stellen heilt schon kraft des blossen Sprechakts den schwerwiegendsten Aspekt des Krankseins und des Sterbens, nämlich die Tabuisierung des Leidens, die Exklusion und den sozialen Tod der Kranken. In Adolf Muschgs Neuerzählung des Parzival-Stoffes im Roman

„Der Rote Ritter. Eine Geschichte von Parzivâl“ (1993) kann der Protagonist schliesslich zwar die entscheidende Frage stellen und den kranken König damit heilen, die Nachfolge des letzten Gralskönigs kann er jedoch nicht antreten, weil mit der Mitleidsfrage nicht nur die Krankheit des vereinsamten Leidenden aufgehoben ist, sondern auch die Wunderwirkung des Grals. Sie wird durch die Kommunikationskompetenz Parzivals ersetzt und ist also nun unnötig geworden: „WELL DONE. THAT'S IT“ ist bei Muschg seine letzte explizite Botschaft des Grals. Die schwierigste Aufgabe, die Parzival dann noch zu lösen bleibt, ist die psychotherapeutische Behandlung der Frustration, die in der Hundertschaft der in strengster Askese lebenden Gralsritter und Grals-Jungfrauen sich angestaut hat. Sie fragen zum Teil mit grossem Aggressionspotential nach dem Sinn des Lebensverzichts angesichts der Entzauberung der Mysterien, und Parzivals Fähigkeit als Menschenführer besteht im Wesentlichen darin, diese Aggressionen zu kanalisieren und die Verzicht-Geschädigten schrittweise und ohne Überforderung zu befähigen, den Verlust des Gralsdienstes als Befreiung zu erleben und die gewonnene Freiheit als freie Zeit gemeinsam zu gestalten und zu geniessen.

Krankheit und Sterben nach dem „Tod Gottes“

Friedrich Nietzsche, einer der bedeutendsten neuzeitlichen Kranken und Krankheitsphilosophen, hat den epochalen Niedergang der Krankheitsdeutung im Paradigma christlicher Heilsgewissheiten geahnt und diese Problematik zu einem der Brennpunkte seines Denkens gemacht. Von Nietzsche kennt man den Satz: „Gott ist tot“. Die Frage nach der Todesursache Gottes wird in „Also sprach Zarathustra“ (1883/85) mehrfach aus unterschiedlichen Perspektiven gestellt. Es werden mehrere Gründe erwogen: Die alten Götter der Griechen hätten sich wohl zu Tode gelacht, so wird vermutet, als sie hörten, dass es neuerdings einen Gott gebe, der sich für den einzigen halte. Dieser einzige Gott hingegen könnte gestorben sein an seinem Mitleid mit dem Menschen. Er könnte aber auch ermordet worden sein von den Menschen selbst, und zwar vom „hässlichsten Menschen", der die Zudringlichkeit des göttlichen Mitleids nicht erträgt: „Der Gott, der alles sah, auch den Menschen, dieser Gott musste sterben! Der Mensch erträgt es nicht, dass solch ein Zeuge lebt." Die schlüssige Antwort auf die Frage nach dem Grund des Gottestodes ist letztlich jedoch weniger bedeutsam als die Gewissheit, dass die Bedeutung dieses Ereignisses von den Menschen noch nicht zureichend verstanden wurde, seine Folgen noch gar nicht absehbar sind. Denn dass da nach dem Tode Gottes nicht nichts ist, sondern vielmehr eine grosse enttäuschte Hoffnung, diese psychologische Tatsache hat Nietzsche gleichnishaft in das Bild der „Leiche Gottes" gefasst, von der Zarathustra in bangen Sätzen spricht: „Hören wir noch nichts von dem Lärm der Totengräber, welche Gott begraben? Riechen wir noch nichts von der göttlichen Verwesung?" Das, was vom toten Gott unter den Menschen übrig bleibt, diese enttäuschte Erwartung, ist ein Rest, den zu entsorgen eine schier übermenschliche Aufgabe darstellt, nämlich – um es in der Sprache Nietzsches auszudrücken: die Aufgabe des „Übermenschen".

Nietzsche hat das Experiment gewagt, in seinen späten Werken und Werk-Fragmenten eine diesseitsbejahende Lebensphilosophie zu entwerfen, die sich ausdrücklich „am Leitfaden des Leibes"[3] orientiert. Diese Versuche haben zu äusserst zwiespältigen Resultaten geführt. Nietzsches Ansätze zur Mythisierung eines „Willens zur Macht" in Gestalt der „blonden Bestie" haben Missbrauchspotential, und sie wurden im Natio-

3 F. Nietzsche. Nachgelassene Fragmente. Kritische Studienausgabe (KSA), hrsg. v. G. Colli u. M. Montinari. Bd. 11. 1967ff., S. 565.

nalsozialismus auf schreckliche Weise missbraucht. Was Nietzsche an Wahrheiten zum „Weib an sich" preiszugeben beliebt, wirkt heute nur noch unfreiwillig komisch. Weiterhin anregend und bedenkenswert hingegen ist Nietzsches kritische Hinterfragung des „philiströsen" Gesundheitsbegriffs des deutschen Bürgertums und seiner Ärzte, sein Eintreten für ein selbstbestimmtes Leben auch und gerade in Sachen Gesundheit und Krankheit, sein Eintreten für ein selbstbestimmtes Sterben. Ernst zu nehmen ist vor allem sein Zeugnis dafür, dass die Erfahrung des Krankseins für die Erkenntnis des Menschen produktiv sein kann. Nietzsche, der zeitlebens wohl mehr kranke als gesunde Tage durchzustehen hatte, führt in seiner späten „Vorrede zur zweiten Ausgabe" (1886) von „Die fröhliche Wissenschaft" und schliesslich in „Ecce Homo. Wie man wird, was man ist" (1888 entstanden) wesentliche Aspekte seiner philosophischen Einsichten, nämlich die Entdeckung des Perspektivismus und der Umwertbarkeit aller Werte, auf die Erfahrung von Krankheit und Genesung zurück, er versteht sie geradezu als Geschenke der Krankheitserfahrung: „Von der Kranken-Optik aus nach gesünderen Begriffen und Werten, und wiederum umgekehrt aus der Fülle der Selbstgewissheit des reichen Lebens hinuntersehen in die heimliche Arbeit des Décadence-Instinkts das war meine längste Übung, meine eigentliche Erfahrung. [...] Ich habe es jetzt in der Hand, Perspektiven umzustellen."[4]

Dass die Moderne sich vom Verzicht auf den Gottesglauben und von der Aufgabe einer lebensphilosophisch-diesseitigen Umwertung aller Werte angesichts von Krankheit und Sterben überfordert weiss, zeigt sich z.B. an Dostojewskis tiefem Erschrecken angesichts eines Gemäldes von Hans Holbein, das die Leiche Christi in schonungsloser Totenstarre zeigt. Im Roman „Der Idiot" (1867/68) bringt Prinz Myschkin diese Erschütterung zum Ausdruck: „Wenn diese alle einen

4 F. Nietzsche, *Ecce Homo*, KSA Bd. 6, S. 266.

genau solchen Leichnam sahen (und er musste unbedingt genau so aussehen): wie konnten sie dann trotzdem glauben, dass dieser Märtyrer auferstehen werde? Hier kommt einem unwillkürlich der Gedanke: wenn der Tod so furchtbar und die Naturgesetze so stark sind, wie kann man sie dann überwinden?“[5]

Die Frage, wie der Mensch sich nach dem Verlust der Glaubensgewissheit zu Krankheit und Sterben einstellen soll, bleibt eine offene Frage in der neuzeitlichen Kunst und Literatur – und es ist gerade die Abwesenheit einer verbindlichen, Sicherheit versprechenden Antwort, welche die modernen ästhetischen Gestaltungen von Krankheit und Sterben charakterisieren. Kunst und Literatur zeigen auf, wie rollenkonforme, im Kollektiv verankerte Verhaltensmuster angesichts der Krankheit und des individuell erlittenen Sterbens ihre Gültigkeit verlieren und das angemessene Verhalten in dieser Situation unter dem Anspruch der individuellen Authentizität immer wieder neu erfunden werden muss und in seiner normativen Gültigkeit und Übertragbarkeit problematisch bleibt.

Jeremias Gotthelf lässt in seiner Novelle „Hans Joggeli der Erbvetter“ (1848) seinen Protagonisten noch eines modellhaften Todes sterben: Der Erbvetter erreicht ein hohes Alter, der Tod kündigt sich lange durch Zeichen an, lässt Zeit für differenzierte Abschiedsrituale im Kreise der Gemeinde und der Familie und gleicht schliesslich ruhigem Einschlafen. Demgegenüber erzählt ein späterer der religiösen Realisten des 19. Jahrhunderts, Lev Tolstoj, in seiner Novelle „Der Tod des Iwan Iljitsch“ (1886), wie ein unerwarteter Tod in die Mitte eines oberflächlich erfolgreichen Lebens einbricht, wie Familie und Ärzte am Sterbebett des Kranken scheitern und nur der ungebildete Diener Gerasim, Sohn einfacher Bauern, zu tun in der Lage ist, was die Situation erfordert, indem er die Beine des

5 F.M. Dostojewski. *Der Idiot.* Aus dem Russischen von H. Röhl, Frankfurt a.M. 1986, S. 633.

leidenden Herrn sich über die Schultern legt und dem Sterbenden damit, wenn nicht Linderung, so doch Nähe schenkt. Ist dies noch eine Modellsituation? Ist dieses Verhalten für andere Menschen auf andere Situationen übertragbar? Das kann nur noch der Einzelne entscheiden. Wenn Ferdinand Hodler seine an Krebs erkrankte Lebenspartnerin auf dem Sterbebett malt, sie in ihrem Leiden und Ersticken immer wieder malt, bis sich ihr ausgestreckter Körper mit den horizontal liegenden Wolken- und Lichtstreifen am Horizont in eine letzte Ruhe einzustimmen scheinen: ist diese Art der ästhetischen Begleitung und Bewältigung von Krankheit und Sterben mehr als eine Singularität, zwar tief beeindruckend, doch letztlich unwiederholbar und als Haltung ethisch untauglich? Wie diese ästhetische Bewältigung von Krankheit und Sterben durch den Künstler aus der Sicht seines Modells sich angefühlt haben könnte, versucht Erica Pedretti in ihrem Roman „Valerie oder das unerzogene Auge" (1986) sich vorzustellen. Durch die Umkehr der Perspektiven übt der Roman Kritik am malend-distanzierten Sterbe-Beobachter und zeigt damit auf, dass die ästhetischen Bewältigungsversuche von Sterben und Tod wohl nicht in der Lage sind, die perspektivischen Brüche zu überwinden, die in der Moderne die Individuen voneinander trennen und gerade in der Erfahrung von Krankheit und Sterben unversöhnlich zu Tage treten.

Bruch mit der Tradition: Die Medikalisierung von Sterben und Tod

Die moderne westliche Gesellschaft zeichnet sich im Laufe des 19. und 20. Jahrhunderts durch rasantes quantitatives Wachstum der Bevölkerung und durch funktionale Ausdifferenzierung der Wissens-, Produktions- und Organisationsprozesse aus. Auf die Überforderung der Einzelnen und der kleinen traditionalen Gemeinschaften durch die Erfahrung von Krankheit und Sterben reagiert die moderne Gesellschaft mit funktionaler Ausdifferenzierung spezialisierter Professionen und Institutionen. Das prägt bis heute die Alltagserfahrung des Krankseins und des Sterbens. „Wenn einer Krebs hat, dann geht er ins Spital und lässt sich operieren, das ist normal", sagt eine alte Bekannte zum Zürcher Strafrechtsprofessor Peter Noll, als dieser darauf verzichtet, seinen diagnostizierten Blasenkrebs operativ behandeln zu lassen und stattdessen das Sterben in eigener Regie ausserhalb der Klinik wählt. „Was Ruth sagte, eine kluge Frau: Siehst du, du störst die Leute mit deinem Entschluss (...) Wenn einer Krebs hat und fröhlich herumläuft wie du, dann wird es den Leuten unheimlich. Sie sind plötzlich gefordert, sich mit dem Sterben und dem Tod als Teil des Lebens auseinanderzusetzen, und das wollen sie nicht. Das können sie auch nicht, solange sie nicht in deiner Situation sind. Darum ist es ärgerlich und verwirrend, dass du dasitzt und sagst, ich habe Krebs, aber nicht ins Spital gehst."[6]

In der modernen Gesellschaft haben sich bestimmte Praktiken, Erwartungen und Normen dafür herausgebildet, wie das Individuum sich im Falle von Krankheit und Sterben zu verhalten habe, um den glatten Funktionsabläufen der Gesellschaft nicht zu viel Belastung zuzumuten. Der amerikanische Soziologe Talcott Parsons hat dieses Normensystem in synchroner Sicht untersucht und im Konzept der „Patientenrolle" zusammengefasst.[7] Michel Foucault hat die Entstehungsgeschichte dieses Normen- und Institutionensystems u.a. in seinem Werk „Geburt der Klinik" diachron und diskurshistorisch rekonstruiert.[8] Damit ist ein Element angesprochen, das geeignet ist,

6 P. Noll, *Diktate über Sterben und Tod*, Zürich 1984, S. 56.

7 T. Parsons, *Action theory and the humane condition*, New York & London 1978.

8 M. Foucault, *Naissance de la clinique. Une archéologie du regard médical*, Paris 1963.

die Thematisierung von Sterben und Tod in der modernen Literatur radikal von den Beständen der Tradition abzuheben und einen einschneidenden Bruch zu markieren: Es ist dies das Phänomen der „Medikalisierung". Die Darstellung von Krankheit und Sterben in der modernen Literatur ist weitgehend Darstellung des medikalisierten Krankseins, des medikalisierten Sterbens und sie ist oft und schon früh auch Problematisierung und Kritik dieses tiefgreifenden gesellschaftlichen Wandlungsprozesses.

Unter Medikalisierung wird hier der Prozess einer gesellschaftliche Ausdifferenzierung verstanden, in deren Verlauf die Zuständigkeit zur autoritativen Zuschreibung der Differenz gesund / krank und zur Anordnung der daraus resultierenden Handlungsszenarien einem bestimmten, zunehmend professionalisierten Diskurs und seinen Repräsentanten ausschliesslich zugeschrieben wird. Gleichzeitig wird diese Definitionsmacht den Sprecherinnen und Sprechern, die sich im Rahmen älterer oder alternativer Diskursformationen bewegen, aberkannt. Die Differenz gesund / krank wird in der gesellschaftlichen Kommunikation also sozial konstruiert und prozessiert. Literarische Texte, als Medien einer gleichfalls zunehmend ausdifferenzierten kulturellen Sphäre gesellschaftlicher Kommunikation, beobachten diese soziale Konstruktion kulturkonstitutiver Differenzen und problematisieren sie. Literatur funktioniert im Kontext gesellschaftlicher Kommunikation als Beobachtung zweiten Grades, als eine Beobachtung, die beobachtet, wie andere professionell geprägte Beobachter beobachten und die deren Methoden und Werthaltungen für die Leser problematisiert.[9]

9 Zu diesen methodologischen Überlegungen und den folgenden Lektürevorschlägen zu Goethe, Gotthelf und Ernst Weiss vgl. R. Käser, *Arzt, Tod und Text. Grenzen der Medizin im Spiegel deutschsprachiger Literatur*, München 1998 sowie ders., „Methodenansätze zur Erforschung des interdiskursiven Verhältnisses von Literatur und Medizin", in: *Krank geschrieben. Gesundheit und Krankheit im Diskursfeld*

Ein frühes Beispiel literarisch-kritischer Darstellung und Hinterfragung der Medikalisierung findet sich in Goethes Roman „Wilhelm Meisters Lehrjahre". Ärzte treten dort immer in Erscheinung, wenn es darum geht, mit Unvollkommenheiten, Fehlschlägen und unerwünschten Nebenwirkungen des grossen aufklärerischen Bildungsprojektes der „Turmgesellschaft" umzugehen. Das Sterben Mignons ist ein solcher Fehlschlag. Mignon, die sich im ersten Teil des Romans in der Welt des fahrenden Theaters frei bewegen, erhalten und entfalten kann, erkrankt unter den emotionalen Zwängen der Erziehung im Kontext einer sich zunehmend verbürgerlichenden höfischen Gesellschaft. Unter den beobachtenden Blicken und Fragesystemen der Erzieherin und des Arztes wird Mignon mehr und mehr zum medizinischen Fall. Es ist der „Medicus", der dem Protagonisten Wilhelm in der zweiten Hälfte des Romans vorschreibt, wie er sich dieser seltsamen, abweichenden und kranken Figur gegenüber zu verhalten habe. Die Zuständigkeit der Ärzte hört auch mit Mignons Tod nicht auf. Die Medizin bemächtigt sich ihrer Leiche, verwehrt dem trauernden Wilhelm den Zutritt und unterzieht die sterblichen Überreste der jungen Frau durch Einbalsamierung einem Ästhetisierungsprogramm, das die Leiche zur Allegorie des Lebens umfunktioniert und im „Saal der Vergangenheit" als solche zur Schau stellt. Der Protagonist des Romans, Wilhelm Meister, vermag diesem Umdeutungsprozesse nicht zu folgen und verweigert am Ende des Romans, anlässlich der als aufklärerisches Gesellschaftsritual inszenierten „Exequien Mignons", den affirmativen Blick auf die präparierte Leiche. Durch die persuasiven Darstellungsstrategien des Romans wird der Leser in diesem Moment eindeutig auf die Seite des Protagonisten gestellt und gerät so in emotional und kognitiv kritische Distanz zum dargestellten Gesell-

---

von Literatur, Geschlecht und Medizin, hrsg. v. R. Käser und B. Schappach, Bielefeld 2012 (im Druck).

schaftsritual der ärztlich inszenierten und gesellschaftlich erwünschten Todesverdrängung.

Das literarische Erzählen, das heisst die literarische Darstellung zwischenmenschlicher Kommunikation und Interaktion, kann am Verhältnis von Arzt, Patient und sozialem Umfeld Aspekte beobachten, die nicht dem Selbstverständnis und den artikulierten Wissensbeständen der damals aktuellen Medizin entsprechen. Solche Beobachtungen können dem Leser trotzdem oder gerade deshalb etwas über die kulturelle Bedeutung der Medizin der damaligen Zeit vermitteln. Eine Exegese, die sich an den zu interpretierenden Texten nur für die medizinischen Wissensbestände in einem engeren Sinne interessiert, die der Autor gekannt und in seinem Roman verarbeitet haben könnte, verpasst aus antiquarischer Akribie und falsch verstandener hermeneutischer Werktreue die genuine kommunikative Funktion der Literatur als Beobachtung zweiten Grades. Denn als Beobachtungsinstanz zweiten Grades ist Literatur auch und gerade in der Lage, den blinden Fleck der Medizin zu thematisieren, etwas zu zeigen, was innerhalb des sich als Wissenschaft ausdifferenzierenden medizinischen Diskurses gerade nicht zur Sprache gebracht werden kann, nämlich den Aspekt der Normalisierung, der Disziplinierung und der Machtausübung, der mit der Medikalisierung der Gesellschaft einhergeht.[10]

In Bezug auf Goethes Wilhelm Meister mag diese Sicht heute immer noch ungewohnt und gewöhnungsbedürftig anmuten. Wenn es um die Darstellung der Arzt-Patient-Beziehung in Georg Büchner Dramenfragment „Woyzeck“ (1837) geht, ist der medikalisierungskritische Impuls allerdings nicht mehr zu übersehen. Büchner geht von einem realen Fall aus, das heisst von einem psychiatrischen Gutachten, das einen

10 Dies als kritische Anmerkung zur medizinhistorischen Dissertation von P.H. Rothe, *Medizinisches in Goethes Wilhelm-Meister Romanen,* Berlin 2009.

armen Schuster, der, unter Wahnvorstellungen leidend, seine Geliebte umgebracht hat, für zurechnungsfähig erklärt und damit der Todesstrafe ausliefert. Der Mediziner Büchner legt in dieses Dramenfragment, das erst Jahrzehnte nach der Entstehung an die Öffentlichkeit treten sollte und die Theatergeschichte revolutionieren wird, sein ganzes Mitleid mit der geschundenen Kreatur, seinen ganzen Hass auf den Zynismus des bürgerlichen Idealismus und seinen ganzen revolutionären Zorn. Der Arzt, der mit „Woyzeck" die berühmten Erbsen-Experimente durchführt und sich davon Erkenntnisse in der damals gerade neu entstehenden organischen Chemie verspricht, ist zum literarischen Prototyp des gewissenlosen naturwissenschaftlichen Arztes geworden, der im Namen wissenschaftlicher Forschung die Grundwerte der Humanität verletzt.

Im Jahr 1842 wendet sich der bernische Gesundheitsdirektor Dr. med. Schneider an den bekannte Volksschriftsteller Jeremias Gotthelf mit der Bitte, eine kurze populäre Kalendergeschichte zu schreiben mit dem Ziel, gegen die Quacksalber und Naturheiler zu polemisieren und dem Volk die Leistungsfähigkeit der akademisch ausgebildeten Ärzte nahe zu bringen. Im Jahr 1830/31 war in Bern das Ancien Régime beseitigt und eine bürgerlich-liberale Regierung installiert worden. Eines ihrer ersten Projekte war die Einrichtung einer Universität mit einer medizinischen Fakultät: Die Verbesserung des Gesundheitswesens ist ein zentrales Anliegen bürgerlich-liberaler Politik. Durch die Ausbildung akademischer Ärzte soll der Gesundheitszustand der Bevölkerung verbessert werden. Doch was Michel Foucault später die Biopolitik nennen sollte, hatte anfänglich grosse Mühe, von der Bevölkerung, namentlich der Landbevölkerung, akzeptiert zu werden.[11] Gotthelf nimmt den Auftrag an, doch unter der Hand entsteht daraus ein zweibän-

11 M. Foucault. *Die Geburt der Biopolitik. Geschichte der Gouvernementalität* II. Vorlesungen am Collège de France 1978-1979. Aus dem Französischen von J. Schröder, Frankfurt a. M. 2004.

diger Roman: „Wie Anne Bäbi Jowäger haushaltete und wie es ihm mit dem Doktern ging“, den man als eine der differenziertesten literarischen Stellungnahmen zum Prozess der Medikalisierung im 19. Jahrhundert ansprechen kann. Gotthelf bejaht in diesem Text alle Reformmassnahmen der damals modernen Medizin: Er wirbt für die Jennersche Pockenimpfung. Er nimmt Stellung gegen Aderlass und Reinigungskuren durch Brech- und Abführmittel: Er zeigt auf, wie moderne Chirurgie durch Luftröhrenschnitt im Falle von Diphterie Kindern das Leben retten kann, während die Naturheilmittel machtlos bleiben. Er plädiert für die Einführung des Hausarztwesens und für ärztliche Autopsie, d.h. dafür, dass man den ausgebildeten Arzt zu den Patienten ins Haus ruft, statt Urinflaschen zu einem Kurpfuscher zu tragen und auf deren zweifelhafte Ferndiagnose zu vertrauen. Er geisselt auch Missbräuche der Seelsorge, zum Beispiel das Operieren mit Schuldzuweisungen, um Reue zu erzwingen, was depressive Personen in den Selbstmord treiben kann. In alle diesen Punkten ist Gotthelf mit den Anliegen der medizinischen Reform der liberalen, fortschrittlichen Politiker einverstanden und er begrüsst die Veränderung des Krankseins und des Sterbens im Alltag, das durch diese Modernisierungsschritte eingeleitet wird. Er verteidigt die Innovation gegen theologische Argumente eines traditionsgebundenen fundamentalistischen Christentums. Und trotzdem ist Gotthelfs Roman eine tiefschürfende Kritik an der modernen Medizin und an ihrem Selbstverständnis als Naturwissenschaft. Mit erzählerischer und satirischer Virtuosität zeigt Gotthelf auf, wie und woran die Kommunikation zwischen den akademisch ausgebildeten Ärzten und der Landbevölkerung scheitert. Der Naturbegriff der gelehrten Ärzte ist den Bauern nicht geläufig, der gebildete Arzt respektiert nicht die Rituale, die beim Betreten eines Hauses auf dem Lande üblich sind, aufgrund des vermeintlich besseren Wissens verkennt der Arzt, aufgrund welcher traditionellen Wertvorstellungen und Rollenbilder der pflegende Umgang mit Kranken in der traditionellen Gesellschaft geprägt wird und weil die nötige Übersetzungsleistung so nicht gelingt, fühlen sich die Kranken und ihre Angehörigen vom Arzt brüskiert, allein gelassen und greifen auf Heilpraktiker zurück, von denen sie sich verstanden fühlen und die ihre Ängste und Erwartungen zu bedienen wissen. Diese kommunikationspsychologischen Aspekte des Romans sind so aktuell wie historisch aufschlussreich. Gotthelf zeigt an einer vorbildlichen Arztfigur auf, wie die Kommunikationshürden zwischen moderner Medizin in der traditionellen Bevölkerung überwunden werden könnte, zum Beispiel durch Respektierung der Rituale und durch Einschaltung von Vermittlungspersonen wie zum Beispiel anerkannter Pfarrer. Aber gerade diese vorbildliche Arztfigur scheitert in Gotthelfs Roman. Er versteht sich als „Diener der Natur", nicht als „Diener Gottes". Er orientiert sich ethisch weniger am Christentum als am Stoizismus der lateinischen Antike. Er stellt sich selbst das „ruhige Sterben" als Ideal vor, hält darum das Krankenbett für sein „Gehege", aus dem er alle anderen, insbesondere die Pfarrherren und Seelsorger, am liebsten radikal ausschliessen würde. Dass er selber als Arzt der Seelsorge bedürftig wäre angesichts der Tatsache, dass auch seine beste Kunst oft versagt und Patienten sterben, das erkennt er in seinem stoischen Stolz nicht und verfällt deshalb in Erschöpfung, Verzweiflung und Tod. Es ist in Gotthelfs erzählter Welt die Tragik eines erfahrenen Pfarrers und Seelsorgers, dass es ihm nicht gelingt, den jungen Arzt, seinen Neffen, vor der Verzweiflung zu bewahren und ihm den Weg christlicher Versöhnung mit Krankheit und Tod aufzuzeigen.

Der Konflikt zwischen Ärzten und Seelsorgern um die Zuständigkeit am Krankenbett ist ein wiederkehrendes Motiv in der Literaturgeschichte. Gotthelf plädiert für Zusammenarbeit, zeigt auf, unter welchen Bedingungen sie gelingen könnte und dass sie letztlich scheitert an religiös-weltanschaulichen Differenzen, die in das professionelle Selbstverständnis der Protagonisten und Rollenträger in diesem Konflikt konstitutiv eingebaut sind. Arthur Schnitzler greift diesen Konflikt in seinem

Schauspiel „Professor Bernhardi“ (1912) wieder auf, allerdings steht das umstrittene Krankenbett nun nicht mehr in einer Emmentaler Bauernstube, Schauplatz des Theaterstücks sind vielmehr die labyrinthischen Gänge und Vorzimmer einer modernen Grossstadtklinik. Eine junge Frau wird eingeliefert. Durch eine illegale Abtreibung erleidet sie eine Sepsis und ist unrettbar verloren. Im Fieber phantasiert sie, ihr Geliebter werde sie bald abholen. Professor Bernhardi, Leiter der Klinik, ein jüdischer Arzt, will die Patientin in diesem euphorisierten Zustand sterben lassen und verzichtet darauf, den katholischen Priester für Beichte und letzte Ölung zu rufen. Ein Oberarzt wittert seine Chance, ruft den Priester, dem sich der Klinikleiter an der Schwelle zum Sterbezimmer in den Weg stellt und ihm den Zugang zur Sterbenden verweigert. Der Konflikt eskaliert und wird politisch. Im Klima des zunehmenden Antisemitismus muss Professor Bernhardi zurücktreten. Sein letzter Satz zum intriganten Gegenspieler parodiert letzte Worte Christi am Kreuz: „Der Herr verzeihe ihnen --sie wissen verdammt gut, was sie tun.“

Sterben und Tod als Massenphänomen in der Moderne

In der Literatur spielen Sterben und Tod nicht nur dann eine Rolle, wenn es um eine Einzelperson geht. Literarische Darstellungen von Epidemien, des massenhaften Sterbens vor allem an der Pest, aber auch an Cholera, an Typus, Fleckfieber und anderen ansteckenden Krankheiten bilden eine eigene Tradition mit wiederkehrenden, eher literaturtypischen als krankheitsspezifischen Erzählkonventionen und Ablaufmustern. So ist es zum Beispiel unklar, um welche Seuche es sich bei der toposprägenden Darstellung eines Massensterbens in der „Geschichte des Peleponesischen Krieges“ von Thukydides gehandelt haben mag. Eher als auf die Pest deuten die Zeichen auf Typhus oder Cholera, aber retrospektive Diagnosen sind immer unsicher. Topsprägend an dieser Erzählung ist, dass dem massenhaften Ausbruch der Seuche einige zerstreute Vorboten vorausgehen. Der Seuche wird ein Ursprung anderswo zugeschrieben. Sie verbreitet sich im Sozialkörper von unten nach oben, von arm zu reich. Es entstehen Gerüchte über böswillige Verbreitung durch fremde Schmierer und Brunnenvergifter, was entsprechende Sündenbockstrategien nahelegt. Die Seuche zerstört die sozialen Bande in der Gemeinschaft, so dass auf den Ausbruch der Krankheit soziale Unruhen folgen. Die üblichen Rituale der Pietät, z.B. die ordentliche Bestattung der Toten, sind in Frage gestellt, die Leichen werden zum Massenphänomen. Ist eine Seuche einmal ausgebrochen, scheint es nur noch diese eine Todesursache zu geben. Und sie verschwindet schliesslich so plötzlich, wie sie plötzlich angefangen hat. Solche Muster, die Marco Pulver[12] als „Eskalationsschema“ beschrieben hat, lassen sich mit Varianten und mehr oder weniger vollständig in allen literarischen Seuchendarstellungen von Boccacios „Decamerone“ über Defoes „A Journal of the Plague Year“ bis zu Manzonis „Promessi sposi“, Heines „Cholera in Paris“ und Gotthelfs „Schwarze Spinne“ feststellen.

Bis zu den bahnbrechenden bakteriologische Entdeckungen Louis Pasteurs und Robert Kochs in der zweiten Hälfte des 19. Jahrhunderts gelten in medizinischen wie literarischen Diskursen variantenreiche Miasma-Theorien zur Erklärung von Epidemien. Die krankheitserregende Materie entsteht im ungesunden Boden, verbreitet sich durch Schmutz und schlechte Luft. Dem entsprechend sind die Abwehrmassnahmen: Verbrennung der Kleider der Verstorbenen, Ausräuchern der Wohnungen. Mit der Entdeckung mikrobiologischer Krankheitserreger durch Robert Koch ändert sich das Bild der Seuche

12 Vgl. Fussnote 2.

gegen Ende des 19. Jahrhunderts schlagartig. Nun werden Erreger isoliert, in Petrischalen gezüchtet, unter dem Mikroskop visualisiert, durch kontrollierte Übertragung (Impfpassage) als spezifische Krankheitsursachen nachgewiesen. Dementsprechend ändern sich die Bekämpfungsmassnahmen. Antibiotische Therapien gibt es vor der industriellen Produktion des Penicillins nach dem zweiten Weltkrieg nicht, die Massnahmen zielen also weniger auf die Erreger als auf die Träger und die Übertragungswege. Absonderung der Kranken, rigorose Einschränkung von Verkehr und Handel (Quarantäne), Sanierung der Trinkwassersysteme durch Einbau von Filtern, Ausrottung der krankheitsübertragenden Parasiten wie Ratten und Flöhe, zu diesem Zweck durchgreifende Hygienemassnahmen wie Entrattungs- und Entlausungskampagnen, die Behandlung von Kleidern und Behausungen in Epidemie-Gebieten mit Giftgas – das sind die in den Alltag der Bevölkerung tief einschneidenden Massnahmen, welche die in der bakteriologische Schule Robert Kochs ausgebildeten Ärzte und Gesundheitsbehörden nun mit zunehmender Rigorosität durchsetzen.

Die letzte grosse Cholera-Epidemie in Europa suchte Hamburg im Jahr 1892 heim. Sie markiert genau den Übergang von der Dominanz des miasmatischen zur Dominanz des bakteriologischen Theorieparadigmas. Erstmals suchte die Cholera auch die Quartiere der Reichen heim, weil die Stadt Hamburg kurz zuvor ein modernes Wasserleitungssystem hatte einrichten lassen, allerdings ohne das der Elbe entnommene Trinkwasser mit Sand- und Kohlefiltern zu reinigen, wie dies den Anforderungen der Berliner Koch-Schule entsprochen hätte. Hamburg setzte auf die Theorien des Münchener Miasmatikers Pettenkofer, offenbar weil dessen Theorien der Bodengebundenheit der Krankheitserreger eine Quarantäne und damit die Schliessung des Handelshafens im Seuchenfall als unnötig erscheinen liess. Der englische Historiker Richard J. Evans hat diese für die Geschichte der Bakteriologie höchst aufschlussreiche Verflechtung von Erkenntnis und Interesse detailliert rekonstruiert.[13]

Eine zeitgenössische literarische Verarbeitung dieses letzten grosse Auftretens der Cholera in Europa stellt der Roman „Erinnerungen von Ludolf Ursleu dem jüngeren" (1893) von Ricarda Huch dar. In dieser Familiengeschichte wird vor allem die schwierige Position des verantwortlichen Stadtarztes in der Umbruchzeit zwischen Miasmatik und Bakteriologie als individuelle Tragik lesbar gemacht. Was die neuen bakteriologischen Methoden für eine selbst nicht kranke, aber Krankheiterreger übertragende Einzelperson bedeuten, wenn sie in den Fokus eines „Mikrobenjägers" gerät, rekonstruiert der Schweizer Autor Jürg Federspiel in der Erzählung „Die Ballade von der Typhoid Mary" (1982). Federspiels Erzählung bezieht sich literarisch frei auf den realen Fall der Mary Mallon, die als erste selbst nicht erkrankte Typhus-Überträgerin vom US-amerikanischen Gesundheitssystem identifiziert und ohne ausreichende rechtliche Grundlage über dreissig Jahre lang bis zu ihrem Lebensende in Haft genommen wurde.[14]

Historisch bedeutsame Erfolge der Bekämpfung von Seuchen durch die Bekämpfung der übertragenden „Parasiten" bleiben nicht aus. Nachdem der englische Arzt Ross im Jahr 1897 die Stechmücke Anopheles als Überträgerin der Malaria entdeckt hatte, weisen amerikanische Militärärzte unter der Leitung von Colonel Reed im Jahr 1902 in einer Reihe von Selbst- und Menschenversuchen die Mücke Stegomya als Überträgerin des Gelbfiebers nach. Aufgrund dieser Erkenntnis gelingt den US-amerikanischen Militärärzten ab 1906 die Bekämpfung verschiedener Mücken-Arten in Mittelamerika, was schliesslich den Bau und die Eröffnung des Panamakanals im

13 R.J. Evans, *Tod in Hamburg. Stadt, Gesellschaft und Politik in den Cholera-Jahren 1830-1910.* Aus dem Englischen von K.A. Klewer, Reinbek b. Hamburg 1990.

14 Zur historischen Rekonstruktion des Falles Mary Mallon vgl. J.W. Leavitt, *Typhoid Mary. Captive to the Public's Health*, Boston 1996.

Jahr 1916 ermöglichte. Die Bakteriologie Robert Kochs und seiner Schule sieht Krankheit und Sterben als Massenphänomen, als eine Bedrohung, auf die nicht der einzelne reagiert, sondern der Staat, die Mediziner als Vollzugsbeamte einer staatlich autorisierten Seuchenbekämpfung und Seuchenprävention. Der über Jahrtausende eingefleischten Angst vor der Ansteckung durch Seuchen entspricht die fast unbegrenzte Heroisierungs-Euphorie, mit der die westliche Gesellschaft das weltweite Wirken der „Mikrobenjäger" beleuchtet und ihre Erfolge in die geradezu heilsgeschichtlich anmutende Vision einer Ausrottung allen Übels extrapoliert. Ein literarisch-populärwissenschaftliches Beispiel solcher Heroisierungstendenzen ist der Bestseller „Mikrobenjäger" von Paul de Kruif (1926, dt. 1927). Wie viele andere Illusionen des europäischen Abendlandes hat auch diese Euphorie ihren Kollaps eigentlich schon im ersten Weltkrieg gefunden. Dass der „eiserne Besen" des Krieges die als ermüdet und dekadent erlebte Kultur zu erneuern vermöge, diese irregeleitete Hoffnung wird in den Grabenkämpfen und Gaseinsätzen der Westfront mit den Körpern der jungen Männer zusammen zerfetzt und erstickt. Erich Maria Remarques Roman „Im Westen nichts Neues" (1928) bringt die Kriegserfahrung literarisch breitenwirksam auf den Punkt und zieht daraus pazifistische Konsequenzen. Mehr noch als der Roman brennt der im Hollywood 1930 gedrehte Film das Bild des Grabenkriegs an der Westfront als neue, bisher nicht gekannte Sterbevorstellung ins Gedächtnis des Kinopublikums ein. Buch wie Film Remarques werden ab 1933 in Deutschland jedoch verboten. Die Anstrengungen der auf die Bakteriologie aufbauenden Seuchenprävention während des ersten Weltkrieges standen im Jahr 1918 machtlos vor der sich ausbereitenden Grippeepidemie, die weltweit vermutlich mehr Todesopfer forderte als der Krieg. Das Auftreten eines mit den damaligen Forschungsmitteln nicht sichtbar zu machenden viralen Krankheitserregers stürzte die medizinische Bakteriologie in eine Krise.

Die „Spanische Grippe“ von 1918 hat in der Literatur ein erstaunlich spärliches Echo gefunden. Meinrad Inglins Roman „Schweizerspiegel“ (1934) ist eines der ganz seltenen Werke, in der diese weltumspannende Epidemie einigen Platz einnimmt. Inglin schildert auf eindrückliche Weise das Ausbrechen der Krankheit in Militärlagern an der schweizerisch-französischen Grenze. Er schildert die zögerliche, auf Geheimhaltung zielende Reaktion der politischen und militärischen Autoritäten und zeigt schliesslich die Auswirkungen der Epidemie in den Städten, die zeitlich zusammenfällt mit den sozialen Unruhen und dem militärisch bekämpften Generalstreik von 1918. Inglins literarische Darstellung der Grippeepidemie erscheint heute insofern als problematisch, als die Grippe, vermittelt über die vage Metaphorik des „Fiebers“, eng mit den politischen Konflikten im Sozialkörper verknüpft wird. Die Epidemie scheint so äusserlich etwas sichtbar zu machen, was eigentlich ein Problem der richtigen politischen Gesinnung sei. Erregbarkeit führt zu Krankheit. So sind es denn vorwiegend die an den politischen Meinungskämpfen sich erregenden Protagonisten, die von der Grippe dahingerafft werden, während die Menschen, die es verstehen, kühl zu bleiben und sich in der gesunden politischen Mitte zu halten, die Krankheit zu überleben vermögen oder gar immun dagegen sind. Diese Funktionalisierung der Krankheit zur literarischen Vermittlung von Werten, als würde die Krankheit von sich aus die richtige Gesinnung mit dem Leben, die falsche mit dem Tod sanktionieren, ist zwar als literarische Darstellungsstrategie nicht nur bei Inglin zu finden, sondern sehr weit verbreitet.[15] Angesichts des modernen Wissens über die Ansteckungsmechanismen einerseits, die Macht stigmatisierender Krankheitsbilder andererseits, sind

15 Vgl. dazu E.C. Orell, *Die Macht der Benennung. Literarische Seuchendarstellung und ihre wertvermittelnde Funktion*, Diss., Zürich 2005.

solche Narrative allerdings zu kaum mehr akzeptierbaren Geschichten geworden.[16]

1929 erscheint der Roman „Georg Letham, Arzt und Mörder" des in Berlin lebenden Arztes und Schriftstellers Ernst Weiss. Ernst Weiss ist Jude, wurde in Brünne geboren. In seinem Roman erzählt er die Geschichte der Bekämpfung des Gelbfiebers. Weiss schreibt mit detailliertem medizinischem Faktenwissen, was die in der Literatur weit verbreitete und zum Beispiel auch bei Inglin beobachtbare moralisierende Funktionalisierung der Seuche und der Sterbeverteilung ausschliesst. Weiss respektiert biologisches, bakteriologisches und labortechnisches Wissen minutiös, geht aber mit historischen Fakten sehr frei um, hält sich weder an Orte noch Daten noch Nationalitäten. Sein Roman ist nicht nur ein Roman über Menschen, sondern ebenso sehr ein Roman über Ratten und Mücken, und er ist vor allem ein Roman über unterschiedliche Haltungen, die der Mensch diesen Parasiten gegenüber einnehmen kann. Weiss' Text siedelt sich auf dem Stand des epidemiologischen und bakteriologischen Wissens seiner Zeit an und spiegelt auch die Krise, in welcher sich die Bakteriologie in der Zwischenkriegszeit befindet. Der Roman erzählt, wie ein Arzt und Bakteriologe zum Mörder an seiner Frau wird und wie er dann, deportiert in eine Strafkolonie, einer Forschergruppe zugeteilt wird, die den Auftrag hat, den Erreger des Gelbfiebers zu entdecken und die schliesslich nach schweren Krisen resigniert dazu übergeht, in Selbst- und Menschenversuchen zu beweisen, dass dieser unbekannte – weil, wie man später entdecken wird, virale – Erreger durch eine bestimmte Art von Mücken und nur durch diese übertragen wird. Der Arzt-Sträfling findet einen Lebenssinn in diesen Experimenten und schliesslich eine Lebensaufgabe in den daran anschliessenden Sanierungspro-

16 Zur Kritik an moralisierenden Metaphern der Krankheit vgl. die bahnbrechende kulturkritische Arbeit von Susan Sontag, *Ilness as Metaphor*, New York 1977/1978.

jekten, die das Gelbfieber in der Kolonie eindämmen. Letham junior ist das Opfer und das Produkt der Erziehungsmethoden seine Vaters. Letham senior war als junger Mann Leiter einer Nordpoolexpedition und muss erleben, wie sein Schiff und seien Mannschaft zugrunde gehen, weil sich an Bord die Ratten ungehemmt vermehren. Der alte Letham kommt auf den Gedanken, man könnte sich von Rattenfleisch und Rattenblut ernähren, also gleichsam als Parasit der Parasiten in Symbiose überleben. Aber dieser Gedanke findet bei seiner Mannschaft keine Anerkennung: „Töten ja, essen nein“. Alle Versuche, die Ratten zu vertilgen, zuletzt mit Giftgas, misslingen und führen dazu, dass das Schiff in Brand gerät, die Mannschaft schliesslich zusammen mit den Ratten dem erbarmungslosen Überlebenskampf aller gegen alle ausgeliefert wird. Der Versuch, die Parasiten auszurotten, führte zur Selbstzerstörung der Wirtsgesellschaft. Letham junior hat von seinem Vater gelernt, mit Parasiten zusammenzuleben. Er kann darauf verzichten, sie auszurotten, er nimmt die unbekannten Krankheiterreger sogar in seinen Körper auf, unterwirft sich der zu bekämpfenden Krankheit, beschränkt sich schliesslich darauf, die Brutstätten ihrer Überträger einzugrenzen, die er vorher mit seinem Blut genährt hat. Auf diese Weise gewinnt er das Wissen, das es braucht, um durch geeignete Massnahmen Menschen, Mücken und Gelbfieber in einer räumlichen Trennung nebeneinander koexistieren zu lassen.

Mit diesem Konzept der kontrollierten Koexistenz entspricht Weiss' Roman den fortgeschrittensten Diskussionen innerhalb der medizinischen Bakteriologie, die am Ende des ersten Weltkriegs in einer Krise geraten ist.[17] Die Antwort auf diese Krise ist eine gespaltene. Zum einen ist innerhalb der medizinisch-biologischen Wissenschaft eine grössere Beschei-

17 Vgl. dazu S. Berger, *Bakterien in Krieg und Frieden. Eine Geschichte der medizinischen Bakteriologie in Deutschland 1890-1933*, Göttingen 2009.

denheit zu beobachten, verbunden mit der Rückbesinnung auf ökologische Konzepte des Gleichgewichts. Die Rhetorik der Ausrottung wird ersetzt durch Praktiken der kontrollierten Kohabitation. Draussen im Feld hingegen geht der Ausrottungskampf weiter. Der Koexistenzgedanke ökologischer Konzepte bleibt bei den Militärärzten genauso ungehört wie der pazifistische Roman Remarques in anderen militärischen Kreisen. Im Osten Europas wird der „Cordon Sanitaire“ gegen die Bedrohung durch Seuchen und die kommunistische Ansteckungsgefahr errichtet. Es herrscht dort Hungersnot. Flüchtlingsströme werden kanalisiert und in Lagern interniert, Typhus und Fleckfieber suchen die entkräftetet Bevölkerung heim und werden mit einschneidenden Massnahmen bekämpft. Die Trias von Dusche, „Entwesung“ der Kleider durch Zyklon B und Kremation der Leichen bildet sich hier heraus und setzt sich in der Praxis durch, lange bevor diese Techniken durch Hitlers antisemitische Fokussierung des Hasses auf die Juden zum Holocaust führen. Zwischen den Behörden der kommunistischen Sowjetunion und Deutschland beginnt sich eine Zusammenarbeit herauszubilden, in der sich Machtpragmatismus, humanitäre Hilfsbereitschaft, völkische Solidarität und rassistische Lebensraumpolitik auf schwer durchschaubare Weise mischen. Paul Weindling macht darauf aufmerksam, dass die historische Rekonstruktion der Krankheitserfahrung in der Zwischenkriegszeit nicht gleichgesetzt werden sollte mit dem, was die professionalisierte Medizin im Namen ihrer wissenschaftlichen Konstrukte darunter verstanden hat.[18] Es sind Zeugnisse Überlebender, die uns in Erinnerung rufen können, dass Fleckfieber zum Beispiel nicht nur die durch Läuse übertragene schmutzige Krankheit der Migranten an der Ostfront war, die es mit staatlich ermächtigten Hygienemassnahmen um jeden Preis auszurotten gilt. Sondern das Fleckfieber wird von überleben-

18 Vgl. P. Weindling. *Epidemics and Genocide in Eastern Europe 1890-1945*, Oxford 2000.

den Flüchtlingen erinnert als ein Bewusstseinszustand, in den sie aus der unerträglichen Realität der Lager entfliehen konnten und in dem sie die Gemeinschaft mit ihren verlorenen Angehörigen wiederfanden, eine illusionäre Euphorie, die ihnen jedoch die Kraft gab, am Leben zu bleiben. Der irreduzible Bruch, der diese beiden Perspektiven trennt, ist durch nichts vermittelbar.

Der Toten gedenken

Im 20. Jahrhundert werden tradierte Vorstellungen personalisierten Krankseins und Sterbens weggesprengt und pulverisiert durch die Fakten hoch technisierter Massenvernichtung im ersten und zweiten Weltkrieg. Grabenkrieg, Gaskrieg, Massendeportation, Rassenwahn, Genozid in durchorganisierten Vernichtungslagern, Einäscherung ganzer Städte durch Luftangriffe mit Brandbomben, Einsatz der Atombombe: Betroffenen Überlebenden haben sich diese Fakten traumatisierend eingeprägt, so dass ihnen versprachlichte Erinnerung oft nicht möglich war und nicht möglich ist. Mediale, visuelle Zeugnisse, Fotos von Leichenhaufen und Filme sich entfaltender Atompilzen stehen für die Nachgeborenen da als erratische Sinnbilder, als Metonymien ohne Deutung für das von Menschen angerichtete Massensterben in der Moderne. Dass dies alles möglich war, hat Kultur und Kulturkritik in einen Schockzustand versetzt, der immer noch nachwirkt und sich in unauflösbaren Paradoxien manifestiert. Theodor W. Adornos hat diese Situation 1951 mit einem viel umstrittenen Satz zu fassen versucht: „Kulturkritik findet sich der letzten Stufe der Dialektik von Kultur und Barbarei gegenüber: nach Auschwitz ein Gedicht zu schreiben, ist barbarisch, und das frisst auch die Erkenntnis an, die ausspricht, warum es unmöglich ward, heute Gedichte zu schreiben."[19] Dieser komplexe, negativ dialektische Satz wurde oft verkürzt zitiert und als eine Art Redeverbot durch einen elitären Kulturkritiker missverstanden. In seiner ursprünglichen Formulierung hat Adorno jedoch die dialektische Selbstwidersprüchlichkeit dieser kulturkritischen Äusserung in die Äusserung der Kritik selbst mit hineingeschrieben und so den Anschlusspunkt für nachfolgende Debatten offen gehalten. Angesicht der Werke Paul Celans, namentlich dessen Gedichts „Todesfuge", hat Adorno später seinen Satz relativiert und zum Beispiel in seine Essay „Engagement" eingeräumt: „Das Übermass an realem Leid duldet kein Vergessen". Allerdings hat er die Paradoxie des Eingedenkens dort auch weiter verschärft durch den Hinweis, dass die künstlerische Darstellung des Leidens „trotz aller Härte und Unversöhnlichkeit (…) die Scham vor den Opfern verletzte." „Durchs ästhetische Stilisationsprinzip (…) erscheine das unausdenkliche Schicksal doch, als hätte es irgend Sinn gehabt."

Adornos Kritik an der Ästhetisierung des Grauens ist primär im Zusammenhang mit der Erinnerung an den Holocaust, die Massenermordung von Juden in den Vernichtungslagern Nazi-Deutschlands, geführt worden. Elias Canetti, der sein Leben der kritischen Analyse von Massenphänomenen verschrieb und sich als „Tod-Feind", das heisst als Gegner jeglicher Versöhnung mit dem Tod bekannte, erweitert die rund um Adornos Diktum geführte Debatte um die Frage nach der Erinnerung an die Opfer der Atombombe, indem er 1971 einen Essay zu „Dr. Hachyias Tagebuch aus Hiroshima" publiziert und an diesen Aufzeichnungen des japanischen Arztes und Augenzeugen vor allem hervorhebt, man habe „nie das Gefühl, dass die Toten für ihn zu einer Masse verschmelzen, in der kein Einzelner mehr zählt." Canetti fragt, „ob es in den Städten Europas

19 Adornos Äusserungen und die dadurch ausgelöste Debatte ist dokumentiert: P. Kiedaisch (Hg.), *Lyrik nach Auschwitz? Adorno und die Dichter*, Stuttgart 1995.

Menschen gab, die die Verwüstung nach den Orten der Toten absuchten und auf diese Weise, mit dem klaren Bild der Umgekommenen im Auge, für sie beteten," wie dieser japanische Arzt und Buddhist es für die ihm bekannten Toten Hiroshimas getan hat.[20]

Die Frage nach dem Gedenken an die Opfer des Luftkrieges in den Europäischen Städten wird 1998/99 von W.G. Sebald aufgenommen.[21] Sebald geht davon aus, dass die Leiden des Luftkrieges in der deutschen Literatur kaum je in angemessener Form erinnert wurden, dass Ansätze dazu innerhalb der anerkannten Literatur marginalisiert wurden und kaum traditionsbildend wirkten. Sebald entfachte mit dieser These eine ausgedehnte Debatte. deren Erträge allerdings kaum dazu angetan sind, seine Feststellung zu widerlegen.[22] Sebald sichtet die publizierte Literatur eingehend. Vor seinem kritischen Ansatz bestehen diejenigen Texte, die das Recht der traumatisierten Opfer auf ein lebensermöglichendes Schweigen respektieren, sich trotzdem möglichst nahe an den Faktengehalt vorhandener Zeugnisse halten und sich fiktionalisierender, an Kohärenzentwürfen des Romans sich anlehnender Darstellungsmuster ebenso enthalten wie allegorisierender Sinngebungsverfahren. Es gibt nur wenige Texte, die diesen Ansprüchen zumindest ansatzweise genügen, zum Beispiel Nossaks „Der Untergang" (1948), weil dieser Text auf raunende Schicksalsmythologie verzichte und sich um „schiere Faktiziät" bemühe. Dieses Ringen um Faktizität jenseits beschönigender Floskeln wird in Hubert Fichtes Roman „Detlevs Imitationen

20 Zit. nach E. Canetti, *Das Gewissen der Worte*. Essays, München & Wien 1976, 2. erw. Aufl., S. 203-210.

21 Zit. nach W.G. Sebald, *Luftkrieg und Literatur*, Frankfurt a. M. 2001.

22 V. Hage, *Zeugen der Zerstörung. Die Literaten und der Luftkrieg*, Frankfurt a. M. 2003. Hagen hat die Bestandsaufnahme über das Sebald bekannte Korpus hinaus vervollständigt und in Interviews nach den ungeschriebenen Erinnerungen namhafter Autoren (und einer Autorin) gefragt.

'Grünspan'" (1968) als Methode der Erinnerungsarbeit weitergeführt, indem der wissenschaftlich beschreibende Bericht eines Medizinalbeamten zitiert wird, der die im Feuersturm mumifizierten Leichen untersucht und klassifiziert: „Ergebnisse pathologisch-anatomischer Untersuchungen anlässlich der Angriffe auf Hamburg in den Jahren 1943-1945". Sebald kommentiert: „Das [...] im Dienst der Wissenschaft erstellte Dokument eröffnet die Aussichten in den Abgrund der gegen alles gewappneten Seele." Literatur über Sterben und Tod in der Moderne muss sich solchem Blick gewachsen zeigen, diese Information in sich aufnehmen, um dagegen den Menschen möglichen Widerstand aufzubieten.

Wie ist der Opfer zu gedenken? Faktizität allein kann nicht die Antwort sein, denn krude Faktizität ist konstituiert durch den wissenschaftlichen Blick, der sich gegen alles gewappnet hat, durch den Blick des Logistikers, der den Tod als logistisches Problem sieht und in Millionen zählt, wie ihn Hannah Arendt in „Eichmann in Jerusalem: Ein Bericht über die Banalität des Bösen" (1964) analysiert hat. Wenn von Faktizität im Eingedenken die Rede ist, ist etwas Anderes gemeint, ein Blick, der den einzelnen auch dort noch als Einzelnen erinnert, wo im gewaltsamen Tod alle Differenzen reduziert zu sein scheinen auf schiere Materialität der Masse. Dieser eingedenkende Blick auf Faktizität ist ein kontrafaktischer, ein poetischer Blick, wie er zum Beispiel im Gedicht „Der Arme Christ sieht das Ghetto" des polnischen Dichter Milosz zum Ausdruck kommt: [23]

23 Das Gedicht „Armer Christ sieht das Ghetto" von Czeslaw Milosz wird hier zitiert in der Übersetzung von Karl Dedecius, entnommen dem Essay „Die armen Polen blicken aufs Ghetto" von Jan Blonski, www.viaregia.org/bibliothek/pdf/Heft2122/blonski_armen_polen.pdf. (Download 19.6.2012).

> Langsam den Tunnel grabend, bewegt sich der Wächter-Maulwurf
> ein rotes Lämpchen vor der Stirn.
> Berührt die Körper der Begrabenen, zählt, wühlt weiter,
> Erkennt die Menschenasche an dem regenbogenfarbnen Dunst,
> Jedes Menschen Asche schillert in anderer Farbe.

„Jedes Menschen Asche schillert in anderer Farbe“: Dieser Satz, isoliert und ausserhalb des Gedichts betrachtet, ist falsch; denn Asche, die letzte Reduktionsform des physischen Menschen, ist, in ihrer Faktizität genommen, Materie ohne Differenz. Sterben, Tod, Einäscherung sind die grossen Gleichmacher. Individuation hingegen ist Resultat des Andenkens, sie hängt ab von pietätvollen Ritualen der Hinterbliebenen. Liest man den Satz im Zusammenhang des Gedichts, erkennt man, wie dies mitgesagt ist im Bild des „Wächter-Maulwurfs“. Der Satz im Kontext des Gedichts stellt nämlich die Wahrnehmung dieses grabenden Wächters dar, der auf der Stirn ein rotes Lämpchen trägt. Erst dieses Licht, dieser Blick, dieses Bewusstsein geben der Asche Individualität zurück und ermöglichen damit die Frage nach der Unterscheidung von Täter und Opfer, damit auch die Frage nach der passiven Mitschuld und dann allenfalls die Frage nach den Voraussetzungen des Verzeihens. Einem reduktiven Blick auf Faktizität als Quantität und Masse entgleitet diese menschlich alles entscheidende Frage.

Tod und Sterben im Leben und in der Musik Johann Sebastian Bachs

Drei Episoden

Michael Maul

Bleibt, ihr Engel, bleibt bei mir (BWV 19)

Es ist die letzte Septemberwoche des Jahres 1726. In Leipzig rüstet sich alles für die anstehende Michaelismesse. Auch der Thomaskantor Bach, seit gut drei Jahren im Amt, stellt sich darauf ein. Weil sich zu Messezeiten zu den 25.000 Einwohnern noch einmal 15.000 Gäste hinzugesellen, waren die kommenden sonntäglichen Gottesdienste besonders ‚volkreich', und da mußte Bachs Kirchenmusik der ganzen Stadt zur Ehre gereichen. Dies besonders am unmittelbar bevorstehenden Michaelistag, wenn man – der Festtagsepistel folgend – den Sieg des Erzengels Michael über den höllischen Drachen auch in Noten zu zelebrieren hatte und überhaupt den Engeln Lob und Dank zu singen war. Wie fast immer in Bachs ersten Leipziger Jahren geschieht alles unter Zeitdruck. Seit Sommer 1723 hatte er sich fast keine Pausen gegönnt. Woche für Woche entstehen neue Kantaten, dazwischen 1724 die Johannes-Passion; 1727 wird die Matthäus-Passion folgen. Meisterwerke im Wochentakt, die technischen Möglichkeiten der Thomaner und des Kirchenorchesters bis zum letzten ausreizend. Gerade dem Chor will Bach für das anstehende Fest eine besondere Herausforderung zumuten: Seine Kantate soll mit einem musikalischen Porträt des Kampfes zwischen Erzengel und Drachen beginnen, in wilden Koloraturen durch alle Stimmen: „Es erhub sich ein Streit“, basierend auf Offenbarung 12,7. Den gleichen Text hatte Bachs Großonkel, der Eisenacher Organist Johann Christoph Bach, ein halbes Jahrhundert zuvor in Musik gesetzt. Der Thomaskantor schätzte dessen 22stimmige Komposition außerordentlich und will es ihm nun offenkundig mindestens gleichtun: Seine Vertonung gerät zu „einem der monumentalsten Eröffnungschöre“ in Bachs Œuvre. Als Textgrundlage für die übrigen Sätze der Kantate – zwei Arien und Rezitative, ein Schlußchor – dient ihm eine strophische Dichtung, die sein Textdichter Picander in einer Kollektion von Erbauungsgedichten („Sammlung Erbaulicher Gedancken über und auf die gewöhnlichen Sonn- und Festtage in gebundener Schreib-Art“) schon 1725 gedruckt vorgelegt hatte. Hier wird die Rolle der Engel als Behüter der Menschen im Leben unterstrichen. Im zweiten Rezitativ heißt es ganz barock:

> Was ist der schnöde Mensch, das Erdenkind?
> Ein Wurm, ein armer Sünder.
> Schaut, wie ihn selbst der Herr so lieb gewinnt,
> daß er ihn nicht zu niedrig schätzet
> und ihm die Himmelskinder,
> der Seraphinen Heer,
> zu seiner Wacht und Gegenwehr,
> zu seinem Schutze setzet.

Und anschließend muß Bach den folgenden Arientext vertonen – eine Vertiefung des Gedankens von den leitenden Engeln auf der Gratwanderung des Lebens:

> Bleibt, ihr Engel, bleibt bei mir!
> Führet mich auf beiden Seiten,
> daß mein Fuß nicht möge gleiten!
> Aber lernt mich auch allhier
> euer großes Heilig singen
> und dem Höchsten Dank zu singen.

Bach entscheidet sich, das Rezitativ mit zusätzlicher Streicherbegleitung zu vertonen: Ein Secco-Rezitativ, beladen mit schweren Harmonien, das für die anschließende Arie Bedeutungsschweres verheißen läßt. Tatsächlich gilt die nun folgende Tenor-Arie heute als „ein Höhepunkt Bachscher Arienkomposition", als ein „Wunder-" und „Gipfelwerk" innerhalb seines Kantatenschaffens. Denn sie ist von unbegreiflicher Schönheit, Intensität und wirkt wegen ihrer harmonischen Kühnheit und dem getragenen Charakter ausgesprochen entrückt. Die entrückte Stimmung entsteht freilich vor allem, weil sich Bach – trotz aller Zeitnot – nicht mit einer angemessenen Vertonung des Arientextes allein begnügt. Während des Kompositionsprozesses, als er sich mit seiner Textvorlage auseinandersetzt und über bildlich/musikalische Anknüpfungspunkte an die Dichtung sinniert, kommt ihm die Idee, dem Stück eine zusätzliche Dimension zu verleihen: Eine Solotrompete soll parallel zur Ariendichtung zeilenweise die Choralmelodie „Herzlich lieb hab ich dich, o Herr" hineinspielen. Jedoch wird im Kontext der Dichtung und der darin besungenen Engel allen damaligen Gottesdienstbesuchern sofort klar gewesen sein: Hier wird instrumental, durch die Solotrompete, nicht auf den Beginn jenes Chorals, sondern auf dessen dritte Strophe angespielt; mithin auf einen ausgesprochen beliebten und in der Barockmusik allgegenwärtigen Text. Bach selbst hatte ihn schon drei Jahre zuvor als tröstlichen Abschluß seiner Johannes-Passion ausgewählt.

> Ach Herr, laß dein lieb Engelein,
> am letzten End' die Seele mein in Abrahams Schoß tragen,
> den Leib in sein'm Schlafkämmerlein
> gar sanft ohn ein'ge Qual und Pein
> ruh'n bis zum jüngsten Tage!
> Als denn vom Tod erwecke mich,
> daß meine Augen sehen dich
> in aller Freud, o Gottes Sohn,
> mein Heiland und Genadenthron!
> Herr Jesu Christ!

> Erhöre mich, erhöre mich,
> ich will dich preisen ewiglich!

Mit der Choralmelodie als Kontrapunkt zum eigentlichen Arientext liefert Bach – gegenüber seiner Textvorlage – also eine erweiterte Deutung der Dichtung. Die eindringliche Bitte um den Beistand der Engel im Leben wird unter seiner Feder zu einem andächtigen und intensiven Flehen um den Schutz durch die Engel im Leben, im Sterben, in der Todesstunde und auf dem Weg vom Diesseits ins Jenseits. Mit anderen Worten: Er zeichnet in Noten ein tief empfundenes musikalisches Gemälde für die – eigentlich im Luthertum ‚abgeschafften' – Schutzengel: voller Zärtlichkeit, Hoffnung und Zuversicht.

Gewiß ist es immer müßig darüber zu spekulieren, warum Bach einen Text auf eine bestimmte Weise vertonte oder – im speziellen Fall – vielmehr interpretierte. Aber hier liegen die potentiellen Anknüpfungspunkte gewissermaßen auf der Hand. Denn mit dem Sterben und dem Tod hatte Bach bis dato vielfach schmerzliche Erfahrungen machen müssen. Im Alter von neun Jahren verlor er innerhalb von nur neun Monaten beide Eltern – seine Jugend mußte der Vollwaise im Haus seines älteren Bruders und später als Internatsschüler in Lüneburg verbringen. Seine erste Frau, Maria Barbara Bach (seine Cousine zweiten Grades), verlor er aus heiterem Himmel: 1720 reiste er im Gefolge seines damaligen Dienstherrn, des Köthener Fürsten Leopold, für zwei Monate zur Kur nach Karlsbad. Bei seiner Rückkehr fand er seine Frau begraben auf dem Köthener Friedhof wieder. Sein Sohn Carl Philipp berichtet über das traumatische Erlebnis:

> Nachdem er mit dieser seiner ersten Ehegattin 13. Jahre eine vergnügte Ehe geführet hatte, wiederfuhr ihm in Cöthen [...] der empfindliche Schmerz, dieselbe, bey seiner Rückkunft von einer Reise, mit seinem Fürsten nach dem Carlsbade, todt und begraben zu finden; ohngeachtet er sie bey der Abreise gesund und frisch verlassen hatte. Die erste Nachricht, daß sie krank gewesen und gestorben wäre, erhielt er beym Eintritte in sein Hauß.

Maria Barbara hatte ihm in der gut zwölfjährigen Ehe sieben Kinder geschenkt. Freud und Leid hatten nah beieinander gelegen: Die älteste Tochter (geb. 1708) und der älteste Sohn (Wilhelm Friedemann, geb. 1710), ebenso Carl Philipp Emanuel (geb. 1714) und Johann Gottfried Bernhard (geb. 1715) erreichten das Erwachsenenalter – die beiden ältesten Söhne sollten als berühmte Komponisten in die Fußstapfen des Vaters treten. Hingegen: Die 1713 geborenen Zwillinge Maria Sophia und Johann Christoph starben kurz nach ihrer Geburt, der 1718 geborene Sohn Leopold Augustus nach 10 Monaten. Aus seiner zweiten Ehe, mit der Sängerin Anna Magdalena Wilcke (die ihn überleben sollte), waren bis dato (1726) vier Kinder hervorgegangen: Eine Tochter und der „schwachsinnige" (geistig behinderte) Sohn Gottfried Heinrich sollten das Erwachsenenalter erreichen; das erste gemeinsame Kind, die Tochter Christiana Sophia Henrietta (geb. 1723), war drei Monate vor dem Michaelisfest 1726 verstorben, der 1725 auf die Welt gekommene Sohn Christian Gottlieb mußte diese 1728 wieder verlassen. Für die nach 1726 noch geborenen neun Kinder des Paares war die Bilanz ähnlich: Die folgenden vier starben zumeist im ersten Lebensjahr, jedenfalls sollten sie nicht dem Kindesalter entwachsen. Nur sechs der insgesamt dreizehn gemeinsamen Kinder überlebten ihre Eltern. Kurz: Das Sterben und der Tod waren beständige Begleiter der Bach-Familie. J.S. Bach hatte im September 1726 also gute Gründe, den Schutz der Engel für sich und seine Familie zu beschwören.

Christus, der ist mein Leben, sterben ist mein Gewinn (BWV 97)

Vier Jahre nach der Michaeliskantate gelangte Bach an den Tiefpunkt seines Leipziger Wirkens. In den beiden vorangegangenen Jahren hatten ihm seine Vorgesetzten lauter unmusikalische Knaben ins Alumnat der Thomasschule gesetzt;

Ängste vor einem gänzlichen Verfall der Leipziger Kirchenmusik trieben ihn um. Er hielt ernsthaft Ausschau nach einer neuen Stelle, die jedoch keine finanziellen Einbußen mit sich bringen sollte. Deshalb schrieb er seinem Jugendfreund, dem inzwischen russischen Hofrat Georg Erdmann, einen Brief: „Meine itzige station belaufet sich etwa auf 700 Reichstaler, und wenn es etwas mehrere, als ordinairement, Leichen gibt, so steigen auch nach proportion die accidentia; ist aber eine gesunde Lufft, so fallen hingegen auch solche, wie denn voriges Jahr an ordinairen Leichen accidentia über 100 Reichstaler Einbuße gehabt."

Bach fand keine äquivalente „Station" und blieb deshalb bis zu seinem Lebensende in Leipzig. Die recht emotionslos vorgetragene Schilderung seiner Einnahmesituation zeigt jedoch, daß der Tod nicht nur der beständige Begleiter seiner Familie war, sondern auch – jedenfalls in der Leipziger Zeit – ein guter Teil seines Geschäfts. Von Alters her oblag den Thomaskantoren und der ganzen Thomasschule die musikalische Ausgestaltung aller örtlicher Kasualien. Gerade aus den Leichenbegängnissen bezog die Schule hohe Einnahmen. Für ein abgehaltenes Begräbnis erhielt Bach – je nach verlangter Art des Begräbnisses – einen Taler, vier Groschen oder sechs Pfennige, zuzüglich eines weiteren Talers für das Absingen einer Motette beim Abholen der Leiche vor dem Trauerhaus. Immerhin mußte der Thomaskantor nicht bei jedwedem Begräbnis auch tatsächlich in Person mitgehen – dies oblag einem Hilfslehrer der Schule, dem sogenannten Leichen-Baccalaureus; und die Knaben der Schule nahmen entweder sämtlich oder teilweise daran teil, bei Wind und Wetter (und sogar bei öffentlichen Hinrichtungen, wo sie Choräle zu singen hatten). Der Lockwitzer Pfarrer Christian Gerber schildert anschaulich den Ablauf einer solchen Begräbnis-Zeremonie im Sachsen der Bach-Zeit:

> Wenn daher jemand stirbt, so wird von denen Hinterlassenen es verabredet, wenn sie ihren Toden wollen begraben lassen. Darauf melden

> sie es bey dem Pastore, Glöckner etc. oder wie es jedes Orts gebräuchlich ist, an. Bestellen also das Begräbniß, entweder mit einer Leichen-Predigt, oder ohne selbige, bloß bey Christlichen Gesängen. Der Leichnam wird in einem Sarg [...] gelegt, reinlich angezogen; [...]. Wenn der Tag nun da ist, da die Beerdigung erfolgen soll, kommen die Anverwandten, Freunde, Nachbarn, nachdem sie vorher eingeladen worden, in das Trauer-Hauß, sodenn kommt der Pfarrer, oder in Städten ein oder mehrere Prediger, nebst Schulmeister oder Schul-Bedienten mit ihren Schülern, singen vor dem Hause ein oder zwey Sterbelieder, darauf gehet die Schule, vor welcher ein groß Crucifix oder Creutz hergetragen wird, fort, die Leiche folget mit einem Knaben, der ein klein Creutz, so hernach aufs Grab gesetzt wird, trägt, hinter der Leiche kommen die nächsten Freunde, und sodenn die Weibs-Personen hernach [...]. In dieser Ordnung ziehen sie nach dem Kirchhofe oder Gottes-Acker, unter Läutung derer Glocken, und continuirlichen Gesängen [...]. Hieselbst wird nun der Sarg bey dem Grabe niedergesetzt, noch einmal geöffnet, nach der Leiche gesehen, sodenn wieder zugemachet, und bey Geringern entweder zugenagelt, oder bey Vornehmern zugeschlossen, und bey Absingung des Liedes: Nun last uns den Leib begraben etc. in das Grab gesenckt. Darauf spricht der Prediger den Segen, nachdem er vorher eine Begräbniß-Collecte angestimmet und der Process gehet entweder in die Kirche, wenn nemlich eine Predigt oder Abdanckung gehalten wird, oder wieder nach Hause.

Verdienen tat der Kantor an sämtlichen Bestattungen. Und weil es 1728 in Leipzig 1269 Sterbefälle, 1729 jedoch nur 1194 „Leichen" gegeben hatte, erlebte Bach damals eine ihm schmerzhaft erscheinende Verringerung seiner Einkünfte. Die im Zitat aus dem Erdmann-Brief zum Ausdruck kommende Kühle gegenüber den örtlichen Todesfällen hatte freilich keinen Einfluß auf seine Sensibilität im musikalischen Umgang mit dem Themenkreis Sterben und Tod. Gerade in seinen Kantaten auf den 16. Sonntag nach Trinitatis, wo als Evangeliumstext die Auferweckung des Jünglings zu Nain (Lukas 7, 11–17) vorgesehen ist und in den barocken Kantatentexten zumeist die Todessehnsucht und Weltverachtung zum Programm erhoben wird, lieferte er überaus kunstreiche und teils naturalistisch anmutende musikalische Auseinandersetzungen mit dem Tod und der Todesstunde – namentlich in den Kantaten „Komm, du süße Todesstunde" (BWV 161), „Christus, der ist mein Leben, Sterben ist mein Gewinn" (BWV 95) und „Wer weiß, wie nahe mir mein Ende" (BWV 27).

Willkommen will ich sagen, wenn der Tod ans Bette tritt

Die letztgenannte Kantate entstand nur eine Woche nach der Aufführung der Michaeliskantate „Es erhub sich ein Streit". In ihrer ersten Arie heißt es:

> Willkommen! will ich sagen,
> wenn der Tod ans Bette tritt.
> Fröhlich will ich folgen, wenn er ruft
> in die Gruft.
> Alle meine Plagen
> nehm ich mit.

Die schon in der Dichtung angelegte fröhliche und vom Auferstehungsgedanken des überzeugten Christen getragene Gesamtstimmung wird in Bachs Musik deutlich herausgearbeitet: Muntere Koloraturen, tänzerische Rhythmen und das strahlende Es-Dur bestimmen die Komposition. Und Bach wartet gewissermaßen mit einem Bonmot auf: Er stellte dem Sänger (Alt) eine obligate Orgel als Duettpartner gegenüber. So will es scheinen, als ob der Thomaskantor selbst – der zu Lebzeiten ja vor allem als Orgelvirtuose Weltruhm genoß – sich hier mit dem Tod ein Stelldichein gibt; ein unbekümmertes, gleichsam spielerisches.

Tatsächlich sollte Bach letzten Endes mit dem Tod ‚spielen'. Als der berühmte englische Wunderarzt John Taylor sich im Frühjahr 1750 in Leipzig aufhielt, beschloß der inzwischen 65jährige Bach kurzerhand, sich unter dessen Hände zu begeben: um sein langjähriges, im Alter zunehmendes Augenleiden zu verbessern. Im Nekrolog auf Bach, verfaßt von seinem Sohn Carl Philipp, werden Hergang und Folgen dieser Entscheidung anschaulich beschrieben:

> Sein von Natur etwas blödes Gesicht [d.h. seine angeborene Sehschwäche], welches durch seinen unerhörten Eifer in seinem Studieren [...] noch mehr geschwächt worden, brachte ihm, in seinen letzten Jahren, eine Augenkrankheit zu Wege. Er wolte dieselbe, theils aus Begierde, Gott und seinem Nächsten mit seinen übrigen noch sehr muntern Seelen- und Leibeskräften, ferner zu dienen, theils auf Anrathen einiger seiner Freunde, welche auf einen damals in Leipzig angelangten Augen Arzt, viel Vertrauen setzeten, durch eine Operation heben lassen. Doch diese [...] lief sehr schlecht ab. Er konnte nicht nur sein Gesicht nicht wieder brauchen; sondern sein, im übrigen gesunder Cörper, wurde auch zugleich dadurch, und durch hinzugefügte Medicamente, und Nebendinge, gäntzlich über den Haufen geworfen: so daß er darauf ein völliges halbes Jahr lang, fast immer kränklich war. Zehn Tage vor seinem Tode schien es sich gähling mit seinen Augen zu bessern; so daß er einsmals des Morgens ganz gut wieder sehen, und auch das Licht wieder vertragen konnte. Allein wenige Stunden darauf, wurde er von einem Schlagflusse überfallen; auf diesen erfolgte ein hitziges Fieber, an welchem er, ungeachtet aller möglichen Sorgfalt zweyer der geschicktesten Leipziger Aerzte, am 28. Julius 1750, des Abends nach einem Viertel auf 9 Uhr, im sechs und sechzigsten Jahre seines Alters, auf das Verdienst seines Erlösers sanft und seelig verschied.

Im Vorwort zur posthum publizierten „Kunst der Fuge“ BWV 1080 berichtet Carl Philipp weiter, Bach habe „in seiner Blindheit“ noch auf dem Totenbett den Choral „Vor deinen Thron tret ich hiermit“ BWV 668a „einem seiner Freunde aus dem Stegereif in die Feder dictiret“. Zugleich schreibt er, der Tod habe Bach daran gehindert, eine Fuge über das Thema B-A-C-H zu vollenden. Choral und Fugentorso gelangten in der „Kunst der Fuge“ zum Druck. Ob beide Behauptungen des Sohnes den Tatsachen entsprechen, wissen wir nicht. Vielleicht wollte Carl Philipp mit dem Kolportieren der Begebenheiten auch nur den Verkauf der „Kunst der Fuge“ beflügeln – und hätte dann mit dem Tod seines Vaters gewissermaßen auch ein Geschäft gemacht.

Literatur

Christian Gerber, *Historie der Kirchen-Ceremonien in Sachsen* [...], Dresden und Leipzig 1731, S. 707ff.

Alfred Dürr, *Die Kantaten von Johann Sebastian Bach. Mit Ihren Texten,* Kassel etc. 1971, Handbuch der Bach-Kantaten, 2 Bände, Kassel etc.; [10] 2010.

Michael Maul, *„Dero berühmbter Chor" – Die Leipziger Thomasschule und ihre Kantoren (1212–1804)*, Leipzig 2012.

Schriftstücke von der Hand Johann Sebastian Bachs. Vorgelegt und erläutert von Werner Neumann und Hans-Joachim Schulze, Kassel etc. 1963 (Johann Sebastian Bach. Neue Ausgabe sämtlicher Werke. Supplement I), Nr. 22 und 23.

Dokumente zum Nachwirken Johann Sebastian Bachs 1750–1800. Vorgelegt und erläutert von Hans-Joachim Schulze, Leipzig, Kassel 1972 (Johann Sebastian Bach. Neue Ausgabe sämtlicher Werke. Supplement III), Nr. 645, 648 und 666.

Der Tod des göttlichen Königs

Die Krise des Menschenbilds in altbabylonischer Zeit

WALTHER SALLABERGER

1. Das Todesthema in der altbabylonischen Literatur

> Als die Götter die Menschheit schufen,
> legten sie den Tod für die Menschheit fest
> und hielten das Leben in ihrer Hand zurück.

Diese Worte richtet die Schankwirtin am Rande der Welt an den suchenden Gilgameš in der altbabylonischen Fassung des Epos.[1] Diese Weltordnung vom sterblichen Menschen und den unsterblichen Göttern ist unverrückbar, wenn auch schwer zu ertragen. Die Verzweiflung über die Unausweichlichkeit des Todes treibt Gilgameš über die Grenzen der bekannten Erde hinaus, um dann vom Sintfluthelden über den göttlichen Ursprung des menschlichen Schicksals belehrt zu werden.

Mit der Sintflut begann für die antiken Bewohner Mesopotamiens die existierende Menschheit. Diese Sicht entnehmen wir der ebenfalls altbabylonischen Dichtung über Atramḫasīs, den „Überweisen".[2] Dieser Text reflektiert über das Wesen des Menschen. Von seiner Schöpfung an ist der Mensch mit „Ver-

1 OB VA+BM iii 3-5; A. R. George, *The Babylonian Gilgamesh epic. Introduction, critical edition and cuneiform texts*, Oxford 2003, S. 278f.

2 W.G. Lambert/A.R. Millard, *Atra-ḫasīs. The Babylonian Story of the Flood*, Oxford 1969; D. Shehata, *Annotierte Bibliographie zum altbabylonischen Atramḫasīs-Mythos Inūma ilū awīlum*, Göttinger Arbeitshefte zur altorientalischen Literatur 3, Göttingen 2001.

stand" *(ṭēmu)* begabt; er trägt den unsterblichen „Geist" *(eṭemmu)* in sich. Den Tod als unentrinnbares menschliches Geschick führen die Götter erst nach der Sintflut ein.[3]

In der altbabylonischen Epoche, vor allem in der Zeit zwischen dem 20. und 18. Jahrhundert v. Chr.,[4] schien die Zeit gekommen zu sein, sich intensiv mit dem Wesen des Menschen, den menschlichen Eigenheiten und Qualitäten und mit der Grenze seines Daseins im Tod auseinanderzusetzen. Dieses Thema, das Wesen des Menschen, beherrschte die Dichtung in akkadischer Sprache und gipfelte in den beiden wohl größten Literaturwerken der Epoche, dem schon genannten Mythos von Atramḫasīs und der altbabylonischen Fassung des Gilgameš-Epos. In *Atramḫasīs* wurde das schon im dritten Jahrtausend in der sumerischen Mythologie erkundete Thema der Schöpfung des Menschen mit dem göttlich bestimmten Geschick des Todes verbunden. Das altbabylonische *Gilgameš-Epos* übernahm Themen der sumerischen Erzählungen über Gilgameš wie den Zug in den Zedernwald, stellte aber in einer neuen Perspektive den Menschen in den Mittelpunkt. So entstand das neue Leitmotiv der Freundschaft, die

3 C. Wilcke, „Der Tod im Leben der Babylonier", in: J. Assmann/R. Trauzettel (Hg.), *Tod, Jenseits und Identität. Perspektiven einer kulturwissenschaftlichen Thanatologie,* Freiburg/München, S. 257; W.G. Lambert, „The Theology of Death", in: B. Alster (Hg.), *Death in Mesopotamia. Papers Reat at the XXVIe Rencontre assyriologique internationale. Mesopotamia* 8, Copenhagen 1980, S. 53-66.

4 Die hier und im Folgenden behandelten altbabylonischen Dichtungen sind im Wesentlichen in Manuskripten des 18. Jahrhunderts, des Jahrhunderts Ḫammurapis von Babylon (1792-50 nach Mittlerer Chronologie) und seines Nachfolgers Samsuiluna (1749–12) überliefert, doch müssen wesentliche Teile der Literatur schon im 20. und 19. Jahrhundert geschaffen worden sein. Auch wenn die altbabylonische Zeit vom Ende der Dritten Dynastie von Ur (2003) bis zur Eroberung von Babylon (1595) reicht, so dürfen wir wohl die zwei Jahrhunderte zwischen etwa 1950 und 1750 als prägend für das hier behandelte Thema ansehen.

Gilgameš und Enkidu durch alle Gefahren bringt, und die Suche des Helden nach dem Leben beschloss den zweiten Teil der Dichtung. Eine solche anthropozentrische Perspektive blieb nicht auf die großen Literaturwerke beschränkt. Die Vergeblichkeit menschlichen Strebens oder das Thema des leidenden Gerechten wurden nun erstmals in der Weisheitsliteratur behandelt.[5] Ein eindrucksvolles Beispiel bildet ein Weisheitsdialog, der alte Themen der Sprichwörter und Ratschläge des dritten Jahrtausends aufgreift. In diesem Dialog erteilt der alte, erfahrene Vater seinem Sohn Ratschläge zu einer besonnenen und erfolgreichen Lebensführung. Der Sohn verkörpert in diesem Dialog weniger den unbekümmerten jungen Mann, der sich den Herausforderungen der Welt stellt, sondern eine neue Weltsicht, mit der er das alte überlieferte Wissen des Vaters grundsätzlich in Frage stellt: das Bemühen um persönliches Wohlbefinden und Vermögen sei bedeutungslos angesichts des Todes, der alle Schätze hinwegnimmt. Vom reichen Besitz bleiben allein die Totenopfer, „neun Brotbrocken", „eine Ziege und ein Gewand", „Speisung und Abgaben" für diejenigen, die die Totenfeier ausrichten; die Zeit des Lebens ist kurz, die des Todes lang. Die letzten Zeilen aus der Rede des Sohnes lauten wie folgt:

> Mein Vater, du hast ein Haus gebaut, das Tor hast du hoch gemacht,
> mit einer Breite von einem *ṣuppu* (60 Ellen) – doch was hast du behalten?
> Die Dachgeschoße deines Hauses sind überall voll
> und seine Speicher voll Getreide,
> (doch) zum Tag deines Geschicks wird man neun Brotbrocken hinzählen
> und dir zu Häupten hinlegen.
> In deinem Besitz, [im] Haus(?) sind (bis zu) tausend Stück Kleinvieh,
> (doch) nur eine Ziege und ein Gewand sind davon dein Anteil.

5 W.G. Lambert, „Some new Babylonian wisdom literature", in: J. Day/R.P. Gordon/H.G.M. Williamson (Hg.), *Wisdom in ancient Israel.* Essays in honour of J.A. Emerton, Cambridge 1995, S. 36-42; B. Alster, *Wisdom of Ancient Sumer*, Bethesda, Md. 2005, dort insbesondere Ch. 3 „The vanity theme in Sumerian literature".

> Von deinem Silber, das du besitzt, bleiben (nur) Speisung und Abgaben.
> Wenig sind die Tage, die wir Speisen essen, viele die, die unser Durst [...].
> Wenig sind [*die Tage*], die wir die Sonne erblicken, viele die Tage, die wir uns im weiten Schatten aufhalten.
> In der Erde liegen die Menschen,
> (Die Unterweltsgöttin) Ereškigal ist unsere Mutter und wir, wir sind ihre Kinder.
> Die Tore zur Unterwelt aber sind überdacht,
> so dass die Lebenden die Toten nicht sehen können.[6]

Der Sohn widerlegt in seiner Rede das in der Form von Unterweisungen überlieferte alte Wissen. Die Verteilung der Personen ist bemerkenswert und unterstreicht die Bedeutung, die wir diesem Dialog zumessen müssen: nicht der Vater, dem das Sterben näher ist und der als erfahrener Ratgeber fungiert, sondern der Sohn, dem das Leben noch offensteht, verweist auf den Tod, vor dem alles menschliche Streben ein Ende findet. Deutlicher lässt sich literarisch ein Paradigmenwechsel wohl kaum darstellen. Die altbabylonische Sicht auf das Wesen des Menschen bedeutet demnach eine neue Perspektive, hinter die die alten Ordnungen zurücktreten.

Vor dem Hintergrund der Dichtung des dritten Jahrtausends ist das Neue der altbabylonischen Zeit gut zu greifen, wurden doch nun Themen wie Tod, Vergeblichkeit des Daseins oder Freundschaft in Gattungen wie Weisheit und erzählender Dichtung beziehungsweise in Stoffen wie Gilgameš, Lebensweisheit oder Menschenschöpfung behandelt, die auch zuvor bekannt waren. Doch bedeutet die altbabylonische Sicht auf das Wesen des Menschen allein eine Hinzunahme neuer

6 W. Sallaberger, „Skepsis gegenüber väterlicher Weisheit. Zum altbabylonischen Dialog zwischen Vater und Sohn", in: H.D. Baker *et al.* (Hg.), *Your Praise is Sweet. A Memorial Volume for Jeremy Black*, London 2010, S. 303-317 (insbes. 313-317); zur Rekonstruktion und Deutung des Texts vgl. auch V.A. Hurowitz, „The wisdom of Šūpê-amēlī – a deathbed debate between a father and son", in: R.J. Clifford (Hg.), *Wisdom Literature in Mesopotamia and Israel*, Atlanta 2007, S. 37-51.

Themen oder gehen gleichzeitig alte Vorstellungen verloren? Der altbabylonischen Dichtung selbst entnehmen wir, welche Aspekte hier betroffen sind, wenn die Grenzen des Menschseins bestimmt werden. Die sumerische Dichtung *Tod des Gilgameš* widmet sich dem Tod des Königs, der aufgrund seiner göttlichen Mutter selbst göttlichen Status besitzt, aber als Mensch sterben muss. Der vergöttlichte König war in der altbabylonischen Zeit noch in manchen Staaten wie Isin oder Larsa Realität, wobei hier ein älteres Konzept des Königtums beibehalten wurde. Mit der Vergöttlichung des Königs in der Zeit der Dritten Dynastie von Ur wurde der menschlichen Ordnung des Staatswesens eine überirdische Qualität verliehen. Die Göttlichkeit des Königs hätte beim Tod eines jeden Herrschers[7] und dem folgenden Herrscherwechsel in Frage gestellt werden können, doch offensichtlich waren erst mit dem Ende der Dynastie und dem Zusammenbruch der alten Ordnung der Stadtstaaten die Bedingungen gegeben, den Ort des Menschen in der Welt neu zu bestimmen.

2. Der Tod des göttlichen Königs der Dritten Dynastie von Ur

Am Ende des dritten Jahrtausends gelang es den Herrschern der Dritten Dynastie von Ur (2110-2003), die Stadtstaaten Babyloniens als Provinzen in einem Reich zu vereinen, das auch angrenzende Gebiete umfasste. Die Stadtfürsten der Stadtstaaten unterstanden dem König von Ur, der als einziger „König"

7 Der unzeitige Tod des Königs wird literarisch in *Urnammas Tod (Urnamma A)* verarbeitet; s. die Edition von E. Flückiger-Hawker, *Urnamma of Ur in Sumerian Literary Tradition. Oriens Biblicus et Orientalis* 166, Fribourg/Göttingen 1999. Hier erscheint wie bei *Tod des Gilgameš* das Motiv der Götterversammlung, in der der Tod beschlossen wurde. Trotz zahlreicher motivlicher Parallelen in der Darstellung des sterbenden Königs unterscheidet sich der Fokus substantiell: bei *Urnammas Tod.*

genannt werden konnte. Die herausragende Rolle des Königs als Fokus staatlicher Identität erklärt sicher zu einem guten Teil dessen Vergöttlichung bereits zu Lebzeiten. Denn mit der Vergöttlichung der Könige war ein regelmäßiger Opferkult in allen Orten des Landes verbunden, in den Hauptstädten der intern recht selbstständig agierenden Stadtstaaten gedachte man zumindest an den monatlichen Feiertagen der Herrscher, ihnen wurden Tempel errichtet und sogar Kultpersonal geweiht.[8] Sulgi (2094–2047) stellte sich damit in die Tradition von Naram-Suen von Akkade (2254–2218), der als erster Herrscher Mesopotamiens als Gott verehrt wurde. Bei Naram-Suen ist die politische Intention der Königsvergöttlichung am deutlichsten, denn in einer Inschrift auf der sogenannten Bassetki-Statue verbindet er die Einrichtung des Königskults mit der existentiellen Krise des Staats in der „Großen Revolte". In der Gestalt des göttlichen Königs und seines Tempels, der über den lokalen Herrschern in den Stadtstaaten stand, fand das vom Zerfall bedrohte Reich einen neuen geistig-religiösen Identifikationspunkt in der politischen Hauptstadt.[9] Diese geistige Mitte benötigte knapp zweihundert Jahre später auch das Reich von Ur, in dem die einzelnen Provinzen, die ehemals selbstständigen und oft Jahrhunderte alten Stadtstaaten, weiterhin ihre lokalen

8 Zur politischen Rolle des göttlichen Königtums s. W. Sallaberger: „Den Göttern nahe – und fern den Menschen? Formen der Sakralität des altmesopotamischen Herrschers", in: F.-R. Erkens (Hg.), *Die Sakralität von Herrschaft. Herrschaftslegitimierung im Wechsel der Zeiten und Räume*, Berlin 2002, S. 85-98; zur Königsvergöttlichung allgemein N. Brisch, *Religion and Power. Divine Kingship in the Ancient World and Beyond. Oriental Institut Seminars* 4, Chicago, Ill. 2008; zum Kultpersonal der vergöttlichten Könige N. Brisch, „The Priestess and the King: The Divine Kingship of Šū-Sîn of Ur", *Journal of the American Oriental Society* 126 (2006), S. 161-176.

9 Sallaberger (2002), op. cit., S. 96; P. Michalowski, „The Mortal Kings of Ur: A Short Century of Divine Rule in Anceint Mesopotamia", in: N. Brisch, op. cit. (2008), S. 34, sieht hingegen den Sitz des Königskults in der Hauptstadt nicht als staatliches, sondern als lokales Phänomen.

Kulte pflegten. Da ein guter Teil der Bevölkerung sozial und ökonomisch an die großen Tempel gebunden war, musste die Verankerung des Königtums im Volk auf andere Weise erfolgen. Der Kult des regierenden Königshauses bildete hier den geeigneten Ansatzpunkt, wobei auffälliger Weise der Königskult insbesondere die monatlichen Feiertage besetzte.[10] Mit dem Königskult war die dauernde Vergegenwärtigung des Königs an den Höfen und Tempeln der Stadtfürsten gewährleistet.

Die Vergöttlichung der frühen mesopotamischen Herrscher faszinierte schon frühzeitig die altorientalistische Forschung, weil hier die Grenze zwischen Menschen und Göttern aufgehoben schien.[11] Die Nachfolger König Sulgis von Ur, Amar-Suena, Šu-Suen und Ibbi-Suen, wurden vom ersten Tag ihrer Herrschaft an als göttlich angesehen. Einen besonders kritischen Punkt musste deshalb der Wechsel des Königsamts darstellen. In der Krönung des Herrschers zeigt sich sowohl nach dem Zeugnis der Urkunden wie auch nach den literarischen Texten kein besonderer Hinweis, dass hier eine Eigenschaft „Göttlichkeit" vom Vorgänger auf den neuen König übertragen worden wäre.[12] Umgekehrt ist vor wenigen Jahren eine einzigartige Urkunde[13] bekannt geworden, die detailliert die staat-

10 W. Sallaberger, *Der kultische Kalender der Ur III-Zeit. Untersuchungen zur Assyriologie und Vorderasiatischen Archäologie* 7, Berlin/New York 1993, S. 63–65. 85f. 95, zu den Belegen.

11 Genannt sei nur die einflussreiche Monographie von H. Frankfort, *Kingship and the Gods. A Study of Ancient Near Eastern Religion as the Integration of Society and Nature*, Chicago 1948.

12 Für das Zeugnis der Urkunden W. Sallaberger, „Ur III-Zeit", in: ders./A. Westenholz: *Mesopotamien: Akkade-Zeit und Ur III-Zeit. Annäherungen 3. Orbis Biblicus et Orientalis* 160/3, Freiburg, Schweiz/Göttingen 1999, S. 152-154; für die literarische Konzeption der „Gotteskindschaft": C. Wilcke, „Vom göttlichen Wesen des Königtums und seinem Ursprung im Himmel", in: F.-R. Erkens (Hg.), op. cit., S. 63-84.

13 Nach einer ersten Publikation des Textes durch M. Sigrist, „Livraisons et dépenses royales durant la Troisième d'Ur", in: R. Chazan *et al.* (Hg.), *Ki Baruch Hu. Ancient Near Eastern, Biblical, and Judaic Studies in*

lichen Ausgaben an Schlachtvieh für die Riten zur Bestattung des letzten in Ur begrabenen Herrschers, Šu-Suen (2035-27), anführen.

Die Schreiber der Tontafel vermerkten auf der Rückseite des Textes penibel jeden Anlass, zu dem zwischen 15. und 29. Tag des neunten Monats im neunten und letzten Regierungsjahr Šu-Suens Tiere geopfert wurden, insgesamt 10 Rinder und 143 Schafe und Ziegen. Zwar sind nur die Empfänger und Anlässe aufgeführt, zu denen die kostbaren Fleischopfer dargebracht wurden – einfache Brot- und Biergaben finden keine Erwähnung –, doch können wir uns andererseits sicher sein, dass keine Anlässe für Fleischopfer ausgelassen wurden. Damit ist ein vollständiger Rahmen der Feierlichkeiten gegeben, und die Details, die dieser Text bietet, übertreffen alles bisher Bekannte.

Am Abend des 16. Tages erreichte das Boot mit dem königlichen Leichnam die Stadt, ihm wurden Gaben entgegengebracht. In einer langen Prozession erreichte der Zug vom Hafen ausgehend schließlich den Ort des königlichen Begräbnisses, die Mausoleen der Könige von Ur nahe ihrem Palast. Hier hatte man am Vortag, offenbar erst nachdem die Kunde vom Tod des Königs eingetroffen war, begonnen, die Grabgrube auszuheben. In den Mausoleen von Ur befanden sich schon die Grabstätten der Vorgänger Šu-Suens, von Sulgi und Amar-

---

Honor of Baruch A. Levine, Winona Lake 1999, S. 111-149, konnte ich die in der Yale Babylonian Collection aufbewahrte Tafel YBC 4190 kollationieren und kopieren, eine Publikation mit einem ausführlichen philologischen und kulturhistorischen Kommentar steht vor dem Abschluss. Ausgehend von der publizierten Umschrift ist auch Dina Katz auf den Text eingegangen: D. Katz, „Sumerian Funerary Rituals in Context", in: N. Laneri (Hg.), *Performing Death. Social Analyses of Funerary Traditions in the Ancient Near East and Mediterrannean. Oriental Institute Seminars* 3, Chicago, Ill. 2007, S. 167–188, sowie dies., „The Naked Soul. Deliberations on a Popular Theme", in: J. Stackert *et al.* (Hg.), *Gazing on the Deep: Ancient Near Eastern and Other Studies in Honor of Tzvi Abusch*, Bethesda, Md. 2010, S. 107-120.

Suena, die man als „Wassertrink-Ort“ *(ki-a-naŋ)* bezeichnete.[14] Der Begräbnisplatz erhielt seinen sumerischen Namen nach dem Ritus der Wassergaben, mit dem die Überlebenden die toten Vorfahren in der Unterwelt versorgten, die man sich als einen wüstenartigen, staubigen Ort vorstellte. Außer am „Wassertrink-Ort“ wurde des Verstorbenen auch an seinem „Stuhl“ oder „Thron“ (sumerisch ^{ŋeš}*gu-za*) gedacht, der als Symbol seiner früheren Anwesenheit und seiner Amtszeit galt.[15] In unserem Text erscheinen zudem die Throne der Vorgänger Sulgi und Amar-Suena.

Die gesamte Zeremonie der Bestattung Šu-Suens wird mit folgenden Worten zusammengefasst: „Als das Wassertrink-Holz des Totengeistes von Šu-Suen gemacht wurde“. Zweifellos bedeutet diese Charakterisierung der Riten dasselbe wie „als Šu-Suen bestattet wurde“, zumal das bisher rätselhafte „Wassertrink-Holz“ in Urkunden immer gemeinsam mit dem „Totengeist“ *(kitim)* des Verstorbenen erscheint. Wie in meiner Publikation detailliert begründet wird, ist hiermit die hölzerne Grabkammer gemeint, in der der Tote zur Ruhe gebettet wurde.

In der Hauptfeier wurde der Totengeist *(kitim)* des Verstorbenen dem Sonnengott anvertraut, denn nach mesopotamischer Vorstellung begleitete die untergehende Sonne die Toten auf ihrem Weg in die Unterwelt. Der Leichnam verblieb in der Grabstätte, später wurden darüber der „Wassertrink-Ort“ und der „Thron“ errichtet, doch bezieht sich kein einziger

14 Zur Terminologie des Bestattungswesens im Sumerischen zuletzt B. Jagersma, „The Calendar of the Funerary Cult in Ancient Lagash“, *Bibliotheca Orientalis* 64 (2007), S. 289-307.

15 T. Ozaki, „Divine Statues in the Ur III Kingdom and their ‚ka du_8-ha‘ ceremony“, in: P. Michalowski (Hg.), *On the Third Dynasty of Ur. Studies in Honor of Marcel Sigrist. Journal of Cuneiform Studies Supplemental Series* 1, Boston, MA. 2008, S. 217-222.

Eintrag auf eine besondere Behandlung des königlichen Leichnams.[16]

Am Grab wurden Klagelieder für den Verstorbenen gesungen und nach der Grablegung fand ein Fest in den Straßen der Hauptstadt statt, bei dem viele kleinere Kapellen und Kultstätten Opfer erhielten. Mit einem riesigen Tieropfer gingen die Feierlichkeiten zu Ende und das Grab wurde verschlossen. Es folgten zwei Trauerperioden von drei und sieben Tagen.

Das Klagen in den Trauerfeierlichkeiten war von zentraler Bedeutung, es war nie eine private, persönliche Angelegenheit, sondern trug immer einen öffentlichen Charakter. So rief z.B. Gilgameš im Epos alle Menschen, darunter die Leute von Uruk, um in seine Klage über den toten Freund Enkidu einzustimmen. Und im sumerischen Text *Urnammas Tod*[17] klagte die Armee um ihren toten Herrscher. Doch die Urkundenevidenz zeigt, dass der Tod eines Königs keine allgemeine „Staatstrauer“ bedeutete, die jede Aktivität unterbrochen hätte, denn beispielsweise die großen Feste wurden ungestört weiterhin gefeiert. Immerhin gibt es einzelne Hinweise, dass Frauen aus staatlichen Institutionen für Klagen um den verstorbenen König abgestellt wurden.

In der besprochenen Urkunde erscheint der Nachfolger Šu-Suens, Ibbi-Suen, nicht. Er ist erstmals am 1. Tag des zehnten Monats bezeugt, und zwar im Rahmen der mehrtägigen Feiern zu seiner Krönung. Nach seiner Krönung beging der junge König im selben Monat noch zwei große Staatsfeste, bei denen die einflussreichsten Leute seines Reiches und ausländische Gesandte mit dem neuen Herrscher zusammentrafen.

16 Katz, op. cit. (2010), interpretiert einen Eintrag der Urkunde dahingehend, dass hier die Trennung von Totengeist und Lebensatem angesprochen sei. Diese Deutung beruht allerdings auf einer Fehllesung der Publikation von Sigrist, op. cit.

17 Flückiger-Hawker, op. cit., S. 93-182; D. Katz, *The Image of the Netherworld in the Sumerian Sources*, Bethesda, Md. 2003, S. 329-336 und öfter.

In der Praxis des Begräbnisses spiegelt sich also die religiöse Vorstellungswelt vom Tod des Individuums, das vom Sonnengott in die Unterwelt geleitet wird. Nach dem Zeugnis unseres Textes kann die Vorbereitung der Grabgrube erst mit dem Tod des Königs begonnen haben; überraschender Weise wurde also zu Lebzeiten kein königliches Grab vorbereitet. Die mesopotamische Literatur unterstützt diesen Befund, wenn im akkadischen Gilgameš-Epos die Vorbereitung der Begräbnisstätte ebenfalls nach dem Tod beginnt.[18] Solch ein Verhalten stimmt gut mit der mesopotamischen Weltsicht überein, wonach die Toten eine traurige und dunkle Fortsetzung des irdischen Lebens erwartete, aber nie eine erstrebenswerte Zukunft in das Jenseits projiziert wurde. In Mesopotamien herrschten demnach fundamental andere Vorstellungen vom Jenseits wie im gleichzeitigen Ägypten, wo man schon zu Lebzeiten sich mit hohem Aufwand um die Gestaltung der Grabbauten bemühte.

An dem trockenen Ort der Unterwelt wird der Tote durch das Gedenken der Familie ernährt, die am „Wassertrink-Ort", also dem Bestattungsort selbst, ihre Gaben darbringt. Für den königlichen Hausvater trug das ganze Land bei, um seine reichen Totengaben zu unterstützen. Ein solcher „Wassertrink-Ort" ist freilich nicht nur für den König, sondern auch für andere Personen der Zeit bezeugt. Hier wird in einer ganz einfachen, leicht durchzuführenden Opferhandlung, nämlich dem Libieren von Wasser, regelmäßig der Verstorbenen gedacht. Im Weiterleben in der Familie, durch das Gedenken, überlebt der Name des Toten; und da der Name ein wesenhafter Teil des Menschen ist, überlebte so ein Teil auf der Welt, während der Totengeist in die Unterwelt ging.[19]

18 Im *Tod des Gilgameš* scheint allerdings der Herrscher noch vom Totenbett aus den Bau seiner Begräbnisstätte anzuordnen, doch verhindern Textlücken eine sichere Rekonstruktion.

19 Diese spezifische Art der Bewältigung des Todes in Mesopotamien, die sich in der Kultur der Inschriften niederschlägt, hat K. Radner, *Die*

Das Gedenken der Familie findet einen Höhepunkt zu den alljährlichen Totenfeiern, die in der Zeit des Sterbens in der Natur begangen werden: am Ende des fünften Monats, also etwa im August, wenn in der Hitze alle Vegetation verdorrt ist.

Die Bestattungsfeiern des vergöttlichten Königs von Ur verdeutlichten in ihren Dimensionen den Rang des Verstorbenen indem die Kultorte der Stadt einbezogen wurden und sogar außerhalb der Stadt Klageriten stattfanden. Doch abgesehen von Umfang und Reichweite der Feiern lassen sich keine Elemente im Ritual benennen, wonach der vergöttlichte König anders als seine Untertanen behandelt worden wäre. Allerdings ist für den großen König Sulgi ausdrücklich ein besonderer Ort im Jenseits vorgesehen, da er „in den Himmel aufgestiegen ist".[20]

Der Kult des politischen Herrschers, der an den Königsstatuen vollzogen wurde, war aber unabhängig von dessen irdischer Existenz: er fand zu dessen Lebzeiten statt, sobald er etabliert worden war, und wurde nach seinem Tod fortgeführt. In der Repräsentation der Statue führte so der Herrscher ein ewig gedachtes Leben, wenngleich dies nur unter stabilen politischen Bedingungen anhielt, also so lange die Dynastie Bestand hatte.

Macht des Namens. Altorientalische Strategien zur Selbsterhaltung. Santag 8, Wiesbaden 2005, behandelt.

20 C. Wilcke, „König Šulgis Himmelfahrt", in: *Münchner Beiträge zur Völkerkunde* 1: *Festschrift László Vajda*, München 1988, S. 245–255. Piotr Steinkeller hat dazu einen Beitrag vorbereitet, in dem er der Versetzung von Šulgi in die Sterne nachspürt.

3. Der Tod des göttlichen Königs Gilgameš in altbabylonischer Literatur

Der vergöttlichte König verband zwei Sphären, die menschliche und die göttliche Welt. Der König von Ur stand im Opferkult neben den Göttern, ihm dienten seine Untertanen, ihm bauten sie Heiligtümer. Dennoch war er als Mensch sterblich und – wie wir gesehen haben – seine Bestattung entsprach in ihren wesentlichen Elementen der seiner Untertanen.

Der Untergang des Reiches von Ur bedeutete noch nicht ein vollständiges Ende der Königsvergöttlichung, doch wurde sie nun auf die Form des Königsnamens beschränkt, der weiterhin an manchen Orten mit dem Gottesdeterminativ geschrieben wurde. Die Feste und Tempel des Kultes der vergöttlichten Könige verschwanden aber.[21] Zwei Vorstellungen treffen hier aufeinander, nämlich vom göttlichen Wesen des Königs und von seiner menschlichen Natur, welche sich in seiner Sterblichkeit manifestiert. Diesen Konflikt behandelt eine große sumerische Dichtung anhand des Heros Gilgameš, der als der König *par excellence* galt, denn durch seine Mutter, die Göttin Ninsumun, war er von göttlicher Herkunft; außerdem führten ihn seine Heldentaten bis an die Grenzen der Erde und er etablierte die Kulte der Götter im Lande. All dies hob ihn weit über den gewöhnlichen Menschen, so dass man die Frage stellen musste, ob selbst für ihn das Geschick des Todes gelten musste. Dieser Konflikt zwischen dem gottgleichen Herrscher und dem sterblichen Menschen ist das Thema der sumerischen Dichtung *Tod des Gilgameš*,[22] die aufgrund ihrer sprachlichen

21 Sallaberger, op. cit. (2002), S. 96; C. Reichel, „The King Is Dead, Long Live the King: The Last Days of the Šu-Sîn Cult at Ešnunnna and Its Aftermath", in: Brisch (Hg.), op. cit., S. 133-156.

22 Der Text wurde von A. Cavigneaux/F.N.H. al-Rawi (2000): *Gilgameš et la mort. Textes de Tell Haddad VI, Cuneiform Monographs* 19, Groningen 2000, wiedergewonnen; Gesamtübersetzungen lieferten dann auch A.R. George, *The Epic of Gilgamesh. A New Translation*, New York

Eigenheiten Text meines Erachtens eindeutig in die altbabylonische Zeit zu datieren ist.[23]

1999, S. 195-208, N. Veldhuis: „The Solution of the Dream: A New Interpretation of Bilgames' Death“, *Journal of Cuneiform Studies* 53 (2001), S. 133.148 sowie G. Zólyomi in: J.A. Black et al., *The Electronic Text Corpus of Sumerian Literature* (http://etcsl.orinst.ox.ac.uk/), Oxford 1998–2006. Für die Kenntnis des neuen Fragments N 1377 (vgl. J. Peterson, *New Sumerian Literary Fragments in the University Museum, Philadelphia* [Part 1]. *Biblioteca del Proximo Oriente Antiguo*, Madrid (im Druck), unter Abschnitt 1.8.1.3) danke ich Jeremiah Peterson: es erlaubt wichtige Textanschlüsse der Nippur-Fragmente. Die im University Museum Philadelphia aufbewahrten Tafelstücke konnte ich im November 2007 kollationieren. Der von A. Cavigneaux wiedergewonnene Text ist nicht nur nach wie vor lückenhaft, sondern vor allem bereitet das altbabylonische Sumerisch mit seinen grammatikalischen Eigenheiten nach wie vor größte Schwierigkeiten, zu einem sicheren Textverständnis zu gelangen. Die hier gebotene Übersetzung versucht nicht, die Textprobleme hinter einer glatten Paraphrase zu verbergen, musste aber nichtsdestotrotz zwischen verschiedenen Deutungsmöglichkeiten immer eine Alternative wählen. Vieles muss unsicher bleiben.

23 Vgl. zur Datierung schon W. Sallaberger, *Das Gilgamesch-Epos. Mythos, Werk und Tradition*, München 2008, S. 69; Merkmale des Sumerischen beschreibt A. Zgoll, [Rez. zu A. Cavigneaux/F.N.H. al-Rawi 2000], *Zeitschrift für Assyriologie und Vorderasiatische Archäologie* 96 (2006), S. 121. Auch Kasusgebrauch oder Formulierungen wie temporales *murub*$_4$ „inmitten“ (in N$_1$ vii // Z. 245) in den Nippurmanuskripten sprechen für eine altbabylonische Datierung; so nun auch J. Keetman, „Der Kampf im Haustor. Eine der Schlüsselszenen zum Verständnis des Gilgameš-Epos“, in *Journal of Near Eastern Studies* 67, S. 161–173 (164 Anm. 18), sowie ders., „Enmerkar und Sulge als sumerische Muttersprachler nach sumerischen Quellen“, in: Zeitschrift für Assyriologie und Vorderasiatische Archäologie 100 (2010), S. 26, Anm. 49. Katz, op. cit. (2003), S. 224, Anm. 80, 370-374, übernimmt die Datierung des Textes in die Zeit der III. Dynastie von Ur von Cavigneaux/al-Rawi, op. cit. (2000), da der Text wie *Urnammas Tod* (*Urnamma A*, Flückiger-Hawker, op. cit (1999), S. 93–182) den Tod eines Königs beschreibe.

Der Text beginnt mit dem Bild des sterbenskrank darnieder liegenden Helden Gilgameš:

1 Der große Wildstier, er lag darnieder, sodass er sich nicht mehr erheben konnte,
der Herr Gilgameš, er lag darnieder, sodass er sich nicht mehr erheben konnte,
3 *der den vollendeten Baum brachte*, er lag darnieder, sodass er sich nicht mehr erheben konnte,
der Held, *der an den Seiten umgürtet war*, er lag darnieder, sodass er sich nicht mehr erheben konnte,
der von vollendeter Kraft, er lag darnieder, sodass er sich nicht mehr erheben konnte,
6 der das Böse verringerte, er lag darnieder, sodass er sich nicht mehr erheben konnte,
der im Wissen um die reine Zukunft sprach, er lag darnieder, sodass er sich nicht mehr erheben konnte,
der Plünderer des Landes, er lag darnieder, sodass er sich nicht mehr erheben konnte,
9 der aus dem Berg zu entkommen wusste, er lag darnieder, sodass er sich nicht mehr erheben konnte,
der Herr von Kulaba, er lag darnieder, sodass er sich nicht mehr erheben konnte,
auf dem Bett des Schicksals lag er darnieder, sodass er sich nicht mehr erheben konnte,
12 auf der Klage-Ruhestätte lag er darnieder, sodass er sich nicht mehr erheben konnte,
Zu stehen gelingt ihm nicht mehr, zu sitzen gelingt ihm nicht mehr: Klage erhebt sich darob.
Nahrung zu essen gelingt ihm nicht mehr, Wasser zu trinken gelingt ihm nicht mehr: Klage erhebt sich.
15 Das erfüllte Geschick hielt den Riegel fest, aufzustehen gelingt ihm nicht mehr.
Wie ein fürstlicher Fisch, wie einer der *nach Luft schnappt*, liegt er krank ausgestreckt da.
Wie eine Gazelle in der Falle gefangen, das Ruhelager ...
18 Das Schicksal, das keine Hand hat, das keinen Fuß hat, den Menschen hat [*es ergriffen*].

Damals sah der „junge Herr“ Gilgameš einen Traum, in dem die Götterversammlung seine Taten würdigt, die unter zwei Gesichtspunkten angeordnet werden, nämlich „Wege gezogen, so viele es gibt“ und „die Tempel der Götter gegründet“:

> 49 Die Versammlung, der *Treffpunkt* der Götter,
> als sie den Gilgameš herangebracht hatte,
> 51 sprachen sie (= die Götter) zu ihm: „Gilgameš nun, um seinetwillen,
> in dieser Angelegenheit(, die da ist:) – (Erstens) Wege gezogen, so viele es gibt:
> um dabei die Zeder, den einzigartigen Baum, aus ihrem Gebirge herabzubringen,
> 54 um dabei Huwawa in ihrem (: der Zeder) Wald zu erschlagen,
> dass man dich auf Steleninschriften gesetzt hat für alle Zeiten;
> –
> (zweitens) die Tempel der Götter gegründet:
> 57 der Zi'usudra an seinem Ort erreicht hat,
> der für die damals zerstörte Ordnung von Sumer, die für Ewigkeiten althergebrachte,
> Anordnungen und Dienste ins Land gebracht hat,
> 60 so dass Handreinigung und Mund[reinigung] geregelt sind,
> der [...] der Sintflut über die Wohnstätten des Landes erfahren hat, [...].

Im Traum, der zweimal wiederholt wird,[24] sieht Gilgameš die Götterversammlung. Dort verkündet der Weisheitsgott Enki, der in der Sintfluterzählung seinen treuen Diener vor dem Verderben und damit die Menschheit vor der Auslöschung bewahrt hat, dass nach dem damaligen einmaligen Abweichen er

24 Die Wiederholungen der Traumpassagen erlauben eine weitgehende Ergänzung des Textes. Die zentrale These von Veldhuis, op. cit., ist, dass der „zweite“ Traum die Realisierung darstellte. Aufgrund der Abfolge in den Nippur-Fragmenten möchte ich weiterhin von zwei Träumen ausgehen: in N_1 v steht der zweite Traum, in N1 vi folgt dann die Wendung (N1 vi 3) „nachdem er diesen [Traum] gedeutet hatte“.

nun für immer unter dem Eid des göttlichen Plans stehe. Demnach müssten alle Menschen sterben, auch Gilgameš:[25]

Der Herr Nudimmud (= Enki)
war [in der Versammlung der G]ötter.
In Gestalt meines Traums
antworteten An und Enlil dem Enki:
69/159 „Seit jenem Tag, jenem fernen Tag,
seit jener Nacht, jener fernen Nacht,
seit jenem Jahr, jenem fernen Jahr,
72/162 seit die Versammlung die Sintflut hat darüber hinwegfegen lassen,
wo wir den Samen der Menschheit auslöschen wollten,
unter uns warst du als Einziger (für) das Leben, und so war Leben,
75/165 (und) es war ein einziger, der dem Leben folgte, (er war) der Namen der Menschheit, Leben war es!
Seit damals habe ich (= Enlil) den Eid bei Himmel und Erde geschworen,
damals habe ich geschworen: der Menschheit gab ich kein Leben!
78/168 Jetzt, Gilgameš, *blickte dies (= der geschilderte Tatbestand) auf dich,*
das Verfügen über das Wesen seiner Mutter wird dich nicht retten.
Gilgameš, ist er als dieser Totengeist von der Erde verschwunden,
81/171 wird er (dann) den General der Unterwelt machen! Er soll vorangehender Totengeist sein,
um nach der Entscheidung im Prozess den Schiedsspruch zu treffen."

25 Zu diesen Zeilen insbesondere Zgoll, op. cit., S. 121-125, zum Schluss auch Katz, op. cit. (2003), S. 187f.; die Redeeinleitung folgt dem durch den Join mit N1377 gewonnenen Nippur-Text. Ibid., S. 372, Anm. 36 deutet die vorangehende Zeile wie folgt: „Now Gilgameš, because of your name you should not be taken away", was sie als Hinweis in der Rede Enlils nimmt, dass er dem Tod entfliehen sollte. Aufgrund der Textlücken und der grammatikalische Schwierigkeiten (-ra als Kasus bei mu „Name" in der Bedeutung „because of") kann diese Interpretation allerdings nicht übernommen werden.

Selbst das göttliche Wesen der Mutter Ninsumun hat den Heros Gilgameš nicht retten können, doch soll er in der Unterwelt weiterhin und ewig herrschen und richten. Die Erinnerung an Gilgameš soll im wiederkehrenden Ritus beim jährlichen Totengedenken in den Familien verankert werden. Denn Gilgameš ist ein Mensch, sein Schicksal wurde ihm bestimmt, als man die Nabelschnur durchschnitt (183):[26]

N_1 v 6	Die Menschheit, sowie sie mit Namen benannt ist,
N_1 v 7	wenn sie Statuen von sich für alle Zukunft verfertigt hat,
N_1 v 8	dann sollen die Jungen, die Männer – ein Anblick wie eine Mondsichel – zunächst einen Bogen machen;
N_1 v 9	werden davor (d. h. vor den Statuen) Faustkampf und Wettlauf abgehalten,
N_1 v 11	so soll ohne ihn (: Gilgameš) kein Licht davor stehen,
N_1 v 10	um im Monat NENE*ŋar* das Fest der Totengeister durchzuführen,
…	
N_1 v 14	Gilgameš: dein Wesen ist für das Königtum geeignet, für das ewige Leben ist es nicht geeignet!
182 (N)	Dieses Übel, dieses, das die Menschheit (mit sich) bringt, habe ich dir gesagt.
183 (N)	Das Übel, dieses, das das Abschneiden deiner Nabelschnur mit sich bringt, habe ich dir gesagt.
184	Der schwarze Tag der Menschheit, der hat dich erreicht,
185	der alleinige Ort der Menschheit, der hat dich erreicht,
186	die unwiderstehliche Flut hat dich erreicht,
187	die ungleichen Kämpfe haben dich erreicht,
188	die Schlacht, wo es kein Entfliehen gibt, hat dich erreicht,
189	das *Getümmel*, wo es kein Entkommen gibt, hat dich erreicht.

26 Auch hier gewinnt der Text durch das Fragment N1377. Die Abfolge der Zeilen folgt dem Nippur-Text, doch wird auch die Mê-Turān-Version berücksichtigt. Die Zeilen in N_1 v bearbeitet auch Keetman, op. cit. (2008), S. 165f.; in Z. 8 übersetzt er „im Augenblick des Erscheinens des Neumondes", doch wird das NE.NE-*ŋar*-Fest wohl nicht am Neulichttag gefeiert (Sallaberger, op. cit. (1993), S. 125–127); für ein Fest in den letzten Tagen des 5. Monats s. M. Stol, „*kispum* in Lagaba", *Nouvelles Assyriologiques Brèves et Utilitaires* 2008/1, Abs. 4 zu YOS 12 345 (datiert 25. 5.). Meine Deutung geht davon aus, dass die Männer sich im Halbkreis aufstellen, der in seiner Form der Neumondsichel ähnelt.

Und im Traum wird Gilgameš Zuversicht zugesprochen, dass er an den Ort gelange, an dem die Verstorbenen sich aufhielten, seine Familie, seine Vorfahren, sein Heer:

117/207 Aus dem Haus der Schwester lasse ich die Schwester auf dich zukommen,
208 aus dem Haus deines x lasse ich den x auf dich zukommen,
209 deinen Bekannten lasse ich auf dich zukommen, deinen Geschätzten lasse ich auf dich zukommen,
210 den Ältesten deiner Stadt lasse ich auf dich zukommen.
211 Er soll sich nicht umbringen, sein Herz nicht quälen!

Die Träume werden vom Weisheitsgott Enki gedeutet:[27] Niemand, auch Gilgameš nicht, kann dem Geschick entgehen. Daraufhin bereitet der sterbende König seine Begräbnisstätte vor:

(*Vorangehendes fragmentarisch*)
236 Dessen Gott Enki, der Vorangehende, in dessen *Umkreis* ...
im Traum ließ er (Enki) ihn seine Lösung sehen,
den Traum über die königliche Lebenskraft hat er ihm gedeutet, niemand sonst konnte es deuten.
239 Der Herr veranstaltete in seiner Stadt ein Aufgebot,
240 der Herold stieß in den Ländern ins Horn.
241 Das Aufgebot von Uruk öffnete den Euphrat,
242 das Aufgebot von Kulaba: das Wasser abgeleitet.
243 Das Aufgebot von Uruk war eine Sturmflut,
244 das Aufgebot von Kulaba lag wie eine Wolke da.
245 Dabei verging ein Monat,
246 – es waren nicht 5 Tage, es waren nicht 10 Tage, –
247 da öffnete *man* den Euphrat, leitete das Wasser ab,
248 sodass der Sonnengott seine Muscheln bestaunen konnte.

27 Zu den Zeilen 237f. vgl. Zgoll, op. cit., S. 125f.. Schwierigkeit bereitet die Verbindung UR-lugal; hierin hat Veldhuis, op. cit., S. 139, einen Hinweis auf den Sohn des Gilgameš gesehen, der in der Sumerischen Königsliste erscheint; Zgoll übersetzt „königlicher Gefolgsmann“, doch bereitet der Gebrauch von ur als Appellativum Schwierigkeiten. Meine Übersetzung geht für UR von der Lesung *teš*$_2$ „Lebenskraft, Potenz“ (akkadisch *bāštu*) aus. Die Potenz königlichen Wesens entfaltet sich demnach in der Herrschaft in der Unterwelt.

249 Dann öffnete er den Boden inmitten des Euphrats,
250 sein Grab baute er aus Stein,
251 seine Mauern baute er aus Stein,
252 seine Tür baute er auf den Torsteinen,
253 der Riegel der Schwelle war starker Stein (// Diorit)
254 der Türpfosten war starker Stein,
255 die Balken waren gegossenes Gold.
256 Auf dessen [Eingang?] bugsierte man einen übergroßen schweren Stein.
257 ... schwarze Erde *alles war beschwert*
258 ... bis auf ferne Tage
259 .... finden wird
260 ... suchend seine Oberfläche nicht finden soll ...

Das Personal von Gilgameš tritt auf, wohl um Abschied zu nehmen oder um bei der Anlage des Grabes zu helfen. Für die Götter und die toten Priester der Unterwelt bringt Gilgameš reiche Begrüßungsgeschenke mit:[28]

N_3 1 Seine geliebte Gemahlin, sein geliebtes kleines Kind,
N_3 2 seine geliebte reine Gemahlin, junge Gemahlin,
N_3 3 sein Sänger, Mundschenk [...]
N_3 4 sein geliebter Oberbarbier, *Sache* [....],
N_3 5 das Gefolge, wer im Palast *umhergeht*, [...]

N_3 6 All sein geliebtes Gut, das ihm zur Verfügung steht, [...],
N_3 7 hat man für ihn im gereinigten Palast in Uruk [...] *hineingebracht.*
N_3 8 Bilgameš, der Sohn von Ninsumun –
N_3 9 für Ereškigal breitete er die entsprechenden Begrüßungsgaben aus,
N_3 10 für Namtar breitete er die Geschenke aus.
(...)

28 Die Kollation ergab einen Trennstrich zwischen Z. 5 und 6. Deshalb kann hier nicht von Gefolgschaftsbestattung die Rede sein, wie dies Cavigneaux/al-Rawi, op. cit., annahmen; vgl. schon Sallaberger, op. cit., (2008), S. 67.

Trotz der Unausweichlichkeit des Todes bietet sich eine Möglichkeit, für ein ewiges Weiterleben zu sorgen: der Name, auf Statuen in Tempeln eingeschrieben, bewahrt die Existenz über den irdischen Tod hinweg:[29]

296 [(Damals war) der junge Herr,] der Herr Gilgameš –
297 sein Inneres war übel, sein Herr war niedergeschlagen.
298 Der Menschheit (aber), soweit sie mit Namen benannt ist –
299 Bildnisse werden seit ewigen Zeiten verfertigt,
300 in den Tempeln der Götter ihnen zur Seite aufgestellt.
301 Ihre Namen sollen in den Mündern (der Menschen) nicht verloren gehen.
302 (Die Muttergöttin) Aruru, die große Schwester Enlils,
303 hat für die Nachkommenschaft ihm (= dem Menschen) einen Spross gegeben.
304 Dafür, dass diese Statuen seit ferner Zeit verfertigt wurden und im Lande gesprochen haben,
305 o Ereškigal, Mutter von Ninazu, dafür ist dein Preis süß!

4. Fazit: Die Krise des Menschenbilds in altbabylonischer Zeit – vom göttlichen König zum menschlichen Tod

In altbabylonischer Zeit, also im frühen zweiten Jahrtausend, beherrschte das Thema des Todes weite Felder der neu geschaffenen Literatur. Damit nahm man zum ersten Mal in der altorientalischen Geistesgeschichte eine zutiefst menschliche Perspektive ein, denn der Tod definierte das Wesen des Menschen und er galt für alle Menschen in gleicher Weise, ohne Unterschiede in Rang und Status, Herkunft oder Ethnie.[30] Diese

29 Vgl. zu diesen Zeilen Radner, op. cit., S. 121f. (mit Hinweis auf C. Wilcke, „Der Schluß von ‚Gilgameš's Tod' in der Version von Me-Turan (Tall Haddad)", *Nouvelles Assyriologiques Brèves et Utilitaires* 2004/98).

30 Diesen wichtigen Aspekt hebt auch Katz, op. cit. (2003), S. 247, für *Tod des Gilgameš* hervor: „The most important stipulation of *D[eath of] Gil[gamesh]* is found in the elaborate poetic description of death itself,

Sicht auf die Welt war in zweifacher Hinsicht bemerkenswert. Erstens trat damit das bestimmende Wirken der Götter in den Hintergrund. Selbstverständlich war die Mythologie des Todes in die Götterwelt eingebunden, doch bedeutete die Auseinandersetzung mit dem Tod keine Erweiterungen oder Verschiebungen von Machtverhältnissen innerhalb des babylonischen Pantheons. Und zweitens verband das Thema Tod die Menschen Mesopotamiens in gleicher Weise, unabhängig davon, ob sumerischer oder akkadischer Herkunft und Sprache, ob von amurritisch-nomadischen oder städtischen Wurzeln, unabhängig von der Aufgabe in der Gesellschaft und dem Rang. Vor dem Tod, so der Tenor in der erzählenden Dichtung wie der Weisheitsliteratur, wozu einleitend ein wichtiges Beispiel angeführt wurde, ist jeder Mensch gleich.

Der Tod hob sogar die Unterschiede zum König auf, und exemplarisch wurde dies literarisch für denjenigen König dargestellt, der aufgrund seiner göttlichen Herkunft als am weitesten entfernt vom Menschen galt, nämlich dem Heros Gilgameš. Mit den Grenzen des Lebens definierte man so das Wesen des Lebens.

Die Grenzen des Menschseins waren in der vorangehenden Epoche in ganz anderer Hinsicht behandelt worden, indem die weltlichen Herrscher der Dritten Dynastie von Ur als Götter angesehen und verehrt wurden. Hier stand der König als Erster allein im Fokus, sein Rang hob ihn über die anderen Menschen hinaus, von denen ihn seine Göttlichkeit abgrenzte. Diese Sozialordnung entstammte dem politischen Staatswesen, doch prägte sie die in der Literatur zu fassende Geisteskultur. Die noch in altbabylonischer Zeit tradierten Königshymnen auf die Könige von Ur bezeugen die Wirkmächtigkeit des Königs-

namely, the explicit statement that death is the fate of all humanity. It signifies the ability to extract the actual experience of individuals, to generalize an idea and to produce a universal principle." Hier wird diese Entwicklung im Verständnis des Todes in einen größeren Zusammenhang gestellt.

bildes. Die Literatur aus dem späten dritten Jahrtausend ist darüber hinaus nur in winzigen Resten bekannt; man denke an historische Erzählungen, Mythen und Hymnen oder die Erzählungen von den Kulturheroen Lugalbanda und Gilgameš *(Gilgameš und Ḫuwawa B)*, die in ferne Länder ziehen, um Bodenschätze oder Zedernholz heimzubringen. Die Weisheitsliteratur bot dem Einzelnen Lehren, um ein erfolgreiches Leben zu meistern.

Auch wenn die Thematik als Schicksal aller Menschen in altbabylonischer Zeit unvermittelt hervorzubrechen scheint, so stehen dahinter offensichtlich keine neuen Formen im Umgang mit dem Tod. In Mesopotamien bedeutete der Tod einen Übergang eines unvergänglichen Teils des Menschen, nämlich des Totengeistes (sumerisch *kitim*, akkadisch *eṭemmu*), in das Jenseits, das man sich dunkel, trocken, staubig vorstellte.[31] Die Totengeister waren von ihrem irdischen Träger geprägt, wodurch der Totengeist zunächst eng mit einer Person verbunden und kein namenloses Wesen war. Im oben kurz vorgestellten Ritual zur Bestattung des göttlichen Königs Šu-Suen kommt der Behandlung des Körpers des Toten keine besondere Aufmerksamkeit zu. Der Körper des Königs unterscheidet sich nicht von dem seiner Untertanen, das Ritual der Bestattung weist allenthalben dieselben Elemente auf, soweit es die nach wie vor lückenhafte Quellenlage erkennen lässt. Für den Totengeist *(kitim)* wurde ein hölzerner Grabbau, genannt „Wassertrink-Holz" *(ŋeš-a-naŋ)*, errichtet, über dem der Erinnerungsort „Wassertrink-Ort" *(ki-a-naŋ)* zu stehen kam. Ein einziges Mal setzte ein Urkundenschreiber das Gottesdeterminativ, das dem lebenden vergöttlichten König zukam, auch vor das Wort für

31 Die Interpretation von Katz, op. cit. (2010), dass sich der menschliche Lebenshauch *(im)* zum Totengeist wandle, fußt leider auf einer Fehllesung der entsprechenden Stellen in den Urkunden durch den Herausgeber der Texte.

den Totengeist (^d^*kitim*)[32]. Der vergöttlichte König Šu-Suen wurde neben seinem Vorvorgänger und Großvater Sulgi bestattet; deshalb ist für diesen ein vergleichbares Bestattungsritual anzunehmen. Doch Sulgi, der erste König der Dynastie, der die Vergöttlichung des Königs wieder aufgriff, war nach einem Urkundenzeugnis „in den Himmel aufgestiegen": hier trat der König nach seinem Tod tatsächlich in eine Sphäre ein, die dem Normalsterblichen verschlossen blieb.[33]

Im Totenritual des vergöttlichten Königs offenbart sich dessen menschliches Wesen, er verfügte nicht über einen besonderen „königlichen" oder „vergöttlichten" Körper. Die frühmesopotamische Göttlichkeit des Herrschers hob also nicht als Sonderfall die Grenzen zwischen den sterblichen Menschen und den unsterblichen Göttern auf. Dies ist ein zusätzlicher Aspekt, um die viel diskutierte Göttlichkeit des weltlichen Herrschers zu begreifen, wozu in diesem Rahmen drei Gesichtspunkte angeführt seien. Erstens besteht zwischen der göttlichen „Unsterblichkeit" und dem Tod kein unaufhebbarer Gegensatz, vielmehr bedeutet der „Tod" den „natürlichen Tod". Götter können erschlagen werden, wofür auf den für die Erschaffung des Menschen erschlagenen Urgott Wê/Alla im altbabylonischen *Atramḫasīs* oder zuvor auf die „erschlagenen Helden" bei Gudea von Lagaš (Zylinder A xxvi 15)[34] hingewiesen sei, und in *Atramḫasīs* konnten die Menschen vor der Einführung des Todes durch Krankheit oder Hunger vernichtet werden. Zweitens bestand, worauf Selz[35] hingewiesen hat, kei-

32 MVN 10 172. Hinzu kommt womöglich UET 3 244:6, wo Opfertiere als „Übernahme für das Fest der (göttlichen) Totengeister" *(ni$_2$-dab$_5$ izim ^d^kitim)* bezeichnet werden, was eine Reihe von Totenfeiern beim „Wassertrink-Ort Urnammas" abschließt.

33 Diese Vorstellung wurde vom Begründer der nachfolgenden Dynastie von Isin, Išbi-Erra, aufgegriffen, der ebenfalls „in den Himmel aufstieg".

34 D.O. Edzard, *Gudea and His Dynasty. Royal Inscriptions of Mesopotamia. Early Periods* 3/1. Toronto 1997.

35 G. Selz, „The Divine Prototypes", in: N. Brisch, op. cit., S. 13-32.

ne strikt abgrenzbare ontologische Kategorie von „Göttlichkeit", die andere Formen der Existenz nicht zugelassen hätte, so dass ein Wesen sowohl Anteil an menschlich-irdischem wie göttlichem Wesen haben konnte. Drittens bezog sich die Vergöttlichung des Königs im Frühen Mesopotamien ganz offensichtlich auf dessen Rolle im Staat: er war der zentrale Bezugspunkt des überregionalen Staats, der über den lokalen Stadtfürsten stand.[36] Die Gültigkeit dieser Aspekte schlägt sich unter anderem darin nieder, dass eine kultische Verehrung des Herrschers durch regelmäßige Opfer an seinem Bildnis auch dann erfolgte, wenn der Herrscher nicht vergöttlicht war, wie dies im frühdynastischen Lagaš oder im Kult beim Gründer der Dritten Dynastie von Ur, Urnamma, belegt ist. Der Kult des politischen Herrschers an den Königsstatuen war unabhängig von seiner irdischen Existenz: er fand zu dessen Lebzeiten statt, sobald er etabliert worden war, und wurde nach seinem Tod fortgeführt. In der Repräsentation der Statue führte so der Herrscher ein ewig gedachtes Leben, wenngleich dies nur unter stabilen politischen Bedingungen anhielt, also so lange die Dynastie Bestand hatte.

Die knapp ein Jahrhundert währende Herrschaft der Dritten Dynastie von Ur bedeutete für drei Generationen von Bewohnern Babyloniens das Fehlen von Kriegen in Babylonien; dabei hätte die Vergöttlichung des Herrschers wohl eine Ewigkeit des Staatswesens suggerieren können. Der Zusammenbruch des Reichs bedeutete mehr als das Ende einer Dynastie, denn die im dritten Jahrtausend relativ stabile interne Ordnung der Stadtstaaten zerfiel damit völlig, es bildeten sich neue Zentren mit neuen Grenzen. Das traumatische Ereignis vom Untergang der Dynastie von Ur wurde literarisch nicht nur in Städte-

36 Diese Analyse der Stellung des vergöttlichten Königs im Sozialgefüge, als König über den Fürsten, findet sich in Sallaberger, op. cit. (2002). Die politische Fundierung der Königsvergöttlichung diskutiert auch Michalowski, op. cit., während Bernbeck, op. cit., die gesellschaftliche Rolle des über die Eliten herausgehobenen Herrschers diskutiert.

klagen verarbeitet,[37] sondern ging sogar in die bis in das erste Jahrtausend tradierte Kultlyrik ein.[38]

Als Strategie der Legitimation behielten einige nachfolgende Dynastien, insbesondere die von Isin, die nun traditionell gewordene Vergöttlichung des Königs bei, doch beinhaltete das Konzept nicht mehr einen dem König gewidmeten Monat und Königsfeste, Tempel für Könige sind nun ebenfalls nicht mehr bezeugt. Wenn der allgemein gültige staatliche Kalender oder die meist dreimal monatlich stattfindenden Opfer für den König entfielen, reduzierte sich die Relevanz der Göttlichkeit des Königs für die Bewohner des Landes erheblich.

Auch in altbabylonischer Zeit war eine Gesellschaft ohne Königtum nicht vorstellbar. Dennoch möchte man mehrere Faktoren anführen, nämlich den Zusammenbruch des Reiches von Ur, das Verlöschen des vergöttlichten Königtums, das Zusammenleben verschiedener Bevölkerungsgruppen in einem Land mit einer neuen Binnengliederung, weshalb in altbabylonischer Literatur das alle Menschen in gleicher Weise betreffende Thema des Todes so intensiv bearbeitet wurde. Die staatliche Ordnung erlaubte nun kein Überschreiten der Grenzen des Menschseins mehr. Der *Tod des Gilgameš* verweist auf das Dilemma: der göttliche König stirbt als Mensch wie alle anderen Menschen. Das neue Menschenbild der altbabylonischen Zeit mag daher auch zeitgeschichtlich bedingt sein, die Grenzen des Menschseins wurden neu gezogen. Im Mittelpunkt stand nun die Definition als Wesen Mensch, nicht der

37 C. Wilcke, „Vergegenwärtigung des Schreckens um 2000 vor Christus. Strategien verbaler Bewältigung kollektiver Vernichtung in sumerischen Klageliedern“, in: D. Hoffmann (Hg.), *Vermächtnis der Abwesenheit. Spuren traumatisierender Ereignisse in der Kunst. Loccumer Protokoll* 22/00, Rehburg-Loccum 2000, S. 65-80.

38 A. Löhnert, *„Wie die Sonne tritt heraus!“ Eine Klage zum Auszug Enlils mit einer Untersuchung zu Komposition und Tradition sumerischer Klagelieder in altbabylonischer Zeit.* Alter Orient und Altes Testament 365, Münster 2010, S. 101.

Status des Königs. Die Sterblichkeit des Menschen betraf jeden in gleicher Weise, der individuelle und immer relativ zu bemessende Rang in der Gesellschaft trat demgegenüber in den Hintergrund.

Das neue Verständnis des Menschen ging, soweit wir wissen, *nicht* mit einem neuen rituellen Umgang des Todes einher und ist daher als geistesgeschichtliche Wende zu begreifen. Diese Wende lässt sich nicht nur im Auftreten neuer Themen erkennen, sondern im Perspektivwechsel in Stoffen, die seit dem dritten Jahrtausend tradiert wurden, nämlich in den Weisheitslehren und den Erzählungen von Gilgameš. Die geradezu anthropozentrische, vom Menschenwesen ausgehende und das Menschenwesen in den Blick nehmende Sicht auf die Welt hebt die altbabylonische Zeit als einmalig in der Kulturgeschichte des alten Mesopotamien heraus, denn spätere Epochen führten diesen Weg einer altorientalischen Anthropologie nicht weiter. In der Auseinandersetzung mit dem Tod trat somit ein jedes menschliche Wesen einschließendes umfassendes Menschenbild in den Vordergrund, während zuvor die Sozialordnung, in der jedem Einzelnen sein Status zukam, dominiert hatte.[39]

39 Für anregende Diskussionen zu diesem Beitrag danke ich den Tagungsteilnehmern und Anne Löhnert.

Über die Philosophie des Todes

Marcel Weder

Im Zentrum dieser Ausführungen steht die Frage nach der Art und Weise, in der sich ‚die' Philosophie mit dem Tod beschäftigt. Dabei soll es darum gehen, in groben Zügen aufzuzeigen, in welchem Sinn ‚einflussreiche' philosophische Richtungen die Frage beantworten, ob und wie der Mensch seinen eigenen Tod erfährt. Mit dieser Todeserfahrung sei hier allerdings nicht in erster Linie der konkrete Moment des Ablebens ins Auge gefasst, gemeint sind eher die Bewusstseinsmodalitäten der eigenen Sterblichkeit, sprich die Modalitäten des menschlichen Todesbezugs *innerhalb* des alltäglichen Lebens.

Auffällig ist, dass eine der Kernfragen der Philosophie in Bezug auf den Tod häufig diejenige ist, ob der Tod ein Übel sei. Diese Frage wiederum wird dann jeweils meist auf Epikur zurückgeführt, der davon ausging, dass dies nicht der Fall sei, da der Mensch seinen Tod selber nicht erfahren könne, weil eine Gleichzeitigkeit von Tod und erlebendem Ich ausgeschlossen sei.[1] Problematisch an dieser Sichtweise ist in erster Linie, dass sie dazu führt, den Tod als Phänomen des Ablebens und des „Totseins" aufzufassen, während dessen Präsenz im Leben des Einzelnen vernachlässigt oder gar übersehen wird. Epikur sagt im Grunde genommen ja nichts anderes als: „Der Tod, als Ableben oder als Totsein, ist kein Übel, denn sobald er erfahrbar wäre, hat der Mensch aufgehört zu existieren". Die mit Epikur verbundene Tradition ist damit gleichzeitig auch jene, welche die Erfahrbarkeit einer Welt jenseits des Todes

1 Epikur, „Brief an Menoikeus"; in: ders.: *Briefe, Sprüche, Werkfragmente*, übers. u. hrsg. v. H.W. Krautz, Stuttgart 1985.

bestreitet. Eine Sichtweise, welche die philosophische Auseinandersetzung mit dem Tod bis heute weitgehend bestimmt.

Zwar sollte nicht übersehen werden, dass Epikur dem Tod im Leben, dem Todesbezug des Menschen als Bewusstsein seiner eigenen Sterblichkeit, die Vorhandenheit nicht gänzlich abspricht. So kann sein Diktum ja gerade auch als Beschwichtigung gelesen werden, in welchem das klare Wissen um die stets präsente Bedrohung immer mitschwingt.[2] Auch aus Epikurs Sicht weiss der Mensch, dass er sterben wird. Gerade dies nimmt Epikur ja zum Anlass, um dem Menschen weiszumachen, der Tod werde umsonst gefürchtet. Entscheidend bleibt aber, dass Epikurs philosophische Überzeugung darin besteht, dass der Mensch über einen kognitiven Schritt – die Einsicht, dass der Tod nichts Schreckliches sei, weil er nicht erlebt werde – in ein Weisheitsstadium gelangen könne, in welchem er den ‚Tod im Leben' als Schimäre entlarvt. Denn nur der Einfältige, so Epikur, fürchte sich vor dem Tod, während der Weise wisse, dass der Tod im Leben uns „nichts angeht". Diese Einsicht ist allerdings nur dann hilfreich, wenn das „Übel" des Todes sich lediglich im Moment des Ablebens und den möglichen, darüber hinausgehenden Zuständen zeigt. Nur solange dies der Fall ist (und die Erfahrbarkeit dieser Momente bestritten wird), kann der „Weise" das Thema Tod ad acta legen.

Während die Simplizität von Epikurs Gedankengang offenkundig scheint, wirkt es umso erstaunlicher, dass zeitgenössische philosophische Arbeiten sich nach wie vor intensiv mit ihm auseinandersetzen. In aller Regel wird dabei nicht nur die Verkürzung auf den Bereich des Ablebens übersehen. Kaum je hinterfragt wird auch der subjektzentrierte Blickwinkel, wie er für den Todesbezug bei Epikur ja ebenfalls kennzeichnend ist.[3]

2 Vgl. B.H.F. Taureck, *Philosophieren: Sterben lernen?*, Frankfurt am Main 2004, S. 111.

3 Ausführlich widmen sich beispielsweise folgende Arbeiten der – im Zusammenhang mit Epikurs Sentenz stehenden – Frage, ob der Tod ein Übel sei: T. Nagel „Death", in: ders., *Mortal Questions*, Cambridge

Exemplarisch scheint mir diesbezüglich Thomas Nagels Aufsatz „Death" zu sein.[4] Zu Beginn formuliert Nagel dort, dass er den „Tod" explizit unter dem Gesichtspunkt des „unbestrittenen und endgültigen Endes unserer Existenz" („the unequivocal and permanent end of our existence") untersuchen will, während die ihn in diesem Zusammenhang interessierende Frage – epikureisch – die ist, ob der Tod ein Übel sei („whether it is a bad thing to die"). Epikurs Zugang zur ‚Todesfrage' schenkt Nagel dabei grosse Beachtung, ohne den griechischen Philosophen allerdings explizit (sprich namentlich) zu erwähnen. Mit der von Epikur geprägten Sichtweise ist Nagel einverstanden. Der Tod, sprich das Tot-Sein, sei für den Menschen kein Übel, so Nagel im Sinne Epikurs, weil der Moment des Ablebens (und was darauf folge) nicht erlebt werde. Anders als Epikur ist Nagel dagegen der Meinung, dass der Tod durchaus zu bedauern oder zu fürchten sei, und zwar deshalb, weil er eine Privation, einen Verlust darstelle. Dabei sei ein solcher, so Nagel, in jedem Fall zu beklagen, gleichgültig ob der Mensch mit 24, 82 oder mit 806 Jahren sterbe und ob der Mensch zum Zeitpunkt seines Todes überglücklich oder höchst unglücklich gewesen sei. In jedem Fall beraube der Tod den Menschen des – ungeachtet der Lebensumstände und des Todeszeitpunkts – eindeutig positiven („emphatically positive") Zustands, am Leben zu sein. Der Tod, sprich die Tatsache sterblich zu sein und irgendwann sterben zu müssen, stellt nach Nagel also ein Übel – „a bad thing" – dar, zumal der Mensch sich im Laufe des Lebens allmählich an all das Schöne und Angenehme des Lebens gewöhnt habe, was der Tod ihm am Ende entreisse.[5]

1979, S. 1-10; B. Schumacher, *Der Tod in der Philosophie der Gegenwart*, Darmstadt 2004; B. Taureck, op. cit.; H. Wittwer, *Philosophie des Todes*, Stuttgart 2009; R. Ferber, *Philosophische Grundbegriffe 2*, München 2003 (Kap. V, „Tod").

4 Nagel, op. cit.

5 „The trouble is that life familiarizes us with the goods of which death deprives us." Ibid., S. 8.

Für das in der modernen Philosophie vorherrschende Todesverständnis scheint mir insbesondere symptomatisch, dass Nagel den menschlichen Todesbezug, wie Epikur, vor allem als ‚Affäre der letzten Tage' beschreibt. Wenngleich Nagels Position sich von jener Epikurs wie gesehen darin unterscheidet, dass er das Sterbenmüssen als Übel betrachtet, so stimmen die beiden Betrachtungsweisen doch darin überein, dass sie primär daran interessiert sind zu fragen, wie es sich für den Menschen anfühle zu sterben – bei Nagel im Sinne des ‚Gehenmüssens' und bei Epikur als Frage des Todeserlebens. Beide gehen zudem mehr oder weniger implizit davon aus, dass der menschliche Todesbezug in erster Linie eine Beziehung zwischen erlebendem Ich und seinem Tod sei, wobei eine genauere Differenzierung dieser Konstellation jeweils fehlt.

Während Epikur versucht, dem Menschen die Furcht vor dem Tod zu nehmen, weist Nagel zwar darauf hin, dass den Menschen beim Gedanken an den Tod stets negative Gefühle überkommen. Nagels Analyse kann dabei aber trotzdem auf den Gedanken reduziert werden, dass die Wahrnehmung des Todes erst am Ende des Lebens bestimmend wird, wenn dem Selbsterhaltungstrieb ein ernstzunehmendes Hindernis in die Quere kommt. An sich sei der Mensch aber dazu veranlagt, ewig weiterleben zu wollen.[6]

Auch wenn es überzogen sein mag, Nagel fehlendes Einfühlungsvermögen zu unterstellen, wirkt es doch bezeichnend, dass er – ohne weitere Begründung – davon auszugehen scheint, der Mensch verfüge grundsätzlich über keinen Erfahrungshorizont der Sterblichkeit und Begrenztheit seiner eigenen Existenz, sondern strebe lebenslang einem offenen Zukunftshorizont zu – „His existence defines for him an essentially open-ended possible future."[7] Eine solche Sichtweise im-

6 „A man's sense of his own experience, on the other hand, does not embody this idea of a natural limit." Ibid., S. 8f.

7 Ibid., S. 9.

pliziert ein Lebensszenario, in welchem der Mensch, wird er schliesslich mit der Tatsache bald sterben zu müssen konfrontiert, zwangsläufig überrascht reagiert, während ihm die Tatsache seiner eigenen Sterblichkeit vorher kaum je bewusst gewesen zu sein scheint. Zwar sind auch innerhalb einer solchen Konzeption Schlüsselerlebnisse von der Art, wie Jankélévitch eines beschreibt, denkbar. Das Bewusstsein der eigenen Sterblichkeit, so Jankélévitch, überkomme den Menschen plötzlich – „Un matin se faisant la barbe" –, während er vorher zwar im Wissen gelebt habe, sterblich zu sein, dieses Wissen im Alltag aber stets verdrängt habe, bis ihm schlagartig bewusst wird, dass es als nächstes ihn treffen könnte.[8] Entscheidend bleibt aber für den bei Nagel (wie bei Epikur) angetroffenen Ansatz, bei dem der Tod, fast wie ein beliebiges anderes Thema, zum philosophischen Problem gemacht wird, dass der Tod als der ‚letzte Horizont am Abendhimmel' beschrieben wird, ohne darauf einzugehen, ob und inwiefern er zuvor in den ‚hellen Tagträumen des selbstbestimmten Subjekts' eine prägende Rolle gespielt haben könnte.

Während also in der Philosophie bisweilen, wie bei Epikur oder Nagel gesehen, der Tod als etwas Nichterfahrbares betrachtet wird und primär als ein Phänomen des Lebensendes angesehen wird, ist es in der Philosophie der Moderne insbesondere die Existenzphilosophie Martin Heideggers, die den Tod ‚ins Leben' gerückt und zu einem Kernelement ihrer Anthropologie gemacht hat. Wesentlich an Heideggers Konzeption ist, dass der Mensch nicht dann und wann, beispielsweise in existenziell bedrohlichen Situationen, oder erst am Lebensende, mit dem Tod konfrontiert werde, sondern dies schon seit Geburt sei: „Die eigenste, unbezügliche und unüberholbare Möglichkeit beschafft sich aber das Dasein nicht nachträglich und gelegentlich im Verlaufe seines Seins. Sondern, wenn Da-

8 E. Jankélévitch, *La mort*, Paris 1977, S. 15.

sein existiert, ist es auch schon in diese Möglichkeit *geworfen.*“[9] Den Bezug zum Tod im Leben, was Heidegger als „Geworfenheit in den Tod“ bezeichnet, ist im Seinsmodus der Angst spürbar, wobei es sich bei dieser Angst nicht um eine „zufällige ‚schwache‘ Stimmung des Einzelnen“, sondern um eine „Grundbefindlichkeit des Daseins“ handle.[10] Heidegger sagt zwar auch, ähnlich wie Jankélévitch, dass das Dasein den Tod verdrängen und ihm ausweichen könne: „Man sagt: der Tod kommt gewiss, aber vorläufig noch nicht. Mit diesem ‚aber …‘ spricht das Man dem Tod die Gewissheit ab.“[11] Aber dieser verdrängende (im Alltag vorherrschende) Todesbezug, sei ein abgeleitetes Sein, dem die eigene Konfrontation, das eigene „Sein zum Tode“ immer vorgelagert bleibe: „Das alltäglich verfallende Ausweichen *vor* ihm ist ein *uneigentliches Sein zum* Tode. Uneigentlichkeit hat mögliche Eigentlichkeit zum Grunde.“[12]

Worauf Heidegger in dieser Rede vom „Sein zum Tode“ hinaus will, ist bekannt. Die Konfrontation mit dem Tod, so Heidegger, sei *„eigenste* Möglichkeit des Daseins. Das Sein zu ihr erschliesst dem Dasein sein *eigenstes* Seinkönnen, darin es um das Sein des Daseins schlechthin geht.“[13] Beziehungsweise noch etwas weiter gefasst: „Weil das Vorlaufen (= das Sein zum Tode, A.d.V.) in die unüberholbare Möglichkeit alle ihr vorgelagerten Möglichkeiten mit erschliesst, liegt in ihm die Möglichkeit eines existenziellen Vorwegnehmens des ganzen Da-

9 M. Heidegger, *Sein und Zeit,* 18. Aufl., Tübingen 2001 (1927), S. 251. An anderer Stelle heisst es zudem: „Der Tod ist eine Weise zu sein, die das Dasein übernimmt, sobald es ist.“ Wobei Heidegger unmittelbar anschliessend eine Stelle aus „Der Ackermann aus Böhmen“ anfügt: „Sobald ein Mensch zum Leben kommt, sogleich ist er alt genug zu sterben.“ (Ibid., S. 245.)

10 Ibid., S. 251.

11 Ibid., S. 258.

12 Ibid., S. 259.

13 Ibid., S. 263.

seins, das heisst die Möglichkeit, als *ganzes Seinkönnen* zu existieren."[14] Mit anderen Worten besinne sich der Mensch, der sich die eigene Sterblichkeit, das eigene „Vorlaufen zum Tode" ständig und nicht bloss sporadisch vor Augen hält, seiner ureigenen Menschlichkeit im Sinne seiner sterblichen Existenz und besinne sich damit seiner eigensten Möglichkeiten.

Was an dieser Konzeption zunächst irritiert ist die Tatsache, dass bei Heidegger das absolute Seinkönnen einhergeht mit dem absoluten Vorlaufen in den Tod; dass der absolut präsente Mensch, wenn man so will, also gleichzeitig jener ist, der sich der Tatsache seiner jederzeit möglichen Absenz voll und ganz bewusst ist. Diese Verknüpfung zwischen höchster Potenz und höchstem ‚Todesbewusstsein' scheint fraglich. Ernst Tugendhat beispielsweise hat Heidegger vorgeworfen, dass er sich dem Problem der existenziellen Leere in keiner Weise stelle.[15] In Heideggers Denken, so der Einwand, werde Leere fälschlicherweise immer mit dem Nichts gleichgesetzt, als das sich der Tod dem Menschen im Leben präsentiere. Tugendhat dagegen ist der Meinung, dass sich das Leben für den Menschen selber als leer darstellen könne, ohne dass diese Leere sich, wie bei Heidegger als stimulierendes ‚Todesnichts' präsentiere, welches den Menschen wieder zu sich selber führe und „eigentlich" werden lasse. Tugendhat bestreitet auch, dass durch die Konfrontation mit dem Tod zwangsläufig Sinn, verstanden als Lebenssinn, hervorgehe. Dass der Mensch im Leben sinnvoll tätig sein wolle, liege nicht so sehr am Stimulus des Todes, sondern positiv, am angeborenen Trieb, immer weiterleben zu wollen, wobei Tugendhat an dieser Stelle auch auf Thomas

14 Ibid., S. 264.

15 E. Tugendhat, *Über den Tod*, Frankfurt am Main 2006, S. 44. Ursprünglich erschienen in: *Philosophie in synthetischer Absicht*, hg. v. M. Stamm, Stuttgart 1998, S. 487-512.

Nagel verweist.[16] Wie Nagel erklärt Tugendhat mit diesem Bedürfnis letztlich die Angst vor dem Tod, die aber ebenfalls vor allem in lebensbedrohlichen Situationen spürbar werde.

Bei Heidegger – wie bei anderen subjektzentrierten Theorien, zu denen auch jene Epikurs und Nagels gezählt werden können – ist zudem problematisch, dass er den Todesbezug allein unter dem Blickwinkel des autonomen, ‚monadisch' verstandenen Ichs bestimmt. So sieht es beispielsweise Michael Theunissen, insbesondere mit Blick auf Heidegger, generell als Merkmal moderner philosophischer Todestheorien, dass sie die Frage des Erfahrungsbereichs des Todes mehr und mehr auf das Subjekt reduziert haben.[17] Mit Blick auf ein intersubjektives Verständnis des Menschen und seiner Sinn- (und damit auch Todes-)bezüge drängt sich generell die Frage auf, ob die Erfahrung des Todes überhaupt als Beziehung zwischen Subjekt und einem anonymen Nichts verstanden werden kann. Diese Frage wiederum kann von zwei Seiten angegangen werden. Bernard N. Schumacher beispielsweise stellt sich die Frage, warum Menschen über ein Bewusstsein des Todes verfügen, und gelangt zum Schluss, dass dieses allein durch die soziale Erfahrung – dass Verwandte, Freunde und andere nahe-

16 Ders: „Unsere Angst vor dem Tod", S. 163; in: ders.: *Anthropologie statt Metaphysik*, München 2007. Ursprünglich erschienen in: F.W. Graf/ H. Meier (Hgg.): *Der Tod im Leben*, München 2004, S. 47-62.

17 M. Theunissen, „Die Gegenwart des Todes im Leben", in: ders.: *Negative Theologie der Zeit*. Frankfurt a.M. 1991, S. 199: „Das ‚Ende der Metaphysik' setzte einen Subjektivismus frei, der über die frühneuzeitliche Philosophie der Subjektivität weit hinausging. Die in seinem Gefolge einsetzende Auflösung des Todes ins Leben ist nur *eine* von insgesamt vier Reduktionen des Todes auf den individuellen, je eigenen, und schliesslich mit der Reduktion des je eigenen Todes auf das an ihm, was je ich handelnd übernehmen kann. Alle diese Reduktionen bezeugen ein und dieselbe Subjektivierung, die ihrerseits auf den nachmetaphysischen Standort einer solchen Todesphilosophie verweist." Ursprünglich erschienen in: R. Winau/H.P. Rosemeier (Hgg.): *Tod und Sterben*, Berlin 1984, S. 102-124.

stehende Menschen sterben – vermittelt sei. Der Todesbezug ist in Schumachers Augen also nicht ein Dialog zwischen dem Ich und dem Nichts (wie bei Epikur, Nagel und Heidegger grundsätzlich der Fall) oder ein gewissermassen angeborenes Gefühl der eigenen Sterblichkeit, sondern ein allein im sozialen Kontext zustande kommendes Wissen – empirisch vermittelt über das Sterben nahe stehender Menschen: „Einzig der Umweg über die Erfahrung des Todes des andern und insbesondere des Todes eines geliebten Menschen – der mit der Erfahrung der Trauer, des Zerrissenwerdens, und selbst einem gewissen Identitätsverlust (in dem Masse wie das Ich dem Wir verbunden ist) einhergeht – enthüllt mir das Ende des Sichvorweg-seins, mein ‚eigentliches Sterben', meine besondere sterbliche Beschaffenheit."[18] Ohne diese Erfahrung der Anderen würde der Mensch, etwa in einem fiktiven Zustand absoluter Isoliertheit, ähnlich wie bei Nagel oder Tugendhat, stets nach vorne leben mit einem „Sein, das radikal offen ist auf die Zukunft der Möglichkeiten, auf das Unbestimmte".[19] Schumacher bestreitet hier also generell eine sich auf der immanenten Bewusstseinsebene abspielende Todeserfahrung, während er der intersubjektiven Dimension des Todesbezugs Raum gibt.

Problematisch am fruchtbaren Ansatz Schumachers bleibt allerdings, dass er die über den Tod des anderen vermittelte Erfahrung lediglich sehr verkürzt wiedergibt, während er es verpasst, genauer auf die intersubjektive (insbesondere unoder vorbewusste) Erfahrungsebene des Todes, wie sie beispielsweise in der Moralphilosophie von Emmanuel Levinas zu finden ist, einzugehen. Wesentlich bei Levinas ist, dass er versucht, den Tod als eine Begegnung mit einem absolut Anderen zu beschreiben, das der Mensch nicht zu fassen vermag. Diese

18 B.N. Schumacher: *Der Tod in der Philosophie der Gegenwart*, Darmstadt 2004, S. 107. Frz. Originalfassung: *Confrontations avec la mort. La philosophie contemporaine et la question de la mort*, Paris 2005.

19 Ibid., S. 107.

Begegnung aber ist gemäss Levinas nicht eine zwischen Ich und Nichts, sondern vollzieht sich als Begegnung mit etwas Unfassbaren, dessen Griff man sich trotz allem nicht entziehen kann.[20] Diesen Bezug zum Tod als dem absolut Anderen sieht Levinas wiederum stets vermittelt durch die Begegnung mit dem anderen Menschen. Zunächst und zuletzt, so Levinas, sei diese Beziehung zum Mitmenschen eine solche, in der das absolut Andere sich immer manifestiere. Levinas würde Epikur zwar darin zustimmen, dass der Tod an sich dem Menschen entzogen bleibe. Trotzdem sieht er ihn aber, insbesondere in Situationen der nahen Mitmenschlichkeit, im Sinne eines Vorgriffs lebenslang erfahrbar. Denn gerade in dieser Nähe zum Anderen werde dem Menschen besonders eindringlich bewusst, dass er nicht Herr und Meister über Leben und Tod sei, sondern existenziell immer angewiesen sei auf die Hilfe des Anderen – was Levinas schliesslich im drastischen Satz: „La mort de l'autre, c'est là la mort première" zum Ausdruck gebracht hat.[21]

Während sich die Mehrzahl der hier besprochenen Ansätze in erster Linie auf die Frage nach dem Tod am Lebensende konzentrieren, stellt das Denken Levinas' einen sehr radikalen Versuch dar, den Tod im Leben zu denken. Ursprünglich von Heidegger inspiriert geht Levinas letztlich aber über diesen hinaus, indem er die intersubjektive ‚Verschlungenheit' des Menschen ins Zentrum rückt und den subjektiven Todesbezug von der Begegnung mit dem anderen Menschen her zu beschreiben und immer wieder auf diese Nähe, als Nähe der Angewiesenheit, zurückzuführen versucht.

20 „Ce n'est pas du néant de la mort dont précisément nous ne savons rien que l'analyse doit partir, mais d'une situation où quelque chose d'absolument inconnaissable apparaît; absolument inconnaissable, c'est-à-dire étranger à toute lumière, rendant impossible toute assomption de possibilité, mais où nous-mêmes sommes saisis." In: E. Levinas: *Le temps et l'autre*, Paris 2001 (1948), S. 58.

21 Ders., *Dieu, la mort et le temps*, Paris 1993, S. 54.

Beiträgerinnen und Beiträger

MICHAEL FIEGER, Dr. theol., ordentlicher Professor für Alttestamentliche Wissenschaften und Dozent für Althebräisch an der Theologischen Hochschule Chur.
Anschrift: m.fieger@bluewin.ch

KLAUS FITSCHEN, Dr. theol., ordentlicher Professor für Neuere und Neueste Kirchengeschichte an der Universität Leipzig.
Anschrift: fitschen@uni-leipzig.de

URSULA GERMANN-MÜLLER, Dr. phil., Psychologin und Psychotherapeutin FSP, Lehrbeauftragte für Psychologie und Psychotherapie an der Universität St. Gallen.
Anschrift: ugermann@bluewin.ch

BERNHARD DIETRICH HAAGE, Prof. Dr. med. Dr. phil., Bad Mergentheim.
Anschrift: Von Berlichingen-Strasse 15, D-97980 Bad Mergentheim

SIGRID HODEL-HOENES, Dr. phil., Ägyptologin, tätig in der Erwachsenenbildung, leitet Studienreisen und hat verschiedene Lehraufträge. *Anschrift*: sigrid.hodel@greenmail.ch

KARSTEN JUNG, Dr. theol., Publikationen in Praktischer Theologie, Religionspädagogik sowie zur Hochschuldidaktik, Lehrbeauftragter an der CVJM-Hochschule Kassel.
Anschrift: kj@solafi.de

RUDOLF KÄSER, Dr. phil., Dozent für Literaturwissenschaft und Deutschdidaktik, Institut Sek I & II, PH FHNW, Honorarprofessor (PD) für neuere deutsche Literatur, Universität Zürich.
Anschrift: rudolf.kaeser@fhnw.ch

MICHAEL MAUL, Dr. phil., Wissenschaftlicher Mitarbeiter am Bach-Archiv in Leipzig. *Anschrift*: maul@bach-leipzig.de

ANDRÉ MEBOLD, Dr. med., Chirurgie FMH, von 1977 bis 2005 Chefarzt der Klinik für Chirurgie & Orthopädie am Spital Grabs. *Anschrift*: andre.mebold@bluewin.ch

ELNA MOUTON, Dr. theol., professor of New Testament and former dean of the Faculty of Theology at Stellenbosch University, South Africa. *Anschrift*: emouton@sun.ac.za

GERT PICKEL, Dr. phil., Studium der Soziologie und Politikwissenschaft, ordentlicher Professor für Kirchen- und Religionssoziologie an der Universität Leipzig.
Anschrift: pickel@rz.uni-leipzig.de

WALTHER SALLABERGER, Dr. phil., ordentlicher Professor für Assyriologie an der Ludwig-Maximilians-Universität München.
Anschrift: wasa@lmu.de

ALFONS STETTER, Dipl. Theol., Sozialarbeiter, Mitarbeiter bei der AIDS-Hilfe Stuttgart e.V. *Anschrift*: alfons.stetter@arcor.de

JULIANE TRENSZ, Dr. med., Assistenzärztin an der Klinik für Gynäkologie und Geburtshilfe am Spital Männedorf.
Anschrift: jule.trensz@gmail.com

MARCEL WEDER, lic. phil., Studium der Germanistik, Philosophie und Geschichte der Neuzeit. *Anschrift*: mweder@gmx.ch

DAS ALTE TESTAMENT IM DIALOG

an outline of an old testament dialogue

Herausgegeben von / edited by
Michael Fieger & Sigrid Hodel-Hoenes

Diese Reihe will den wissenschaftlichen Dialog zwischen dem Alten Testament und benachbarten Fächern fördern. Im Mittelpunkt des Interesses stehen der weit verzweigte Dialog zum Neuen Testament sowie die wechselseitige Beziehung mit den Humanwissenschaften, die durch die Vielschichtigkeit des Alten Testaments hervorgerufen wird. Dazu gehören neben der Theologie, Anthropologie und Ethik auch Gebiete wie Psychologie, Pädagogik, Soziologie, Ökonomie, Geschichtsschreibung, Musikwissenschaften und Sprachforschung. Aber auch zu naturwissenschaftlichen Fragen wie beispielsweise in der Medizin gibt es einige wichtige Bezugspunkte.
In diese international ausgerichtete Reihe werden sowohl Monographien und Tagungsbände als auch Dissertationen und Habilitationen in deutscher, englischer, italienischer und rumänischer Sprache aufgenommen. Ein wichtiges Anliegen ist es, dass sich die Bände nicht ausschliesslich an Fachleute richten, sondern eine breitere wissenschaftlich interessierte Leserschaft ansprechen.

This series intends to promote and stimulate the scientific dialogue between the Old Testament and its interrelated subjects. The interest is focused on the New Testament and its relationship with the human sciences. In addition to theology, anthropology and ethics and aside from areas relating to psychology, pedagogy, sociology, economics, historiography, music and linguistics, there are some important points of reference to scientific questions, including medicine.
This international series will publish not only monographs and conference volumes but also theses and dissertations in German, English, Italian and Romanian. Of vital importance is the desire that these volumes address themselves not exclusively to specialists, but to the general interested reader.

Band/Vol. 1 Michael Fieger & Sigrid Hodel-Hoenes
Der Einzug in Ägypten.
Ein Beitrag zur alttestamentlichen Josefsgeschichte.
2007. ISBN 978-3-03911-437-5.

Vol. 2	Michael Ufok Udoekpo Re-thinking the Day of YHWH and Restoration of Fortunes in the Prophet Zephaniah. An Exegetical and Theological Study of 1:14-18; 3:14-20. 2010. ISBN 978-3-0343-0510-5.
Vol. 3	Jin-Myung Kim Holiness & Perfection: A Canonical Unfolding of Leviticus 19. 2011. ISBN 978-3-0343-0580-8.
Vol. 4	Michael Fieger & Jörg Lanckau (Hrsg.) Erschaffung und Zerstörung der Schöpfung. Ein Beitrag zum Thema Mythos. 2011. ISBN 978-3-0343-0479-5.
Vol. 5	Nicoletta Gatti & George Ossom-Batsa Journeying with the Old Testament. 2011. ISBN 978-3-0343-1006-2.
Vol. 6	Michael Fieger & Marcel Weder Krankheit und Sterben. Ein interprofessioneller Dialog. 2012. ISBN 978-3-0343-1105-2.